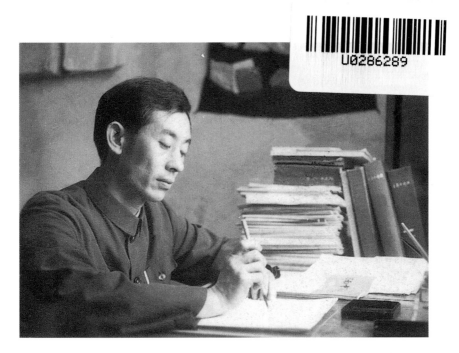

▲青年时期的唐祖宣教授

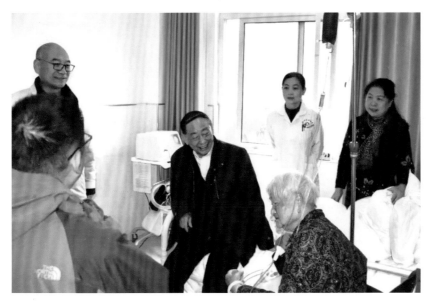

▲唐祖宣教授为98岁老红军看病

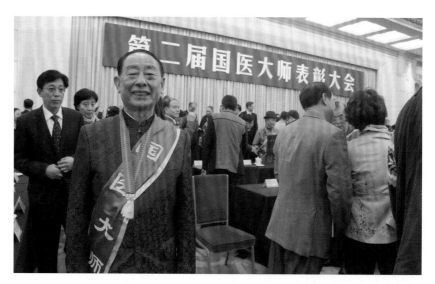

▲唐祖宣教授当选为第二届国医大师

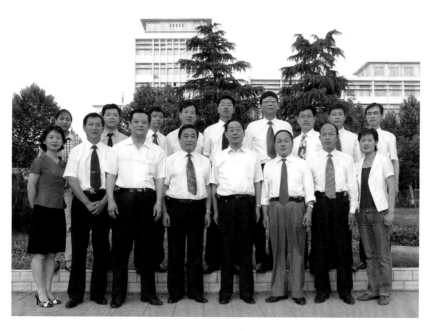

▲唐祖宣教授与徒弟们的合影

（前排左起：唐晓燕、彭杰先、唐文生、许保华、唐祖宣、李华安、

桂明忠、唐丽；后排左起：董云英、武圣奇、郑卫平、彭建华、

崔松涛、王振江、杨新建、王光涛、赵海波）

国医大师临床经验实录丛书(第二辑)

国医大师唐祖宣

主审 唐祖宣

主编 唐静雯 许保华

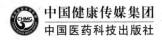

中国健康传媒集团

中国医药科技出版社

内 容 提 要

本书是对国医大师唐祖宣临床经验的总结。书中阐述了唐祖宣教授辨证用方的临床特色，重点阐述了其论治四肢血管疾病的证治经验、经方新用和自拟方的方药心得。全书理论与医案并重，中医辨证与西医辨病相结合，可供临床中医及中西医工作者学习及参考。

图书在版编目（CIP）数据

国医大师唐祖宣 / 唐静雯，许保华主编 . — 北京：中国医药科技出版社，2019.3
（2024.11重印）

（国医大师临床经验实录丛书·第二辑）

ISBN 978-7-5214-0700-6

Ⅰ.①国… Ⅱ.①唐… ②许… Ⅲ.①中医临床—经验—中国—现代 Ⅳ.①R249.7

中国版本图书馆 CIP 数据核字（2019）第 018385 号

美术编辑 陈君杞
版式设计 郭小平

出版　**中国健康传媒集团** | 中国医药科技出版社
地址　北京市海淀区文慧园北路甲 22 号
邮编　100082
电话　发行：010 - 62227427　邮购：010 - 62236938
网址　www.cmstp.com
规格　710 × 1000mm $\frac{1}{16}$
印张　23 $\frac{1}{2}$
字数　332 千字
版次　2019 年 3 月第 1 版
印次　2024 年 11 月第 3 次印刷
印刷　北京盛通印刷股份有限公司
经销　全国各地新华书店
书号　ISBN 978-7-5214-0700-6
定价　**68.00 元**

《国医大师临床经验实录丛书（第二辑）》
编委会

《国医大师唐祖宣》
编委会

主　审　唐祖宣

主　编　唐静雯　许保华

副主编　崔松涛　唐文生　唐　丽

编　委（以姓氏笔画为序）

王振江　刘　韧　李　丽　罗德轩　郑卫平

段　旭　桂明忠　唐含笑　唐晓燕　薛鹏飞

出版者的话

2009年4月由人力资源和社会保障部、卫生部以及国家中医药管理局联合评选产生了我国首届30位"国医大师"。这是中医界的盛事。作为专业出版社，将这些大师的临床经验和成果进行总结出版，是一件非常有意义的事情，也是我们义不容辞的责任和义务。相信对推动中医药事业的继承和发展、弘扬民族医药学和文化，将起到非常积极的作用。

中国医药科技出版社于2010年隆重推出一套《国医大师临床经验实录》丛书，收录了30位国医大师中的18位，全面总结了各位大师的临床经验和学术成果。该丛书一经出版，就得到了读者的高度认可和喜爱。本套丛书共18册，包括：

《国医大师张镜人》　　《国医大师任继学》　　《国医大师邓铁涛》

《国医大师陆广莘》　　《国医大师朱良春》　　《国医大师颜德馨》

《国医大师贺普仁》　　《国医大师李振华》　　《国医大师郭子光》

《国医大师班秀文》　　《国医大师周仲瑛》　　《国医大师颜正华》

《国医大师唐由之》　　《国医大师张灿玾》　　《国医大师李济仁》

《国医大师程莘农》　　《国医大师张琪》　　　《国医大师张学文》

2014年6月，第二届30位"国医大师"名单公示，此次是我国第二次在全国范围内评选国家级中医大师，较之首届"国医大师"评选，此次评选更加注重面向基层和临床一线，并适当放宽了从业年限。入选的大师平均年龄81岁，年纪最小的68岁，最大的102岁，涉及专业更加广泛。

本着传承中医药优秀传统文化和临床经验的一贯理念，我们在第一时间就展开了丛书第二辑的组稿工作。在此过程中，得到了各位大师及其弟子、学术继承人的一致认可和支持。回想我们的组稿历程，内心充满了对各位大师的敬佩之情。目前，第二辑已出版的有：

《国医大师石仰山》　　《国医大师刘柏龄》　　《国医大师徐经世》

《国医大师禤国维》　　《国医大师尚德俊》　　《国医大师石学敏》

《国医大师郑新》　　　《国医大师唐祖宣》　　《国医大师刘祖贻》

本丛书的编写秉承第一辑的理念：每位国医大师的经验单独成册，突出临床指导性、借鉴性和实用性，力争使阅读者能够学有所获、学有所宗、用能效验。每个分册正文主要包括7大部分：学术思想、方药心得、验案撷英、薪火相传、医话随谈、成才之路和年谱。

学术思想部分主要包括大师学术思想的理论渊源、个人临证的特殊认识和总结、擅长病种的医理阐释和治学理念等。

方药心得部分主要包括用药心法、成方心悟、经方传真、自拟方等。集中反映大师的临床用药经验和心得体会。"医生不精于药，难以成良医"，希望读者通过本部分内容学习到大师的临床用药处方思路，触类旁通，举一反三。

验案撷英部分主要收录各位大师擅长的病种案例，每一案例下设验案和按语两部分，围绕案例集中阐述该类病证的证治特点、大师自己的辨证心法和要点、医理阐释和独特认识。内容不求面面俱到，只求突出大师个人特点，简洁精炼，重点突出。

薪火相传部分主要收录大师给学生讲课、各种中医交流会、研修班的讲稿。对讲稿的要求：内容精彩实用，对临床具有指导意义，确切反映其学术思想。

医话随谈部分是不拘体裁的医学随笔，主要探讨中医药学术问题，涉及范围很广，重在抒发己见。

成才之路部分主要包括大师学习中医、应用中医的全部历程，重点突出大师学习中医的方法和体会，旨在使后学沿着前辈走过的路，直步中医的最高殿堂。

年谱则按照时间顺序，记录大师所经历的重大事件。

因各位大师擅长的领域不同，研究的方向各异，各分册的结构会略有不同。

国医大师经验的整理和出版，已成为我社一项重要的出版使命，我们会与时俱进，紧密配合国家发展中医药的方针和政策，尽我们最大的努力做好该丛书的出版工作，为中医药事业的传承和发展出份力，尽份心。相信这套丛书的陆续出版，一定会成为当代中医药学术整理和出版史上的一件盛事。让各位大师的经验心得能够广播于世，使后学者们能够充分学习汲取各位大师的经验精华，把中医药发扬光大，惠及人民，流芳百世，是我们的最大心愿。

中国医药科技出版社

2019 年 1 月

前 言

中医药是中华民族的瑰宝，为中华民族和世界人民的身心健康做出了积极贡献，并继续散发着灿烂的光芒。

党和政府高度重视中医药事业的发展，党的十九大报告做出了"坚持中西医并重，传承发展中医药事业"重大战略部署，中医药的春天真正到来。张伯礼院士指出："我们应该从服务健康中国建设的战略高度出发，推动中医药振兴发展，充分发挥中医药在治未病中的主导作用、在重大疾病治疗中的协同作用、在疾病康复中的核心作用。"中医药的发展不仅肩负着护佑健康的重任，而且成为新的健康产业和新的经济增长点。

作为一名从医 60 多年的老中医，我由衷地为国家中医药事业的振兴发展感到高兴和自豪！《中医药法》的实施，我是呼吁者、助推者和参与者，同时《中医药法》又赋予我们新的使命和任务，依法推进中医药事业健康发展是每个中医人义不容辞的责任。

为了传承发展中医药事业，全国许多著名中医学者，心怀悬壶济世之志，肩负薪火传承之责，有的著书立说，有的亲自带徒，有的钻研专科，有的科研创新……尤其是 2009 年以来，国家评选的三批共 90 名国医大师，他们不顾年老多病之躯，只争朝夕，传道授业，以此启迪中医后学，培育新一代青年中医成长。

人生苦短，道路漫漫。作为一名从基层成长起来的中医大夫，我身体尚健，自觉责任重大，当选为国医大师这几年来，更觉生命之贵重、时间之宝贵，决心生命不止、奋斗不息。我奔波于大江南北，跋涉于长城内外，广收门徒，深研经论，授课演讲，广布医道，临床施教，从不懈怠，只想在我有生之年能继续为中医药事业做出一点贡献。因此，我组织徒弟将我从医以来的临床经验和学术经验进行记录和整理，编成本书。

"老牛明知夕阳短，不用扬鞭自奋蹄。"我的一生已经离不开中医药事业。面对新形势新任务，我将义无反顾，继续前行，将自己有限的生命投入到伟大的中医药事业中去。

唐祖宣

2018 年 7 月

目 录

临床特色 / 1

四肢血管疾病证治经验 / 14

方药心得 / 160

医话漫谈 / 294

成才之路 / 347

临床特色

唐祖宣教授从医五十余年，治学严谨，辨证精细，具有丰富的临床经验和精辟的理论见解。其学术思想渊源于《内经》，效仿于张仲景，对历代各家学说博采众长，择善而从，师古而不泥古，不独守一家之藩篱，形成了系统的唐祖宣学术思想，具有自己的临床特色。

一、善于辨证施治四肢血管病

唐教授在临床中一贯重视辨证施治。他强调，"理不辩则不明"，只有辨证正确，用药得当，才能收到预期的效果。对于中医"脱疽"，在20世纪70年代前并无明确的分型、分期、分类。唐教授从临床中总结经验，探索规律，率先对血栓闭塞性脉管炎进行分型、分期，并辨证施治，固定方剂。对阳虚型温经散寒、益气通络，对热毒型清热解毒，化湿行痹；对气虚血瘀型益气固正、活血通络；对阴阳俱虚型益气养阴、补阴活络。与此同时，他结合周围血管病西医学研究方法，把中医"脱疽"辨证与辨病相结合，把心源性动脉栓塞（心悸脱疽）、动脉硬化闭塞症（老年脱疽）、血栓性浅静脉炎（青蛇便）、多发性大动脉炎（无脉症）、红斑性肢痛症（热痹）、深静脉血栓形成（股肿）一个个剥离出来，明确分型，辨证施治，形成了自己的独到见解，采用独特的治疗方法，对中医临床具有重要指导意义。

1. 对病因病机的探讨

四肢血管的病因至今尚未完全明了，唐教授认为，此病有多种致病因素。

（1）寒凝脉络：严寒涉水，步履冰雪，久居湿地，致寒湿外受，寒邪客于经脉，寒凝血瘀。尤其是血栓闭塞性脉管炎，多发于寒冷地带，我国北方

 临床特色

地区的发病率远高于南方地区，大多数患者在寒冷季节病情加重。《外科医镜》载："其原因多由跣足在冰雪地上行走，致气血为寒气冰凝而成。"《素问·举痛论》曰："寒气入经而稽迟，泣而不行，寒客于脉外则血少，客于脉中则气不通。"寒主收引，寒邪袭络则经脉收缩，气血凝滞而瘀阻不通，气血不行，壅遏不通，不通则痛；血脉凝涩，阳气不达四末，肢体失于温煦濡养，而致本病。

（2）房劳损伤：房劳太过，伤肾致亏。肾为先天之本，藏阴精而寓元阳，肾气旺盛，则五脏充沛，气血畅行。若房室不节，伤肾致亏。《疡科心得集·脱疽》篇说："因房术涩精，丹石补药，消灼肾水；房劳过度，气竭精枯而成。"陈士铎《洞天奥旨》载有："人身气血周流于上下，则毒气断不聚结一处。火毒聚于一处者，亦乘气血之亏也，脱疽之生，止四余之末，气血不能周到也，非虚何为？"肾中阴阳乃人体阴阳之根本，房劳过度，则肾之阴阳失衡，阳气亏虚，四末失于温煦，而致寒凝血瘀，且肾主骨，故血栓闭塞性脉管炎、动脉硬化闭塞症等四肢动脉性疾病的后期易骨损而脱。

（3）情志内伤：精神刺激，忧思过度，情志不畅，忧思伤脾，均可使五脏不和，气血功能紊乱。郁怒伤肝，肝郁气滞则血瘀于经脉之中；肝血暗耗，筋失所养，肝血不养则麻木。脾为后天之本，思虑伤脾，脾阳不振，运化失职，不能正常输布精微于血脉，《素问·太阴阳明论》载有："四肢皆禀气于胃而不得至经，必因于脾乃得禀也。今脾病不能为胃行其津液，四肢不得禀水谷气，气日以衰，脉道不利，筋骨肌肉皆无气以生，故不用焉。"今"清阳实四肢"失权，可使四肢肌肉酸软，倦怠无力，渐致气血亏损，血脉不得充盈，血流滞缓，滞而成瘀。

（4）饮食失节：过食膏粱厚味、辛辣之品，可使脾胃受伤，痰湿浊聚，积久成毒，留滞于筋脉之中，影响脏腑、经络的功能和气血的运行，经络瘀阻，乃生本病。《素问·生气通天论》载有："高粱之变，足生大丁。"《诸病源候论》说："疽者，五脏不调所生也……饮食不节……营卫虚寒，腠理则开，寒客经络之间……壅遏不通……故积聚成疽……发于足趾……"

（5）素体虚弱：先天禀赋不足，或脏腑功能失调，引起心、肝、脾、肾虚损，而致气血亏损，运行无力，阴阳失衡，肢体筋脉失养，外邪内袭，导致气滞血瘀，脉道阻塞而发本病。《灵枢·刺节真邪》载有："虚邪之中人也，洒淅动形，起毫毛而发腠理。其入深，内抟于骨，则为骨痹；抟于筋，则为筋挛；抟于脉中，则为血闭，不通则为痛。"此即"邪之所凑，其气必虚"。

（6）外伤：《外科大成》载有："有因修甲受伤，咬伤冻伤，又因轧伤所致者……"《增订治疗汇要》载："修甲受伤及咬伤，轧伤所致。"外伤肢体，经络受损，气血瘀滞可导致四肢血管病的发生。

（7）动脉栓塞：唐教授认为，本病多发于45岁以上的中老年人，多因心阳不足，卫阳不固，寒邪湿毒内侵，凝于血脉；或醇酒炙煿膏粱厚味伤于脉道；或房劳亏损肾水，以致阳气虚弱，荣卫之气与湿寒之邪，互作搏结，使瘀邪凝结，阻塞脉道，脉道壅遏不通。导致气机阻塞，气血循环障碍，阳气不能达于四末，盖气血失于温煦则运行无力，气滞血瘀，则远端肢趾（指）色泽紫暗，冰冷。气血瘀滞，阻塞脉道。瘀久则可化热，毒热炽盛，肉腐筋败而成坏疽。

（8）糖尿病性坏疽：唐教授认为，本病主要由于禀赋不足，贪食甘美，过食肥甘，醇酒厚味，损伤脾胃，辛劳少逸，运化失职，胃热内盛，消谷耗津而致阴虚津亏；或七情内伤，情志不舒，肝气郁结或外邪侵袭，化火伤阴；或素有阴虚，劳欲过度，耗伤肾精，虚火内生，或因过食辛辣燥热，或因劳累过伤，均可化热化燥，耗气伤阴，转化为阴虚燥热，故而导致消渴。消渴以阴虚为本，燥热为标，互为因果，最终累及肾阴肾阳。消渴日久，耗伤气阴，气血不畅，脉道不充，经脉瘀阻，运血无力，而生瘀血，瘀血凝滞脉络，导致气血不通。或外伤感受邪毒，或脏腑热毒内结，阳气不达，肢体失于温煦濡养，故肢体发凉、怕冷、麻木疼痛；若寒凝郁久化火生热，再有脾胃受损，健运失司，湿热内生，火热与痰湿相结，下注于肢体，可见肢端红肿溃烂，甚者变黑坏死。若复感邪毒，热毒炽盛，毒火攻心，则证属凶险；若迁延日久，气阴大亏，气虚无力推动血运，脉道失充，肢体失于濡养，可致脱疽久不收口，新肉不生，缠绵难愈；若生变证，则病情更加严重，甚至危及生命。本病寒热错综，虚实夹杂，因虚致实，病久又转虚，本虚乃阴阳气血不足，标实为瘀血、寒邪、湿热、火毒，其病机则为经脉瘀阻，血行不畅而导致本病的发生。

（9）红斑性肢痛症：唐教授认为，素体阳热偏盛，恣食辛辣、膏粱厚味，使脾运失健，湿热内生，或情志不畅，五志化火；外受风寒湿及热毒之邪侵袭，营卫不和，寒湿入里化热，湿热蕴蒸。热瘀脉络，气血瘀滞，郁结于足，以致脉络痹阻，气血周流失畅，气血不荣四末而发病。

（10）深静脉血栓形成：唐教授认为，深静脉血栓形成是由创伤、手术、妊娠、分娩、恶性肿瘤或因慢性感染及其他长期卧床等因素，导致久坐久卧伤气所致，气伤则运行不畅，气为血帅，气不畅则血行缓慢，以致瘀血阻于脉道，致经脉壅遏不通或因风寒湿邪、损伤经脉而脉痹血凝，阻塞脉道而致脉络不通，或因嗜食膏粱厚味，致使湿热内生，水湿壅滞，流于皮肉，则肌肤肿胀，停滞肌肤遂生肿痛诸症，盖脉道阻塞则肿，气血瘀滞则痛。《素问·调经论》曰："血气不和、百病乃变化而生。"《灵枢·痈疽》亦有："营卫稽留于经脉中，则血泣而不行、不行则卫气从之而不通、壅遏不得行……"《素问·痹论》："痹……在于脉则血凝而不流。"公元 601 年，巢元方在他的《诸病源候论》中谈及类似于现今深静脉血栓病的病因病机时说："皆由血气虚弱、风邪伤之，经络否涩而成也。"孙思邈在他的《备急千金要方》中也认为静脉血栓形成的病因，是由"久劳、热气盛、为湿热所折，气结筋中"。

2. 吸烟和饮酒的影响

唐教授经治的患者中，多数有 1~20 年的吸烟史，烟草是否是此病的病因呢？据文献记载，烟草自明朝从吕宋才传入中国，而距今 2000 年的《灵枢·痈疽》就有关于此病证的论述"发于足趾，名曰脱痈，其状赤黑，死不治，不赤黑，不死。不衰、急斩之，不则列矣"。这说明中医学的论述远较烟草传入中国为早。吸烟在中国和世界各地都很普遍，而四肢血管病属常见病，不属多发病。而很多人不吸烟也患此病。唐教授认为尼古丁可使动脉血氧结合力减退，嘱患者戒烟诚属必要，但把吸烟列为此病的发病原因尚不能成立。

饮酒问题：唐教授经治的患者中，部分有饮酒史，中医学认为，酒为水谷之剽悍，助下湿而动上热。伤气耗血。酒可以刺激血管，初饮时使血流加快，耗伤津液，使血管的张力和血液的黏稠度有所增加，如患者述：若大量饮酒一次，当即病情加重，有温度下降的症状产生。

3. 对疗效机制的认识

唐教授认为，四肢血管病患者由于脏腑功能的特点不同，临床症状也有差异，有的表现为"寒痛"；有的表现为"热痛"，故须辨证论治。从整体观念出发组成方药，措施应因人而异。

（1）温经散寒：四肢血管病患者如症见四肢厥冷，遇冷加重，喜温怕冷，呈现一派寒象者，唐教授常用附子、干姜、桂枝、肉桂、细辛等温经散寒药物以温化沉寒痼冷。经临床观察，服后四肢转温，耐寒力增加，脉从沉、细、迟向有力发展。尤其在临床中大剂运用附子，可使温度增加，患肢有蚁走感，疼痛减轻，配伍在不同方剂中，可使相互对立症状得到改善。如脉搏迟的患者服后可使脉搏增快，脉搏快的患者服后可使脉搏减慢。低血压者可使血压上升到正常水平，高血压者可使血压下降到正常水平，当剧烈疼痛时唐教授也大量使用，配伍在不同的方剂中，可使疼痛减轻，炎症消退。唐教授认为，附子不配干姜不燥，对于外周循环障碍的疾病有较好的疗效。实践证明，温经散寒药物具有强心通脉、促进循环、扩张外周、改善微循环的功能。

（2）活血化瘀：四肢血管病患者，尤其是动脉血栓闭塞的患者，多见患肢色呈红紫、剧烈疼痛、舌质暗晦等一派瘀血表现，唐教授在临床中运用活血化瘀法，患者服后患肢和舌质渐变红，疼痛减轻，温度好转，炎症消退，伤口缩小至愈合。

（3）清和补的效用：在临床中很多患者痛如汤泼火燃，但扪之患肢发凉，唐教授认为，痛如汤泼火燃是由于血管炎症病变，扪之冰凉是由于供血不足。这样他就采取寒凉之药和温阳之药并用，佐以通瘀之品，起到了一定的疗效。血管发炎则细胞肿大、血管管道狭窄，所以用清热之药以消其炎，炎消则管道变宽。用温阳药物促进血液循环，使血液灌注患肢。临床体会温热之药和寒凉药物辨证配伍得当，临床中会起到较好的效果。

有的患者出现了一派正虚的表现，他采用补的法则，达到了正气恢复，脉络畅通，肢体向愈的效果。如临床常用黄芪、人参、甘草等，通过临床疗效的观察，黄芪具有扩张外周、改善外周微循环的作用，人参具有止痛的作用，对剧痛患者大量运用参、芪可使疼痛缓解，除它们可直接或间接作用于机体，抑制症状、消除病因外，还体现在调整机体因素这个复杂的环节中。

（4）关于疼痛的处理：治疗疼痛的关键在促进循环和控制感染，这是一种根本措施，从大量长期的临床观察中发现此病的疼痛周期性很长，从静止痛开始到疼止的过程一般要1~3个月时间，关键在于控制感染和建立侧支循环。

（5）关于伤口处理：此病伤口是缺血诱发，所以内治为本，但控制伤口感染亦是取得疗效的关键。过去唐教授认为剧烈腐蚀药物不可用，经过细菌培养和长期临床观察，选择了升降丹运用于伤口，虽用后有疼痛的弊病，但对于细菌的杀灭和控制有着一定的作用。

二、善用温阳药物

温阳法，《黄帝内经》称之为"阴病治阳"，王冰谓："益火之源，以消阴翳"，即用扶阳益火之法，以消退阴盛，如肾阳虚衰则阳微阴盛的寒证，此非寒之有余，乃真阳不足，故当温补肾阳，消除阴寒。温阳学说即是在此基础上衍化而来的，该理论既本于仲景之辨证论治，而又有所创新，突出强调了阳气在维持人体生命活动中的重要性，主张以阳气为主导的"阳主阴从理论"，辨证时着重辨别阴阳，用药多为姜附之类温热剂。

唐教授擅用附子、干姜等温阳药物，在此方面积累了丰富的经验。1963年他治一妊娠患者，由于感寒身重，腹部冷痛，久治不愈，辨其为阴寒内盛，遂处以真武汤，炮附子用至24g，4剂而愈。一虚火上炎之患者，前医投用肾气汤，服后烦躁妄动，病情加剧。后邀唐教授诊治，视其脉证，肾气丸证无疑，但病反加剧，其因由于桂附用至12g，剂量过大，温下寒而助上热所致，复以此方，改桂、附为3g，服后即愈。

四逆加人参汤乃仲景于霍乱篇中为抢救阳亡之证而设，论述虽简，治症尤为广泛。药味虽少，实为回阳复阴之峻剂，临床中救治急性心力衰竭、心源性休克、吐利失水之危证多能获效，尤其对外周血管疾病，可使肢体缺血体征改变，温度增高，疼痛缓解或消失，脉搏恢复。此方为温热峻剂，功专力猛，加之方中大量运用附子，故多望而生畏，较少运用。唐教授认为："仲景大量运用附子意在取其峻而救命于顷刻，附子虽有大毒，而用之得当实有起死回生之效。先煎频服，毒去而力分。干姜虽燥烈，而是无毒之品，常食姜辣调味，尚没有害，对于中寒阳败之证焉有不用之理，况仲景用干姜三倍于附子，有制附子毒之功，对于阳败阴竭之证，挽回一分阳气，就有一分生机，不用峻剂，怎起沉疴。"验之临床，多能收效。其运用于纠正心源性休克患者，附子、干姜用量常在9~15g之间。对外周血管疾病，用量常在15~30g之间，大剂复方，取其回阳救逆、益气通脉之功。

附子大热有毒，禀雄壮之质，有斩关夺将之气，因服用不当而引起中毒者屡见不鲜，稍有疏忽，祸不旋踵。患者孙某，于1977年8月14日患急性阑尾炎，右少腹阵发剧痛，发热呕吐，血象升高，处以此方，嘱其频服，但三煎一次服下，少顷即出现口唇麻木、恶心心慌的中毒症状，待两小时后其症状自然缓解，而腹痛大减，继服上方2剂而愈，正所谓"药不暝眩，厥疾自瘳"，此例乃附子中毒之症状，但症状缓解后而阑尾炎治愈了，所以附子必大剂运用，才能取得较好的效果，也证明附子小量则有温经回阳之功，大量则有镇痛之效。另外，对此方剂的禁忌亦不能忽视，正确掌握煎服方法，也是提高疗效的关键。附子中毒的原因不外与剂量过大、煎煮时间过短，以及机体对药物的敏感程度有关。所以附子宜先煎半小时，成人以30g为宜，以三煎混匀，分3次服，这样既能达到治病的目的，又不致中毒。

唐教授在治疗肾阳虚衰、气血瘀滞的脱疽时善用温阳之剂。他认为：脱疽乃心、肝、肾三经之病，属阴证范畴。治疗主张以温经疏肝、通阳复脉之法。常用白芍、白术、茯苓、炮附子、桂枝、潞党参各30g，干姜、甘草各15g，黄芪60g。疼痛甚加麻黄；湿重加苍术、薏苡仁；病在上肢加桂枝；病在下肢加牛膝；气血瘀滞加桃仁、红花、水蛭、乳香、没药；发热者去干姜，但附子不可去，否则无效。因此，患肢厥冷，虽盖棉被而不暖，疼痛入暮阴气盛时加重，溃破多流毒水而少脓，故用温阳之剂矣。治疗后甲皱微循环及血液流变学的变化，充分证明了本方有促进循环、扩张外周血管的作用。

临床上常见的寒凝气滞、血瘀脉络所致的血栓闭塞性脉管炎，其症状表现多为肢色紫暗，针刺样固定性疼痛，入暮尤甚，患肢发凉、麻木、沉困、跛行，肌肤甲错，舌质紫或有瘀斑，脉沉细涩，呈现一派寒象。寒者，功能衰退之谓，虚者，乃阳气不足、气血不足之意，此证的由来或因误治失治，损伤阳气。《素问·厥论》云："阳气衰于下，则为寒厥。"因阳气虚微，正气不足，身体功能代谢活动衰退，抵抗力减弱，导致气血运行不畅，寒凝气滞，脉络不通，遂为是证。唐教授认为，其治则应以温阳益气、补肾健脾、活血化瘀为主。常用药物有炮附片、干姜、桂枝、白术、当归、黄芪、石斛、红花、丹参等。寒湿郁久，有化热之象，可酌加金银花、蒲公英等清热解毒；若溃疡不愈合，可加用低分子右旋糖酐静脉滴注。伤口清洁换药，可以抗生素溶液、雷夫奴尔等药交替外敷。经脉瘀阻重者，于大剂温阳之品中加水蛭、土鳖虫、蜈蚣等虫类走窜之品；辨其有虚寒之证渐有化热之象，在大剂益气温阳之品中，少佐以清热之金银花等品，均可收到较满意的效果。

唐教授认为心主血脉，有推动血液在脉管内运行以营养全身的功能，心是血液运行的动力，心气旺盛，就能使血液在脉管中运行不息。血栓闭塞性脉管炎初期多因寒冷外侵，凝阻脉络，心阳衰弱，气血运行无力，肢体失于血脉之温煦，故常见皮色苍白，畏寒肢冷，精神萎靡，面色㿠白，胸闷心悸，舌淡脉沉。治宜温通心阳，益气活瘀。以桂枝、炮附片、干姜、细辛、鹿角胶温补心肾，回阳救逆；丹参、红花、桃仁、乳香、没药活血化瘀，通络止痛；加甲虫类助化瘀通络之功，如穿山甲、蜈蚣、全蝎、水蛭等。多施仲景真武汤、金匮肾气丸之剂加减运用，可温通心阳，扶正祛邪，促进血液循环，改善局部缺血症状，使血流通畅，肢末充润。

唐教授常用附子、干姜、桂枝、肉桂、细辛等温经散寒药物以温化沉寒痼冷。服后四肢转温，耐寒力增加，脉从沉、细、迟向有力发展。在临床中大剂运用附子，可使温度增加，患肢有蚁走感，疼痛减轻，配伍在不同方剂中，可使相互对立症状得到改善。如脉搏迟的患者服后可使脉搏增快，脉搏快的患者服后可使脉搏减慢。低血压者可使血压上升到正常水平，高血压者可使血压下降到正常水平，当剧烈疼痛时我们也大量使用，配伍不同的方剂中，可使疼痛减轻，炎症消退。实践体会，附子不配干姜不燥，对于外周循环障碍的疾病有较好的疗效。这可能因为作用于循环和神经系统，使交感神经和内分泌功能紊乱顺势得到纠正，使外周血管在血流灌注上、质量上、动力上得到改善，所以取得疗效。实践证明，温经散寒药物具有强心通脉，促进循环，扩张外周，改善微循环的功能。

唐教授认为，寒冷刺激、外伤、吸烟仅是血栓闭塞性脉管炎的诱因之一，禀赋不足才是发病之根本。由于正气不足，导致脏腑功能失调，气血运行不畅，不能温煦肢体，再有寒邪侵入，则"寒气入经而稽迟，泣而不行，血脉挛急，郁久为瘀，气血不通，四末失荣，诸症丛生"。甲皱微循环及血液流变学的变化，从客观上证明了温阳通脉汤治疗此病的疗效是值得肯定的。通过观察，发现本病并不是单纯的中小动脉疾病，而是并行的动静脉腔内都有血栓形成，如微血管内血液流速减慢或不清，流态异常，有红细胞聚集，血流呈颗粒状，由于微循环障碍而加重了局部病变，造成恶性循环，所以纠正微循环障碍不仅有利于临床症状的缓解，对预防肢体坏死的发生也有一定的积极作用。

三、善用经典方剂

张仲景所著的《伤寒杂病论》是中医临床学的经典著作，他以整体观念、辨证施治而备受中医学界的推崇，其所处方药被后人称为经方，历经1800多年的实践而不衰，为中华民族的繁衍昌盛做出了巨大贡献。

唐教授50余年来潜心研究仲景学说，对《伤寒杂病论》的研究有独到阐发，在经方的运用上积累了丰富的经验。他说："张仲景学术思想的精华是整体观念和辨证施治，临床中同病异治，异病同治，既严谨，又灵活，是我们运用经方的楷模。"他认为，经方经过无数次的临床实践，有极高的疗效，经得起历史的检验。这些方剂配伍严谨，用药精炼。他在临床中以善用经方而著称，每能得心应手，屡起沉疴。肾气丸、真武汤、抵当汤、葛根芩连汤、大青龙汤、甘草干姜汤等几十个经方，都是他常用的方剂。

1. 化裁经方，随证加减

唐教授师古而不泥古，常以经方化裁，辨治各种疑难杂症，取得满意的疗效。例如，麻仁丸之证治，仲景论中仅为治脾约而设，实际功能远不限于此。唐教授体会：凡邪在肠胃、津液不足引起的烦躁、失眠，由大便干燥、浊气不降所致的高血压、咳喘，小便频数之消渴，便秘等证，皆可以此方加减施治，辨证要点为肠燥、便秘。抓其要领，不受中西医各种病名之限，投之能收异病同治之效。半夏厚朴汤为治疗梅核气的主方，唐教授临床运用体会实际功能远不限于此，凡痰湿郁结、气机痹阻、胃失和降所致之咳喘，胃脘痛、胸脘痞闷、呕吐及慢性咽炎、肝炎、支气管炎、食道炎等具有上述症状者均可以本方加减施治。理中丸药虽四味，但功专力宏，仲景论中虽只言"寒多不用水者，理中丸主之，大病瘥后。喜唾，久不了了，胸上有寒，当以丸药温之，宜理中丸"。唐教授临床体会：凡脾胃虚寒、脾阳不振、寒湿内郁之证皆可以本方加减施治，西医学诊断的肝炎、胃炎、胃溃疡、慢性结肠炎等症，凡有脾阳不运、脾胃虚寒之证，用之多效。在临床中常加炮附子，其温阳之力更著，效果更好。五苓散为仲景通阳化气行水之主方，《伤寒论》中应用本方的条文达 8 条，以证本方应用范围之广。唐教授临床中体会：凡气化不利，水湿内滞皆可以本方加减治疗。

唐教授在运用经方时常注意药物的随证加减，这是提高疗效的重要一环。例如，对西医诊断的细菌性痢疾，辨其下元失固者多合白头翁汤，痔疮下血者加地榆、槐角；五更泄泻者加白术、云苓；脱肛者加黄芪、升麻；中焦虚寒吐血者重用干姜，下焦失固下利不止者重用赤石脂。再如，对于抵当汤之证治，唐教授认为，此方仲景论述颇详，后世医家更有发扬。其症脉繁多，临床应用时既要合看，又要分辨。只要详细辨证，紧扣病机，投之能收异病同治之效。若一证突出时，应辨其病位之深浅，病情之轻重，用药亦应灵活变通，以奏其效。若病重势急，则用大剂抵当汤。若病轻热缓，可改汤为丸，以图缓攻。若瘀血在上，加桂枝、大黄酒制，促其上行；在下，重用水蛭以破下焦污积之血，同时酌增桃仁以滑利污淖，加川牛膝以引药下行。热重瘀甚，增大黄之量；兼湿热者加黄柏；脉沉结兼有寒热错杂之证加附子以通阳破结，又有泻下止痛之功。总之，须观其脉症，辨其瘀积，随证治之。对葛根芩连汤，仲景在《伤寒论》中说："太阳病，桂枝证，医反下之，利遂不止，脉促者，表未解也，喘而汗出者，葛根黄芩黄连汤主之。"唐教授认为，此方是为治疗误下邪陷阳明，协热下利而设。具有疏散表邪和清解里热的作用，主治外感表邪，兼有里热壅郁之证，在里之热邪只需清解而又不宜攻下时，运用此方比较恰当。若有兼温邪呕重而喘者，酌加竹茹、半夏以降逆止呕；腹胀满者加山楂、麦芽以健脾消积；内有实邪，大便不畅者，加大黄、白芍以通腑气；喘、呕、利后阴虚内热者，酌加麦冬以养阴清热；对于脉促之患者，热稍除后，合用生脉散较为稳妥。

2. 讲究药物剂量、剂型及煎法

唐教授在运用经方时，对药物的剂量十分讲究。例如，对抵当汤的运用，周连三先生生前在论述本方剂的运用时说："抵当汤药物性味峻猛，医家用时多望而生畏，而仲景于方中处水蛭 30 枚，其大者过钱，小者亦有数分，其用量在一至二两之间，并嘱大剂频服，在用量和煎服法上给我们树立了楷模。"基于此说，唐教授在数十年的临床中，水蛭用量常在 10~30g 之间，运用之多，不可胜数。唐祖宣教授继承老师的经验，也经常用至 30g，如 1973 年，诊治由于脑血栓形成而致肢体瘫痪、久治无效的患者，在益气化瘀的方剂中重用水蛭24g，收到较好的疗效。近治一患者，系深静脉血栓形成，属瘀血重证，用水蛭30g后收到满意的效果，未见有不良反应和中毒之弊。方中虻虫属虫类走窜之品，常用量3~6g，即使用至15g，一般亦无不良反应。从临床观察到：水蛭、虻虫若研细冲服，虽量减2/3，但有同样效果，方中大黄后下，其泻下之力更著。对于乌梅丸的运用，常去黄连、黄柏，名减味乌梅丸，治疗脾胃虚寒之久泻久痢，每能应手取效。干姜常用量9~15g，大剂时可用至30g，多能应手取效。在运用薏苡附子败酱散治疗急性阑尾炎时，唐教授认为量小则杯水车薪，药不胜病，所以必用大剂，以起急疴。方中薏苡仁其味甘淡而力缓，凡用之，须倍于他药，每以100g为宜。黄芪桂枝五物汤益气通阳，和营解肌，以使正复邪祛，血行通畅。临床中对黄芪以大剂运用，每用30~60g，方能起益气之功。若加炮附片，益气温阳之力更著，临床可收事半功倍之效。己椒苈黄丸为肃肺荡饮、通腑坠痰之峻剂，唐教授临床体会：凡痰饮、悬饮、支饮等辨其病机属痰湿热郁结者，皆可以本方加减施治。仲景方中4味药药量相等，唐教授在实践中体会：饮在上者以葶苈为君；邪郁于中，以大黄、椒目为君；邪结于下，重用防己通其滞塞。唐教授曾以小青龙汤治一气喘者，麻黄用9g，汗出而喘不愈，加至24g，喘热均愈。

唐教授在运用经方时，对方药的剂型、煎法灵活运用。麻仁丸乃属缓下之剂，凡津枯便秘，邪郁肠胃者用此方多能取效，临床中，唐教授常改丸为汤，其效更捷。在运用薏苡附子败酱散治疗急性阑尾炎时，改散为汤，因为阑尾炎属急性病，散剂较汤剂吸收缓慢，汤剂易于吸收，奏效较快，而且可以随证加减，能够较周密地适应病情变化。唐教授把己椒苈黄丸改丸为汤，频频服之，其效更速。芍药甘草附子汤宜浓煎频服。柴胡加龙骨牡蛎汤功能和解泻热，重镇安神，对惊悸不安、胸满谵语、癫痫等症，若辨证确切则如水投石，可收立竿见影之效。对小青龙汤，仲景论中谓："先煮麻黄，减二升，去上沫，内诸药。"盖麻黄之性多在沫上，沫去其效亦减矣。临床中，麻黄量大宜先煎，量小则宜后下为宜。附子汤中，附子用量较大，需先煎半小时，再纳诸药，三煎兑于一起，浓煎频服，则无中毒之忧。瓜蒂散在临床中改散为汤，效果更佳，但不宜久煎。桂枝加附子汤中，附子虽有大毒，若宽水先煎而其毒自去，控制在先煎1小时为宜，后纳诸药，三煎兑于一起，分三次服，饭前服，服后吃饭，虽不采用啜热粥法，而采用进食法，亦能起到一定效果。这样大剂频服，附子虽有大毒，亦不会引起中毒。小柴胡汤乃和中之剂，煎服应取其中和之意，煎服方法，以药一剂，加水煮沸，去滓，滓内再加水适量，以上法煎三次，药液合为一起，微火煎之适量，分三次温服。唐教授曾治一患者，嘱以此法煎服，未遵，乃一次煮沸去滓而服，服后即觉胸中懊恼、烦闷，诸症不解，后遵其法服用，两剂而愈。

四、重视老年养生

中医学在长期的发展过程中形成了较为完善的治未病思想和有效的防治原则。《黄帝内经》早就提出了"上工治未病"的理念。《淮南子》中有句名言："良医者，常治无病之病，故无病；圣人常治无患之患，故无患也。"可见，"治未病"是中医学重要的防治思想。当前，随着我国进入老龄化社会，心脑血管疾病、肿瘤及呼吸系统疾病的发生率显著增高，治疗这些疾病的医疗费用也呈高速增长态势。唐教授认为，在进一步提高疾病诊治水平的同时，要充分发挥中医"治未病"优势，将视点前移，把关注的重点放在预防上面，降低发病率，延长寿命，提高生存质量。而老年养生正是预防疾病的有效途径。

唐教授强调，老年养生的指导思想要以传统中医理论为指导，遵循阴阳五行生化收藏之变化规律，对人体进行科学调养，保持生命健康活力。概括起来，就是要有未病先防、未老先养的预防观；天人相应、形神兼具的整体观；调整阴阳、补偏救弊的平衡观；动静有常、和谐适度的辨证观。关于养生法则，他提出要通过养精神、调饮食、练形体、慎房事、适寒温等各种方法去实现，并制定了饮食养生、运动养生、情志养生等养生法则。

对饮食养生，他不仅提出了"饮食贵在调理，调理旨在适宜"的饮食调理原则，并且还倡导食疗、粥疗、药膳等独特的饮食调理方法。对食疗，他强调围绕"食补平衡"的原则，重在搭配合理，调理应时，五味调和，因人而补。对药疗，强调因证、因时、因地、因人施膳，并制定了清热法、下法、温法、消食法、补法、理气法、祛湿法、汗法药膳等，意在寓医于食，药借食力，食助药效，从而起到调理人体脏腑阴阳之偏颇、气血之盛衰、寒热虚实之变化，达到健体强身作用。唐教授根据体质辨识，制定了药膳的运用原则和方法，灵活运用补气、补血、滋阴、补阳等药物，制定了山药百杏粥、五爪龙佛手瘦肉汤、党参猪脾粥、五味银叶红枣蜜等药膳处方，用于感冒、胃炎、胃溃疡、高脂血症等，效果良好。唐教授根据自己临床经验和体会，选择具有补益、抗衰老作用的药物，制定了养生保健方剂。这些方剂根据体质情况，酌情用量，按照组方原则，妥善配伍而成，剂型通常分为汤剂、散剂、丹剂、膏剂、酒剂等，如益精补肾汤、参苓白术散、首乌延寿丹、益胃膏、周公百岁酒等。唐教授指出，应用养生保健方剂首先要根据年龄、性别、工作、生活环境、体质与季节的不同情况，准确地选用一定的剂型、方法进行补益，严谨无虚滥补、片面进补，做到适身而补、适时而补、适量而补。

对运动养生，唐教授制定的原则是动静结合，因人因时因地制宜，顺其自然，循序渐进。不能因为强调动而忘了静，要动静兼修，动静适宜。运动时，一切顺乎自然，进行自然调息、调心，神态从容，摒弃杂念，神形兼顾，内外俱练，动于外而静于内，动主练而静主养神。这样，在锻炼过程中内练精神、外练形体，使内外和谐，体现出"由动入静""静中有动""以静制动""动静结合"的整体思想。

对情志养生，唐教授指出要做到喜不过旺，怒不过激，思不过虑，恐不过惧，惊不过神，关键做到养神、养性、养气。要善于顺应自然规律、社会环境，实现精神意志的自我调控，养心与养德相结合，动与静相结合，静养心神之时，又适度动以身形，劳而不倦，心身兼养，是情志养生的关键。唐教授重视精神内守，其方法就是保持平和的心态，学会自我愉悦，自我安慰，善于主动发现和寻找生活的乐趣，做到知足者常乐，自得其乐，大肚能容，笑口常开。

唐教授还根据古今名人养生方法，从中总结经验，提醒大家：人的长寿方法虽然多种多样，但应因人而异，选择适合自己体质的养生方法。

四肢血管疾病证治经验

第一节 论治血栓闭塞性脉管炎

血栓闭塞性脉管炎是一种动静脉同时受累的血管慢性炎症病变，是一种常见的慢性肢体动脉闭塞性疾病，此病大多数发生在 20~40 岁的青壮年男性。本病在我国各地均有发病，北方较南方多见。国外截肢率为 10%~20%，我国自新中国成立初期就采取了中西医结合的治疗方法，截肢率降至 1%~2.5%。病变主要累及四肢中、小动脉，下肢多见，此病在中医学中属"脱疽"范畴。唐教授经多年的临床实践，对血栓闭塞性脉管炎积累了丰富的治疗经验。

一、临床表现

1. 症状

唐教授认为，本病主要是由于肢体动脉闭塞后血流量减少，肢体缺血而引起的。临床表现依血管阻塞的部位、范围和侧支循环建立程度以及肢体局部有无继发感染、全身情况的好与差等而各不相同。

（1）疼痛：是血栓闭塞性脉管炎的主要症状之一，其基本原因是肢体缺血，不通则痛。轻者休息时疼痛消失或减轻，行走或活动后加重，而形成间歇性跛行。重者疼痛剧烈而持久，夜间疼痛更甚，患者抱足而坐，情绪刺激和受冷均可影响血管的舒缩反应，常可加剧疼痛。

（2）发凉和感觉异常：患肢发凉、怕冷，患部肤温明显低于健侧对应部肤温，对外界寒冷敏感，此乃阳气不足、寒凝血瘀，为本病常见的早期症状。病变日久，患部体表温度冰冷，尤以趾（指）端最明显，患肢在运动后或在夜间，趾、指、足部有发痒、刺痛、烧灼、酸胀、麻木等感觉，此乃气血虚少或气血瘀滞的表现。

（3）皮肤色泽改变：初期患部多皮色苍白，抬高患肢时更为明显，此多为血虚寒凝；中期色呈紫绀，多是气血凝滞；后期则呈暗紫色，坏疽则呈黑色，多为热毒所致。

（4）动脉搏动减弱或消失：趺阳脉（足背）或太溪脉（胫后动脉）、寸脉（桡动脉）或尺动脉的搏动，随病变进展而减弱乃至消失，此乃脉道瘀阻所致。

（5）营养障碍：患肢皮肤干燥、脱屑、皲裂、出汗减少或停止；趾背、足背及小腿汗毛脱落，稀疏或完全停止生长，趾（指）皱缩，变细。趾（指）甲增厚、变形、生长缓慢或停止生长；肌肉松弛、萎缩。

（6）坏疽和溃疡：常见于后期患者，溃疡或坏疽可单发，也可同时存在。常见于一个或数个趾（指）端或趾（指）甲旁首先出现，然后波及整足趾（手指），甚至整个足部直至小腿（手部）。坏疽多为干性，以后继发感染而呈湿性。

（7）游走性血栓性浅静脉炎：有近半数患者在发病前或发病过程中出现，表现为受累浅表静脉有红色条索，结节状，灼热，压痛，这是湿热瘀滞脉络所致。当血栓性浅静脉炎消退后，皮肤上可暂时遗留色素沉着。

（8）雷诺综合征：血栓闭塞性脉管炎早期，受情绪刺激和寒冷后，可出现雷诺综合征的症状，包括指（趾）苍白、紫绀，继而潮红。

（9）缺血性神经炎：局部缺血性神经炎常见于血栓闭塞性脉管炎肢体严重缺血而发生营养障碍改变的患者，是神经处于缺氧状态所致。肢体常有触电样、针刺样剧痛，向肢体远端放射，并伴有发痒、麻木、蚁行感或烧灼感等感觉异常，在足部和小腿可见大小不等的麻木区，皮肤感觉迟钝或感觉、痛觉完全丧失，而且多夜间加剧。

（10）舌、脉（寸口）象：舌质多为淡紫色，瘀重者舌紫暗，可见瘀斑，湿重者舌质白腻，脉以沉、涩、弦多见。根据病程的进展及病情的变化，又可见到舌质淡、红、绛，苔白润、黄腻，脉弦紧、弦细、细弱等。

2. 体征

可通过皮肤温度测定（患处皮肤温度降低 2℃以上）、指压试验、Buerger试验、Allen 试验、解张试验、肢体动脉试验、静脉充盈试验、反应性充血试验、组胺红晕试验、跛行时间及跛行距离试验、有无坏疽和溃疡来判断病变程度。

3. 临床分期

为便于掌握血栓闭塞性脉管炎临床诊断和辨别病情的轻重，唐教授根据临床经验，将其发病过程将其分为三期：

第一期（局部缺血期）：患肢发凉、麻木、怕冷、轻度疼痛，耐寒能力降低，冬季症状加重，患者行走一定距离后足底或小腿肌肉酸胀疼痛，此后常出现间歇性跛行，每行 500~1000m，被迫停止行走，休息 2~5 分钟后症状缓解，如再行走患肢仍出现同样症状。患者的趾（指）端皮色苍白，皮温降低，泛红试验阳性，部分患者患肢常反复发作游走性血栓性浅静脉炎。患肢动脉搏动减弱或消失。

第二期（营养障碍期）：患肢发凉怕冷、麻木疼痛，间歇性跛行加重，有静止痛，夜间疼痛加剧，患者常两手抱足而坐，彻夜不眠。患肢出汗减少或无汗出，趾甲生长缓慢，皮肤干燥、脱屑、皲裂，弹性减低，汗毛脱落，肢端呈潮红、紫红、青紫或苍白色，小腿肌肉萎缩，并可出现缺血性神经炎，有触电样或针刺样疼痛，以及感觉障碍，动脉搏动消失。

第三期（坏死期）：患肢由于严重血液循环障碍，趾部或足部发生溃疡或坏疽，多首先发生在足大趾和小趾，常从趾端开始，逐渐向上扩展，可累及全部足趾。坏疽呈干性或湿性，大多数局限在足趾或足部，也可蔓延累及足踝部和小腿者，但单纯足跟部、足背部发生溃烂坏疽者，多由于外伤或皮肤干裂继发感染或外用刺激性药物所引起。坏疽合并感染，肢体溃烂后，疼痛剧烈，可伴有发热，意识模糊，食欲减退，身体日渐衰弱，消瘦乏力，抗病能力降低和严重贫血，坏疽的足趾脱落后，容易发生骨残端骨髓炎或坏死组织存留，常造成溃破创面久不愈合。

二、辅助检查

利用辅助检查可以对血栓闭塞性脉管炎进一步确诊，常用的有超声多普勒血流速检查、彩色超声波检查、肢体体积描记、节段动脉压测定、周围动脉血管造影、微循环检查、血液流变学检查、放射性核素检查和血流图检查等。

1. 超声多普勒血流速检查

①描记仪及示波器上动脉搏动幅度降低，测定值如为正常平均值的1/3以下或为患者本人健侧肢体测定值的2/3以下，可定为动脉搏动值降低，有闭塞性病变。②显示或描记的波形中往往只呈单峰波，缺乏第2、3峰。③在病变严重导致管腔完全闭塞时，仪器测不到搏动曲线而呈一直线。④监听器中搏动声降低或消失。在狭窄的部位，常可测到流速增快，而狭窄段的远端则较正常缓慢。新型的实时超声显像多普勒血流测定复合仪可显示病变动脉的形态并可直接读出血管的直径和流速等。

2. 彩色超声波检查

根据彩色超声仪对血管管腔、血管壁的观察，可以发现血管节段性改变，血管管壁增厚，模糊，回声低，管腔内有低回声团，血管外径变小，管周界限不清，可见侧支循环，慢性期再通的血管可见管壁增厚，毛糙，回声增强，腔内血流纤细，不规则，边缘呈锯齿状，颜色杂混，血流弹向单峰波。

3. 肢体体积描记

（1）空气体积描记法：描记的正常波形是双相的，有一个主峰和该波降支中段出现的一个重搏波，两波峰之间形成一个切迹。升支曲线陡直，波峰尖锐，降支曲线凸向基线。轻度异常是指收缩波峰正常，切迹消失和降支曲线背离基线，见于流出道或流出道远端有狭窄或阻塞。中度异常是收缩波峰变平，切迹消失和上升与下降坡度变小接近相等。重度异常是指波幅进一步降低，升支与降支相等无切迹，常见于血栓闭塞性脉管炎有明显狭窄或阻塞性病变时，如仅有波幅降低而波形正常，则可排除近端动脉有明显的狭窄病变。

（2）光电体积描记法：常用于估测血栓闭塞性脉管炎创口附近的皮肤血运及手术伤口愈合的可能性等。正常的PPG波形为双波无负波，升波支快速升高，波峰尖陡，在降支的中部有次峰波，两波之间形成一切迹。当微血管的血流减少，轻度时波形的切迹消失，加重后波峰变圆钝，升支曲线轻度弓向基线，而降支则轻度背离基线为中度异常，重度异常则为收缩波峰的波幅进一步减低，直到最后波形几乎变为直线。

4. 节段动脉压测定

血栓闭塞性脉管炎动脉血管狭窄或闭塞后，其远端可引起血压降低，血流量减少。如果在狭窄动脉的近端和远端的肢体上测量血压，则能发现其间有异常的压差，根据异常压差的大小，能确定动脉狭窄的位置和严重程度。目前用以测量的方法有超声血流检测仪，如 PPG、PVR 和 SPG，其中以 PPG 法最敏感，特别适用于指（趾）血压测量。

踝肱指数即踝压（踝部胫前或胫后动脉收缩压）与同侧肱动脉压之比。踝肱指数常不小于 1.0。在血栓闭塞性脉管炎患者中，踝肱指数常小于 1.0。踝肱指灵敏可反映病变的轻重程度。间歇性跛行的患者，其平均踝肱指数为 0.59；有静止痛的血栓闭塞性脉管炎患者，踝肱指数在 0.25 左右；有缺血性坏疽的患者，甚至可降至 0.05 左右。

节段动脉压不仅可反映血栓闭塞性脉管炎疾病的动脉闭塞程度，还可以反映侧支循环的功能。如果腘动脉血管造影流量很差，但踝部血压大于 20mmHg，并可记到一条胫后动脉或足背动脉的血流曲线，是动脉重建术的指征；如胫后及足背动脉均测不到血流曲线及踝部血压时，不能进行动脉重建术，大腿中部血压大于 8mmHg 者，可选定膝下截肢术。

5. 周围动脉血管造影

周围动脉血管造影不仅能诊断和了解周围动脉病变形态和范围，选择手术方法和估计手术的预后，而且还可以进行血管成形，栓塞止血。

（1）周围动脉血管造影的禁忌证：对造影剂严重过敏者；严重的肾功能不全者；严重肝功能不全者；毒性甲状腺肿者；心功能代偿不全，有严重心力衰竭表现者；出血性疾病，血友病或正在抗凝溶栓治疗中。其他禁忌如穿刺部位炎症、感染坏疽等；血栓闭塞性脉管炎的常见动脉造影表现为狭窄、阻塞、侧支循环形成等。

（2）动脉造影时可发现下肢动脉局限性，节段性狭窄，血管壁多为光滑状。以中、小动脉为主。闭塞平面以远端多有丰富的侧支血管，鉴于动脉造影为损伤性，对患者有痛苦，可引起血管痉挛，可能加重肢体缺血和损伤血管，故不宜列为诊断的常规检查方法。如欲施行血管重建性手术，术前需做动脉造影，以便选择手术方案。

6. 微循环检查

唐教授指出，血栓闭塞性脉管炎患者肢端微循环有明显障碍，尤以患者足趾、手指甲皱微循环障碍最突出，在发病不同阶段微循环障碍程度也不相同，这种微循环异常与病情的轻重成正比。虽然微循环检查对血栓闭塞性脉管炎诊断无特异性，但它却是本病发病过程中的一个重要病理生理改变。血栓闭塞性脉管炎的微循环异常，不仅反映了肢体动脉血供不足，而且微循环血流的瘀滞、白细胞的聚集可以导致血黏度增高，血流"淤泥化"，甚至有微血栓形成，出现"微栓塞"综合征。活血化瘀治疗能改善微循环障碍，使临床症状减轻。

7. 血液流变学检查

测定血栓闭塞性脉管炎患者的血液流变学特性，对揭示血栓闭塞性脉管炎的病因，对本病的诊断、治疗、预后判断，有重要意义。血栓闭塞性脉管炎的全血黏度、血浆黏度明显增高，红细胞电泳时间延长，血小板聚集功能明显地高于正常人。

8. 放射性核素检查

（1）动脉造影术：放射性核素动脉造影，方便简捷，患者无痛苦，可重复进行，检查结果不受血压及心输出量等因素的影响。目前用于诊断主动脉瘤、动脉狭窄、动静脉畸形、动脉栓塞、侧支循环和阻塞性动脉疾病等，还可以用在血管手术后判定血管的通畅程度及血流量、功能状态、病变组织毛细血管的灌注情况等。

（2）周围循环血流量测定：主要包括肢体动脉血流量体表描记法，周围循环灌注显像，肌肉血流量测定放射性氙组织消除试验及组织消除率测定等。通过注射放射性核素，获取有关肢体血流量的信息。

9. 血流图检查

显示血流速度变慢，圈似"丘"状，波幅降低，每分钟波幅减少，减少程度与患病程度一致。

三、诊断标准及疗效判定标准

1. 诊断标准

唐教授根据临床实践经验，制定了血栓闭塞性脉管炎的诊断标准：

（1）多为男性，发病年龄 20~40 岁。

（2）有慢性肢体动脉缺血表现，如麻木、怕冷、间歇性跛行、瘀血、营养障碍改变等，常累及下肢，上肢发病者少。

（3）40%~60% 的患者有游走性血栓性浅静脉炎病史和体征。

（4）各种检查证明肢体动脉闭塞，狭窄的位置多在腘动脉及其远端动脉（常累及肢体中、小动脉）。

（5）多有吸烟史，或受寒冻史。

（6）排除肢体动脉硬化性闭塞症、糖尿病坏疽、大动脉炎、肢体动脉栓塞症、雷诺病、外伤性动脉闭塞症、结缔组织病性血管炎。

2. 疗效判定标准

（1）近期疗效标准：①临床治愈：临床症状基本消失，肢体创面完全愈合，步行速度 100~120 步 / 分，能持续行走 1500m 以上；肢体末梢血液循环障碍及阻抗式血流图或光电血流图明显改善。②显著有效：临床症状明显改善，肢体创面愈合或接近愈合，步行速度同上，能持续行走 500m 以上；肢体末梢血液循环障碍及阻抗式血流图或光电血流图均有改善。③进步：临床症状减轻，肢体创面接近愈合或缩小，步行速度同上，能行走 300m 左右；肢体末梢血液循环及阻抗式血流图或光电血流图有改善。④无效（包括恶化）：治疗 1 个疗程（3 个月）后，症状及体征无进步或病情继续发作、加重者。

（2）远期疗效标准（1 年以上）：随访对象以近期疗效中的临床治愈及显著有效者为主。①优：一般情况下无自觉症状，能以上述步行速度持续行走 2500m 以上，能进行正常工作，包括一般体力劳动。②良：劳累后，天气变化及寒冷时仍有轻度临床症状，能以上述行走速度持续行走 500~1000m，能进行一般非体力劳动为主的工作。③差：肢体缺血症状比较明显，甚至发生溃疡或坏死，经继续治疗无效或截肢者。

四、辨证

1. 阳虚瘀阻型

患肢疼痛，步履不便，喜暖畏冷，扪之冰冷，痛时内觉发凉，肌肉萎缩，肤色苍白麻木，伤口白腐，脓液清稀，舌质胖淡而多津，脉沉细迟。

2. 热毒型

畏冷怕热，局部红肿，昼夜剧痛，如汤泼火燃，伤口腐烂延开，异臭难闻，发热或不发热，烦躁不安，大便干燥，小便短赤，舌质红，苔黄燥或黄腻，脉多滑数或细数。

3. 气虚血瘀型

患肢萎缩，色呈暗紫，疼痛昼轻夜重，患肢凉、麻、困兼见，趾（指）甲增厚，生长缓慢，汗毛脱落，舌质暗紫或淡白兼见瘀斑，苔淡白，脉沉细涩。

4. 阴阳俱虚型

患病日久，气血耗伤，精神困惫，面黄少华，伤口白腐，肉色不鲜，久不能敛，患肢不温，疼痛入夜加重，阳痿早泄，小便清长，舌瘦苔少，脉沉细无力。

五、治疗

（一）中医内治

1. 阳虚瘀阻型

治则：温经散寒，益气通络。

方药：炮附子、白芍、白术、云茯苓、潞党参各30g，干姜、炙甘草各15g，黄芪60g。病在上肢加桂枝15g，下肢加牛膝30g。

2. 热毒型

治则：清热解毒，化湿行痹。

方药：当归30g，金银花、玄参、板蓝根、薏苡仁、蒲公英各45g，苍术、黄柏、甘草各15g。

3. 气虚血瘀型

治则：益气固正，活血通络。

方药：桃仁、红花、乳香、没药各10g，当归、丹参、刘寄奴各30g，苏木、赤芍各15g，黄芪60g。

4. 阴阳俱虚型

治则：益气温阳，养阴活络。

方药：黄芪60g，当归、炮附子、潞党参各30g，川牛膝、石斛、川芎、赤芍各15g。

（二）中医外治

唐教授在临床实践中体会，血栓闭塞性脉管炎在内治的同时，根据疾病分型和分期，采取相应的外治法，能收到更加良好的效果。

1. 熏洗疗法

该法是利用中药煎汤，趁热在皮肤或患部进行熏蒸和浸浴的一种治疗方法，是中医学的外治法之一，有独特的治疗作用。可增加患肢血流量，改善血流循环，清洁创口，抑制细菌，促进创口愈合，消肿止痛。《外科大成》谓："流通气血，解毒止痛，去瘀脱腐。"《外科启玄》谓："如已溃洗之，令疮净而无脓。"具体应用如下：

（1）阳虚瘀阻型：宜温阳活血。药用川芎、红花、乳香、没药各15g，炮附片、当归各30g，桂枝20g，伸筋草45g。煎液熏洗患肢。

（2）热毒型：宜清热解毒。黄连、大黄、黄柏各15g，蒲公英、苦参、地肤子、金银花各30g。煎液熏洗患部。

（3）气虚血虚及阴阳俱虚型：苏木、川芎、赤芍、红花各15g，刘寄奴、黄芪各30g，乳香、没药各10g。煎液熏洗患部。

熏洗方法：将药物装在纱布袋内缝好或扎好，放在砂锅内加水煎煮30分钟，然后把煎好的药汤倒入盆内，将患肢架于盆上，用布单将患肢及盆口围盖严密，进行熏蒸。待药汤温热不烫时，将患足及小腿浸于药汤中泡洗，每日1次，每次30~50分钟，药液变凉后，应加热后再洗。一剂洗药可用2

日，第 2 日使用时加温后即可应用。

熏洗时应注意：初次外洗不宜过久，外洗范围不宜过大；感染溃烂的创口，外洗时应滤去药渣，药液温度适宜时用消毒纱布蘸药液淋洗患处，并用镊子持纱球拭去创口脓液及坏死组织，反复淋洗使创口干净后再根据创口情况进行常规换药。

有下列情况者，不宜应用熏洗疗法：①急性活动期，肢体坏疽呈进行性发展，分界线不清楚，而未局限稳定者；②肢体干性坏疽；③熏洗引起肢体创口疼痛者；④对外洗药过敏者。

2. 膏、酊外敷

（1）新癀膏

配制：用成药新癀片 8~12 片，研为细末，用凡士林调和成膏。

功效：清热解毒，消肿止痛。

适应证：血栓闭塞性脉管炎感染期，及游走性血栓浅静脉炎。

用法：取适量直接外搽患处。

（2）黄马酊

配制：马钱子（打碎）、黄连各 30g，75% 酒精 500g 浸泡，1 周后备用。

功效：消炎止痛，通经活络。

适应证：血栓闭塞性脉管炎出现甲沟炎，以及肢端有感染或坏疽，游走性血栓性浅静脉炎，术后有缝线周围炎等。

用法：用消毒棉签取药液外搽患部，每日数次，创口内不宜搽药，以免药液刺激引起疼痛，缝线周围炎可用无菌纱布浸透药液后敷于切口处，每日 2 次。

（3）三黄酊

配制：黄连、黄柏、大黄各 300g，75% 酒精 3000ml 浸泡，1 周后即可应用。

功效：清热解毒。

适应证：血栓闭塞性脉管炎肢端出现溃疡和坏疽者。

用法：用消毒棉签取药液外搽患部，每日数次，创口内不宜搽药，以免药液刺激引起疼痛，缝线周围炎可用无菌纱布浸透药液后敷于切口处，每日 2 次。

（4）九一丹

功效：提脓祛腐。

适应证：血栓闭塞性脉管炎溃破后创面有脓液者。

用法：用三黄酊清洗后，此药敷于创面，每日换药1次。

（5）白玉膏（成药）

功效：润肤生肌，收敛。

适应证：血栓闭塞性脉管炎溃疡腐肉已尽，疮口不敛者。

用法：将膏匀涂纱布上，敷贴患处，每日换药1次。

（6）玉红膏（成药）

功效：活血祛腐，润肤生肌，解毒镇痛。

适应证：血栓闭塞性脉管炎溃疡或坏疽，创面脓水将尽，生长缓慢者。

用法：将膏匀涂纱布上，敷贴患处，每日换药1次。

（7）紫草膏（成药）

功效：凉血解毒，润肤生肌。

适应证：血栓闭塞性脉管炎溃疡或坏疽属热毒型患者。

用法：将膏匀涂纱布上，敷贴患处，每日换药1次。

（8）红润膏（成药）

功效：祛腐生肌。

适应证：血栓闭塞性脉管炎溃疡难敛者。

用法：将膏匀涂纱布上，敷贴患处，每日换药1次。

3. 手术治疗

本病的后期，溃疡和坏疽的处理非常重要，应该积极采取有效措施控制疾病范围的蔓延扩大，促进伤口愈合。

（1）单纯坏死组织清除术：坏死组织与正常组织已形成明显分界线，局部感染已基本控制，干性坏疽者可用酒精棉球消毒，以消毒干纱布包扎，保持干燥，维持干性坏疽，等待血液循环改善，坏死组织与健康组织形成明显的分界线时，以"鲸蚕法"治疗。如为湿性坏疽，创口脓多及有坏死组织时，应用抗生素溶液湿敷换药；如痂下积脓时，应充分引流，并用"蚕食"法，分次清除坏死组织。清疮术后，应避免使用腐蚀性、刺激性药品，以防疮面扩大，清除坏死组织后，应保持伤口开放，引流充分。

（2）植皮术：足残端创口过大，或患肢出现巨大慢性溃疡，自行愈合时间长或难以自行愈合者，经治疗后，患肢血液循环改善。创面肉芽组织新鲜，脓性分泌物少，上皮组织已开始生长，可施行点状或邮票状植皮术。

（3）截肢术：严重肢体坏疽继发感染，扩展到足跟或踝关节以上，伴高热、剧烈疼痛，经治疗难以控制者须行截肢术。

六、预防与调护

本病的预防与调护也非常重要，唐教授认为可从以下方面着手：

1.绝对戒烟

烟草中的尼古丁可使血管强烈收缩，毛细血管痉挛，血流缓慢，在敏感人群中，血流可完全中断。血栓闭塞性脉管炎患者绝大多数有长期大量吸烟习惯，在治疗过程中，能严格戒烟者，病情可相对减轻，否则病情加重。已戒了烟又复吸烟者，复发机会增多。因此，戒烟应作为本病临床调护的重要内容。规劝患者严格戒烟，是防止复发的重要因素。

2.调理饮食

急性期饮食宜清淡，给予清热解毒的食物，忌辛辣、燥热之品，缓解期适当进补。辨证属寒凝血瘀的患者，应给予温补气血之品，可适当选用山楂、桂圆、鸭、生姜等；辨证属瘀血化热或热毒者可选用活血、祛湿利水的食物，如绿豆、薏米、西瓜、梨等；辨证属气血两虚者宜食用补益气血且营养丰富易消化的食品如牛奶、鸡蛋、瘦肉、大枣等。此外平时可多食富含维生素 C 的食品，有改善血液循环的作用。

3.注重防护

冬季里，应防寒保暖，避免感受寒湿。注意保护肢体，防止外伤感染。鞋需适宜，不能太窄。修剪指（趾）甲宜小心。使用理疗、泡洗要注意防止烫伤，严重缺血者不宜行热疗，以免增加组织耗氧量，加重缺血。如有足癣时，应积极治疗，以防感染。患肢皮肤干裂时，应用温水泡洗，外搽润肤脂、甘油等。

4. 适当锻炼

本病要坚持适度锻炼，如骑自行车、散步、慢跑、上楼等锻炼，有利于改善血管舒缩功能，改善肢体血液循环，适用于血栓闭塞性脉管炎早期患者。对于侧支循环逐渐建立者，应逐渐增加活动量，坚持肢体位置锻炼。对长期卧床，抱膝而坐的患者，为防止关节的挛缩及肌肉的萎缩，改善肢体血运，可采取以下方法：患者平卧，抬高患肢45°，保持1~2分钟，然后双足下垂于床沿2~5分钟，再放置水平位2分钟，并作足部旋转、伸屈活动数次，休息2分钟，如此反复运用5遍，每日3~5次。坏死溃烂期则禁用此法。

5. 精神调护

精神紧张、恐惧和情绪激动等因素，可使脏腑功能紊乱，营卫气血运行失调，经络瘀滞，加重血管痉挛，影响肢体血液循环。本病病程较长，患者长期受疼痛折磨，痛苦较大，又担心丧失肢体而致残，精神负担较重，患者会出现自卑、失望、烦躁情绪。因此，应注意心理治疗与护理，以积极的态度引导患者树立信心，配合治疗，对疾病的康复有积极意义。

七、病案举例

（一）局部缺血期

唐教授强调，该期患者最易误诊，往往易与风湿等其他疾病混淆，这样就延误了治病时机。若早期诊断、及时治疗多能取得较好的效果。阳虚血瘀者，治宜温经散寒，活瘀通络，鼓气血之运行；气虚血瘀证者，治宜补益气血，活瘀通络；若阴阳错杂者，施之温阳、活瘀、清热、益气之法。不同的病理机制，治疗法则亦应随之而异，临床中常见麻木、疼痛、发凉、怕冷、患肢色呈苍白、暗紫，间歇性跛行，肌肉萎缩，小腿及足部有表浅性静脉炎等症状，常以丹参、红花、赤芍、桃仁、苏木、刘寄奴、乳香、没药等活血化瘀、通络止痛；蜈蚣、全蝎、水蛭走窜经脉；佐牛膝可引药下行，增强活瘀通络之力；黄芪、党参、白术益气扶正、健脾燥湿；炮附片、干姜、桂枝、细辛温肾壮阳，促进血液循环，疏通经络。有炎性病变配玄参、金银花、蒲公英、白芍、黄柏、薏苡仁清热解毒，益阴化湿，又能制温阳之品的辛散燥热。并配合好外用药熏洗，辨证论治，内外结合，配伍得当，血脉通畅，诸症便自能好转。现举案例如下。

1.阳虚瘀阻型

胡某，男，37岁。1989年5月12日初诊。

[主诉]双下肢麻木、跛行已半年。

[病史]1985年冬季受寒冷刺激，诱发左下肢麻木、发凉、疼痛，出现间歇性跛行。在某医院确诊为"血栓闭塞性脉管炎"，服毛冬青、脉通等中西药物治疗无效。后住院治疗8个月病愈出院。1988年在东北工作，受寒冷刺激，病情再次复发，双下肢麻木、发凉、疼痛，服药无效，今日再次到我院治疗。现症：面色苍白，表情痛苦，双下肢出现发凉、麻木、疼痛，入夜加重。

[检查]形体消瘦，双下肢小腿肚肌肉轻度萎缩，触之皮肤冰凉，皮肤干燥，足部皮肤色泽苍白。双下肢足背、胫后动脉搏动微弱，局部温度检查：室温26℃，左侧足趾31℃，足背32℃，胫骨中段31℃，右下肢足趾32.5℃，足背33℃，胫骨中段32℃。舌质淡，苔白，脉沉细迟。甲皱微循环检查：视野下管袢轮廓尚清，排列紊乱。管袢总数10根，其中畸形7根，正常3根，动脉口径短，血液流态呈虚线流，血流速度减慢，血管运动计数8次。多普勒超声检查：双下肢中小动脉管壁增厚，模糊，回声变低，腔内充填血栓，病变段与正常段分界较清楚。

[西医诊断]血栓闭塞性脉管炎。

[中医诊断]脱疽（阳虚瘀阻）。

[治则]温阳益气，活瘀通络。

[处方]白芍、炮附片、白术、当归、水蛭各15g、茯苓20g、黄芪60g、红花、党参、甘草各10g。

医嘱：避风寒冷刺激，禁烟酒。中药每日1剂，水煎服，3次温服。

二诊（6月10日）：患肢发凉、麻木、疼痛症状减轻，但出现左下肢肿胀，伴失眠。舌脉如前。加益气养阴、清热活瘀药。处方如下：白芍30g、白术、炮附片、当归、水蛭、石斛、丹参各15g、茯苓20g、黄芪60g、红花、党参、甘草各10g。

三诊（7月15日）：间歇性跛行减轻，可连续行走800~1000m无不适，肌肉萎缩症状也明显改善，疼痛减轻，夜眠良好，但服药后出现纳呆、泄泻等症状，舌质淡。处方：白芍 30g、白术、炮附片、当归、水蛭各 15g、茯苓 20g、黄芪 45g、桃仁、红花、党参、甘草各 10g。

四诊（8 月 17 日）：患肢皮肤温度回升，疼痛基本消失，可连续步行 1500m 左右，精神状态良好。

五诊（9 月 29 日）：疼痛止，跛行改善，皮肤色泽好转，足背、胫后动脉搏动良好。皮肤测温计检查：双侧温度基本恢复正常。甲皱微循环检查：视野下管袢轮廓清晰，排列规则。管袢总数 10 根，其中正常 8 根，畸形 2 根，动脉口径增粗，血液流态呈直线流，血管运动计数 12 次。多普勒彩超声检查：双下肢中小动脉管壁变薄，清晰，回声正常，腔内血栓消失，正常段分界较清楚。

体会：本案先以温阳益气、活血化瘀之剂，症状减轻，但二诊时又发现左下肢肿胀，并伴失眠症状，细辨其病，内有热象，故加养阴清热之剂，待热象消除，改服真武汤加益气化瘀药物，使阳气下达，血管扩张而收效。

真武汤由茯苓、芍药、白术、生姜、附子五味药组成，功能温阳利水，是治疗肾阳衰微、水气内停的方剂。临床上，唐教授用真武汤加减治疗肾阳衰微、脾湿肝郁所致脱疽，收效显著。临床辨证中常见：肢端发凉麻木，跛行，疼痛，入夜尤甚，痛时内觉发凉，患肢苍白，舌质淡白，脉沉细。方中附子大辛大热入肾经，温肾阳化气行水，茯苓、白术健脾渗湿，白芍入肝，辅肝之体而助肝之用，使肝脏发挥起疏泄水湿之功。生姜味辛性温，既可协附子温阳化气，又能助苓术和中降逆，诸药合用共奏温肾健脾、温阳利水之功，使正气强盛，阳气鼓动，气血周流，故而收效。运用中，若加干姜、黄芪、桂枝、潞党参、川牛膝，其效更佳。

2. 湿热瘀滞型

张某，男，39 岁。1994 年 3 月 12 日初诊。

[主诉] 左下肢发凉、麻木、沉困疼痛 3 年，加重半年。

[病史] 患者 1991 年冬赴东北工作，因寒冷刺激致使左下肢发凉、麻木、沉困疼痛，继则症状加剧，出现间歇性跛行，经某医院检查，诊断为"血栓闭塞性脉管炎"。服用中西药物治疗月余，效果不佳。此后断断续续治疗，症

状一直未能控制。半年前左下肢麻木沉困、跛行疼痛加重，在某医院就诊，静脉滴注血管扩张药物及止痛药物半个月（药物不详），疼痛不能控制，于今日来就诊。

［现症］全身沉重乏力。左下肢沉困麻木、疼痛，内觉发热，扪之冰冷。跛行，跛行距离 300m 左右。胃纳减少。有 12 年的吸烟史。

［检查］形体较胖，面色青黄，表情痛苦。左下肢触及发凉，足前部紫暗，皮肤枯槁，肌肤甲错，左足背、胫后动脉搏动减弱。大便黏滞，小便黄。舌质淡、有瘀斑，苔薄黄，脉滑数。心率 96 次/分钟。血白细胞计数 12.0×10^9/L，红细胞计数 4.5×10^{12}/L，血红蛋白 120g/L，血小板计数 160×10^9/L，中性粒细胞 0.75，淋巴细胞 0.22，嗜酸性粒细胞 0.01，单核细胞 0.02，血沉 10mm/h。血液流变学检查：红细胞压积（HCT）58%，全血黏度 7.2，全血还原黏度 17.1，血浆黏度 1.78，红细胞电泳 19.4s，血沉方程 K 值 80，血浆纤维蛋白原定量测定 5.8g/L。甲皱微循环检查：管袢轮廓尚清，血管排列紊乱，血管管袢总数 8 根，其中畸形管袢 6 根，正常管袢 2 根，管袢口径变短变细。提示趾部血供不足。

［西医诊断］血栓闭塞性脉管炎（Ⅰ期）。

［中医诊断］脱疽（湿热瘀滞型）。

［治则］清热燥湿，化瘀通络。

［处方］金银花 90g，玄参 60g，当归、黄芪、川牛膝、薏苡仁各 30g，通草、桃仁、红花各 15g，甘草 10g。

医嘱：禁烟酒、长距离行走和站立，慎房事，中药每日 1 剂，水煎服，日 3 次温服。

二诊：服药 7 剂，未见明显变化，更方服用。改为真武汤加当归、桃仁、红花。处方如下：炮附子、白术、桃仁、红花、白芍各 15g，茯苓、当归各 30g，生姜、甘草各 10g。

三诊：服上方后仍未见好转，下肢发热、疼痛加重，舌脉如前。辨证仍属湿热瘀滞所致，又遵首诊所处之方，加全蝎、蜈蚣、丹参。处方如下：金银花 60g，玄参、当归、黄芪、川牛膝、薏苡仁、丹参各 30g，桃仁、红花各 15g，全蝎 9g，蜈蚣 3 条，甘草 10g。

四诊：患肢麻木、疼痛即显著减轻，二便正常，舌质淡，苔薄黄，脉滑数。

五诊：疼痛基本消失，麻木、发凉明显改善。实验室检查对照：血细胞计数 9.0×10^9/L，红细胞计数 3.3×10^{12}/L，血红蛋白120g/L，血小板计数 160×10^9/L，中性粒细胞0.75，淋巴细胞0.18，嗜酸性粒细胞0.05，单核细胞0.02，血沉10mm/h。血液流变学检查对照：红细胞压积（HCT）48%，全血黏度5.98，全血还原黏度14.9，血浆黏度1.66，红细胞电泳16.7s，血沉方程 K 值55，血浆纤维蛋白原定量测定3.2g/L。微循环检查：微循环轮廓清晰，血管排列整齐，管襻总数10根，其中畸形管襻2根，管襻口径较前增宽，提示趾部血供良好。临床近期治愈。追访2年，病情稳定，能从事一般工作。

体会：患者首诊辨证为湿热瘀滞，遂运用清热燥湿、化瘀通络药物，服7剂虽无显效，调整方药，在运用真武汤加活血化瘀药物之后，仍未奏效。再细辨证，首诊方药投证，故又坚持原方治疗，加全蝎、蜈蚣、丹参等活血化瘀药物而收效。可见，血栓闭塞性脉管炎属慢性病症，只要辨证准确，方药投证，应坚持原方案治疗，切不可随意调整，以贻误病机。

3. 血脉瘀阻型

王某，男，32岁，教师，1997年11月20日初诊。

[主诉] 右足发凉、疼痛10个月。

[病史] 1995年7月，病因不明，患者感右足趾部有针刺样疼痛，经某医院检查未明确诊断。小腿肚伴见硬性索条状结节，呈游走性疼痛。1996年2月，右足跚趾发凉、疼痛。数日后，右足跚趾端变色紫暗，上级医院诊断为"血栓闭塞性脉管炎"，间断服用中药，疼痛有所减轻，但症状反复发作。有10年吸烟史，无其他特殊病史。

[检查] 形体消瘦，面色黧黑，表情淡漠，面容痛苦，神疲乏力，气短懒言。右下肢发热、肿胀。足部扪之冰冷，皮肤苍白。跚趾发凉，麻木，疼痛，内觉发热，趾端关节色呈紫暗，足背、胫后动脉微弱。血压120/80mmHg。舌质红、苔薄白，脉迟。心率60次/分钟。血液流变检查：白细胞压积62%，全血黏度7.9，全血还原黏度19.5，血浆黏度2.15，红细胞电泳19.8s，血沉方程 K 值59，血浆纤维蛋白原定量测定6.8g/L。甲皱微循环检查：血管管襻轮廓尚清，管襻排列紊乱。管襻总数4根，其中畸形2根，正常2根。管襻口径短，襻顶宽20μm。血流速度105μm/s，血管运动计数8次/秒。

［西医诊断］血栓闭塞性脉管炎（Ⅱ期）。

［中医诊断］脱疽（血脉瘀阻）。

［治则］活血通络，清热解毒，健脾燥湿。

［处方］金银花45g，苍术、黄柏、薏苡仁、玄参、白芍、丹参各30g，当归20g，蒲公英、水蛭各15g，红花、甘草各10g。

医嘱：忌食辛辣，禁烟酒。中药每日1剂，水煎服，日3次温服。

二诊（12月5日）：下肢发热、肿胀症状基本消失，右足皮肤色泽好转，疼痛减轻，温度上升。

三诊（12月20日）：下肢症状明显好转，患者全身活动有力，适当减少剂量如下：苍术、黄柏、蒲公英、玄参、白芍、当归各15g，薏苡仁、丹参、金银花各30g，水蛭、红花、甘草各10g。

四～五诊（1998年1月5日）：肢体症状基本消失，趾甲开始生长。血液流变学检查：白细胞压积48%，全血黏度5.4，全血还原黏度13.8，血浆黏度1.66，红细胞电泳16.9s，血沉方程K值45，血浆纤维蛋白原定量测定4.1g/L。甲皱微循环检查：视野下管袢轮廓清晰，管袢排列整齐。管袢总数8根，其中正常管袢6根。管袢口径增宽，袢顶宽20μm。血流速度230μm/s，血管运动计数12次/秒。

体会：本案属血脉瘀阻型血栓闭塞性脉管炎，伴游走性浅静脉炎。临床中，血栓闭塞性脉管炎患者40%~60%有游走性血栓性浅静脉炎病史。此患者表现一派热象，乃气血虚少、郁久化热所致，故用大量清热解毒、健脾燥湿之药，配伍活血化瘀之药而奏效。

（二）营养障碍期

1. 阳虚瘀阻型

心主血脉，有推动血液在脉管内运行以营养全身的功能，心是血液运行的动力，心气旺盛，就能使血液在脉管中运行不息。血栓闭塞性脉管炎初期多因寒冷外侵，凝阻脉络，心阳衰弱，气血运行无力，肢体失于血脉之温煦，故常见皮色苍白，畏寒肢冷，精神萎靡，面色㿠白，胸闷心悸，舌淡脉沉。治宜温通心阳，益气活瘀。以桂枝、炮附片、干姜、细辛、鹿角胶温补心肾，回阳救逆；丹参、红花、桃仁、乳香、没药活血化瘀，通络止痛；加甲虫类助化瘀通络之功，如穿山甲、蜈蚣、全蝎、水蛭等。多施仲景真武汤、金匮肾气丸之剂加减运用，可温通心阳，扶正祛邪，促进血液循环，改善局部缺血症状，使血流通畅，肢末充润。

现举案例如下：

丁某，男，42岁。

[主诉] 左下肢发凉、麻木、疼痛已一年，左足皮色变黑5个月。

[病史] 1963年8月下乡时，阴雨连绵，赤足涉水5天，左脚开始间歇性疼痛，时有麻木感。曾服镇痛药治疗无效。延至1964年3月，疼痛剧烈，入夜尤甚。左足皮色开始变黑、厥冷，如浸冰雪中。继则5趾肿大，行走跛甚，不能工作。经多家医院检查，均确诊为"血栓闭塞性脉管炎"。服四妙勇安汤加水蛭、虻虫、乳香等27剂，效果不显。病势继续发展，经介绍求唐祖宣诊治。有20年吸烟史，每天1包，常饮酒。

[检查] 左足皮色变黑，如煮熟的红枣。5趾肿胀，疼痛剧烈，入暮加重，触之痛甚，厥冷如冰。左足足背动脉不能触及，脉象沉迟。

[诊断] 脱疽（血栓闭塞性脉管炎）。

[辨证] 肝肾阳虚，寒湿内浸，脉络瘀阻，发为脱疽。

[治则] 温肾健脾，补营通络。

[处方] 黄芪、炮附子（先煎）、茯苓、白芍、白术、生姜、干姜、党参、甘草各30g。

[结果] 当夜即觉患部发热，筋骨之内有蚁行感，疼痛减轻。继服药5剂，趾肿全消，疼痛亦止，其足转温。服药25剂后，全足黑皮脱落，足背动脉恢复跳动。共服27剂，全足皮色复常，已参加工作。追访19年，仍坚持工作。

按：此案因感受寒湿，脉络瘀组而发病。从患肢厥冷如冰、脉沉迟可以看出，此病机为因阴寒湿盛。前医投四妙勇安汤加水蛭、虻虫等品无效，原因在于辨证不确。唐祖宣辨为心阳亏耗，寒湿阻经，用温阳燥脾，补营通络之法，随即取得了预期效果。

2. 气血瘀滞型

证属气血瘀滞者，治疗首当活血化瘀，通络止痛，常选用：桃仁、红花、丹参、赤芍、乳香、没药、当归、地龙、蜈蚣、全蝎等；兼有气虚加黄芪、党参；阳虚加炮附片、干姜；阴虚加石斛、沙参、麦冬等。采用中西医结合的方法，是提高疗效、缩短疗程的重要一环。唐教授经过实践发现：小分子右旋糖酐应用此型有显著的疗效，并可口服脉通、复方丹参片等。

现举案例如下：

吕某，男，41岁，工人。于1980年4月10日入院治疗。

［主诉］四肢发凉、麻木、疼痛已3年。

［病史］1957年8月右足踇趾不慎受伤诱发此病。患肢常疲乏，时觉麻木，逐渐加重。1975年左足第二趾剧痛发黑，右上肢亦困痛，经治时轻时重。1976年曾在某医院检查，诊断为"血栓闭塞性脉管炎"，经治疗好转。有20年的吸烟史，每日约1包；有冻伤史。

［检查］四肢发凉麻木、疼痛、跛行。左下肢足背、胫后动脉，右下肢足背、上肢尺动脉搏动消失。患肢皮色苍白。舌苔薄白，脉沉细。

［西医诊断］血栓闭塞性脉管炎。

［中医诊断］脱疽。

［辨证］寒凝气滞，阳气不达，血流不畅。

［治则］温阳通络，益气活血。

［处方］茯苓、白芍、黄芪、丹参、赤芍各30g，当归20g，白术12g，炮附片15g，桃仁、红花、全蝎各10g，蜈蚣3条。

4月21日：皮色转红，四肢转温。余症均有好转，继服上方。

7月17日：服药90剂后，患肢温度正常，左下肢胫后动脉微能触及，右下肢足背动脉、上肢尺动脉搏动微弱，行走2500m无跛行，患肢颜色正常。共住院98天，临床治愈出院。

体会：阳虚气弱，寒湿内侵，加之外伤，脉络受阻，治宜温经通络，益气活血。黄芪、炮附片同用，有温阳益气、兴奋心脏的作用；活血化瘀药物有促进血液循环、扩张外周血管、改善微循环的功能。

3. 热毒型

湿热之证多由于久居潮湿之地，雾露入侵，或涉水雨淋，以致湿邪入侵。湿邪郁久亦可化热，脉络闭阻，阳气被遏。盖湿性重着，湿热流注四肢，可见肢体麻木酸困、疼痛，痛处固定不移，每多下肢重于上肢、四肢肿胀、色紫红，多伴有浅表游走性静脉炎。舌质红、苔白腻，脉弦滑或滑数。

本证的治疗应着重化湿，"湿去热自退"。常用药物有黄柏、苍术、泽泻、茯苓、薏苡仁等。化湿之中应加入清热之品，如金银花、玄参等；有瘀者加赤芍、当归、红花等活血化瘀之品；脉络闭阻应加入全蝎、蜈蚣等虫类走窜之品。结合外洗则疗效更佳。

现举案例如下：

马某，男，47岁，1995年8月11日初诊。

[主诉] 左足肿胀、疼痛3个月。

[病史] 患者曾于1990年患"右下肢血栓闭塞性脉管炎"，经治疗好转。1992年复发，做右下肢高位截肢手术。1993年7月患"急性心肌梗死"，经治疗恢复。今年元月左大腿内侧突起硬性索条状结节，肢体酸困乏力，足背部肿胀，趾部灼疼，皮肤色泽潮红，活动受限。5月份下肢肿胀酸困，趾部灼痛明显加重，虽服用中西医药物治疗，病情未得以控制，今日来院就诊。

[检查] 形体消瘦，面色晦暗。左足明显浮肿，皮肤色泽潮红，下肢肌肉皮肤营养差，趾甲干枯，左足背、胫后动脉搏动减弱。血压90/60mmHg。舌红、苔黄腻，脉弦滑数。红细胞计数4.8×10^{12}/L，白细胞计数16.5×10^9/L，血红蛋白160g/L，血小板计数190×10^9/L，血沉12mm/h。心电图检查提示：陈旧性前侧壁心肌梗死。血液流变检查提示：红细胞压积（HCT）78%，全血黏度9.48，全血还原黏度26.8，血浆黏度2.89，血浆纤维蛋白原定量测定9g/L。甲皱微循环检查：微循环轮廓模糊，血管排列紊乱，血管管襻8根，其中，畸形管襻3根，正常管襻5根，襻顶瘀血，血色暗红，血液流态呈断线流，血管运动计数减慢。

[西医诊断] 血栓闭塞性脉管炎。

[中医诊断] 脱疽（湿热毒盛）。

[治则] 清热利湿，解毒通络。

[处方] 金银花、黄芪各45g，薏苡仁、玄参、板蓝根、当归各30g，蒲公英60g，苍术、黄柏各15g，地龙、甘草各10g。

医嘱：禁烟酒，慎房事，忌外伤。中药每日1剂，水煎服，日3次温服。

二诊（8月21日）：左足肿胀消退，烧灼样疼痛发作次数减少，痛势明显减轻，趾部色泽改善，原方不变，同时加用外洗方以加大疗效，方药如下：

黄芪、黄柏、甘草、大黄、地肤子、赤芍各30g，乳香15g。水煎，熏洗患足。

三诊（9月5日）：左足肿痛减轻，肢体酸困好转，硬性结节明显消退。食后感觉腹部胀满，大便微溏。舌淡、苔白腻，脉沉滑。此为脾虚湿盛、郁结不化之证。拟健脾渗湿。处方：当归、金银花、玄参、川牛膝、黄芪各30g，干姜9g，泽泻10g，僵蚕、大腹皮、苍术各15g，鸡内金12g，草果6g。

四诊（9月20日）：腹胀除，饮食增，大便正常，左足微见浮肿，硬性结节色泽已呈紫暗，扪之疼痛已减轻。舌淡、苔白微腻，脉沉滑。此为湿郁交阻，滞留经络不化，拟健脾活血。处方：黄芪、赤芍、炒薏苡仁、当归、川牛膝各30g，水蛭、僵蚕、忍冬藤、枳实各15g，苍术、贝母各10g，地龙20g。

五诊（10月5日）：索条状结节消散，诸症俱瘥，左足背、胫后动脉恢复。血液流变检查提示：红细胞压积（HCT）50%，全血黏度6.1，全血还原黏度14.8，血浆黏度1.72，血浆纤维蛋白原定量测定4g/L。实验室检查：红细胞计数4.8×10^{12}/L，白细胞计数10×10^{9}/L，血红蛋白110g/L，血小板计数120×10^{9}/L，血沉6mm/h。甲皱微循环检查：微循环轮廓模糊，血管排列紊乱，血管管袢8根，其中畸形管袢1根，正常管袢7根，袢顶瘀血，血色暗红，血液流态呈断线流，血管运动计数减慢。临床治愈。

体会：湿热毒盛期当以清热解毒为主，因解毒祛邪对控制病情的发展大有好处。本案就体现了以清热解毒为主的治疗思想。急性活动期，多属湿热或湿毒之邪犯络，以致络热发生新瘀，故欲迅速制止新瘀发展非祛邪不为功，不主张活血，尤其禁用温热攻瘀药。在本案治疗过程中，先用清热利湿、解毒通络之药，当出现脾虚湿盛、郁结不化之证后，又处以健脾渗湿之药，配合运用清热利湿解毒之药外洗，内外兼治，并无一味活血药，效果应手而得。

本病根据邪与瘀发展的分期辨治规律，急性期，总以祛邪为先，一旦病情进入好转期，邪去瘀留，可改用益气活血，促进肢体侧支循环的建立，改善气血供应，待到稳定期，再以补肾之药巩固，亦勿长期活血。

（三）坏死期Ⅲ期一级

坏死期分为三级，据不同临床表现，一级又分为三型，分别为：阳虚瘀阻型、气血瘀滞型、湿热瘀滞型。

1. 阳虚瘀阻型

寒者，功能衰退之谓，虚者，乃阳气不足、气血不足之意，此证的由来或因误治失治，损伤阳气。《素问·厥论》云："阳气衰于下，则为寒厥。"因阳气虚微，正气不足，身体功能代谢活动衰退，抵抗力减弱，导致气血运行不畅，寒凝气滞，脉络不通，遂为本证。本证的临床表现多为患肢冰冷、疼痛、麻木，色呈苍白，喜暖恶寒，溃疡面色暗淡或呈干性坏疽，肌肤甲错。舌淡、苔白，脉沉细迟。其治则应以温阳益气、补肾健脾、活血化瘀为主。

此型的治疗，应首重温经散寒、益气固正、活血通脉。常用药物有炮附片、干姜、桂枝、白术、当归、黄芪、石斛、红花、丹参等。寒湿郁久，有化热之象，可酌加金银花、蒲公英等清热解毒；若溃疡不愈合，可加用低分子右旋糖酐静脉滴注。伤口清洁换药，可以抗生素溶液、乳酸依沙吖啶等药交替外敷。经脉瘀阻重者，于大剂温阳之品中加水蛭、土鳖虫、蜈蚣等虫类走窜之品；辨其有虚寒之证渐有化热之象，在大剂益气温阳之品中，少佐以清热之金银花等品，均可收到较满意的效果。

掌握外用药，亦是提高疗效的重要一环，呈干性坏死者，用消毒干纱布包扎即可；伤口溃破者，应用黄纱条、紫草膏、玉红膏等。

现举案例如下：

姚某，男，36岁，农民。2001年5月4日初诊。

[主诉] 四肢发凉7个月，双足溃烂1年余。

[病史] 2000年2月，患者在北方打工时受寒冷刺激，诱发四肢怕冷，双手指受冷后苍白，得热后缓解，未予治疗。2001年9月症状加重，全身畏寒怕冷，四肢发凉、麻木，出现跛行，且两足蹲趾出现溃烂。在当地治疗1个月未能控制，遂返乡治疗。患病以来，全身畏寒怕冷，不思饮食，活动受限。伴夜尿多，小便清长。

[检查] 形体消瘦，面黄虚浮，精神萎靡，表情痛苦。两手色青紫，两桡动脉，两胫后、足背动脉搏动消失。双足蹲趾黑紫，溃烂，呈针刺样疼痛，入夜后加重，四肢无汗、肌肉轻度萎缩。血压80/50mmHg。舌质淡、无苔，脉沉细。甲皱微循环检查：微循环管袢轮廓模糊，血管排列紊乱，血管管袢

6根，其中畸形管袢4根，正常管袢2根，袢顶瘀血，血色暗红，血液流态呈断线流，血管运动计数5次。动脉造影：双下肢胫前、胫后狭窄、闭塞。多普勒超声检查：双下肢中小动脉管壁增厚，模糊，回声变低。血液流变学检查：红细胞压积（HCT）84%，全血黏度9.8，全血还原黏度22.5，血浆黏度2.8，红细胞电泳29s，血沉方程K值92，血浆纤维蛋白原定量测定5.3g/L。

［西医诊断］血栓闭塞性脉管炎（Ⅲ期一级）。

［中医诊断］脱疽（寒湿阻络）。

［治则］温阳益气，养血通络。

［处方］炮附片45g，黄芪60g，干姜12g，潞党参、云苓各30g，白术10g，炙甘草、白芍各15g。

医嘱：避风寒冷刺激，禁烟酒、长距离行走和站立，慎房事，中药每日1剂，水煎服，日3次温服。

外用方：每日用生理盐水外洗，外用庆大霉素溶液湿敷，每日换药1次。

二诊（5月24日）：足蹰趾溃烂部分疼痛显著减轻，夜尿多、小便清长症状消失，余症无显著变化。

三诊（6月10日）：诸症继续好转，一般情况良好，精神状态好转，饮食增加，二便正常。减少原方中炮附子剂量至30g，外用药不变。

四诊（7月10日）：足趾溃烂愈合，可以行走，四肢温度升高，颜色基本恢复，食欲、精神好转，可做简单家务活。甲皱微循环检查：管袢轮廓清晰，血管排列整齐，血管管袢8根，其中畸形管袢1根，正常管袢7根，袢顶瘀血消失，血色淡红，血液流态呈直线流，血管运动计数12次。动脉造影：双下肢胫前、胫后狭窄、闭塞基本恢复正常。多普勒超声检查：双下肢中小动脉管壁变薄、清晰，回声正常。血液流变学检查：红细胞压积（HCT）54%，全血黏度5.8，全血还原黏度14.5，血浆黏度1.8，红细胞电泳16.8s，血沉方程K值52，血浆纤维蛋白原定量测定4.3g/L。临床痊愈。

体会：患者系受寒冷刺激而诱发本病。在治疗过程中，我们紧紧抓住寒凝脉络、阳虚瘀阻这一病机，运用大剂量之附子、干姜、炙甘草以温中回阳而止痛，并以大剂量之黄芪配以潞党参以益气升阳，使患者寒气去、阳气升、血脉通，加之运用抗生素溶液湿敷患处，而使诸症自消。综观全方，虽无活血化瘀之药，而达温阳化瘀之效。

2.气血瘀滞型

瘀者，积滞停留之意，此病的瘀滞乃体内血液停滞于肢体末端，经脉阻塞，瘀热内聚。瘀滞日久，肢体得不到气血的濡养，则发为坏疽。本证亦有属寒属热的不同，在辨证用药时应考虑不同的病情而选用温阳活血、清热活血、健脾活血及温肾活血等不同的治疗方法。

现举案例如下：

刘某，男，50岁，农民。于1979年6月18日住院治疗。

[主诉]右足小趾疼痛年余，坏死4个月。

[病史]1978年7月，右足突感麻木、疼痛，行走时小腿酸困无力，易疲劳，仅能步行500m左右。曾服泼尼松1个月无效，因外出淋雨，疼痛剧烈，入夜更甚。误用热浴，全身变暗紫色，小趾肿胀，溃烂，色紫暗，疼痛剧烈。20岁开始吸烟，每日20支以上。

[检查]痛苦病容，面色青黄。左腘及腘以下动脉搏动减弱，皮肤粗糙，色灰暗，趾甲增厚、粗糙，足趾呈削竹状。右下肢股动脉搏动消失，自膝关节以下肌肉明显萎缩，踝关节以下组织肿胀，小趾第三节远端全部变干，变瘪，变黑，坏死边界清楚，其余足趾及足背部皮色紫暗，皮肤冰冷。舌质暗、苔薄白，脉细弱。

[治则]清热解毒，通络化瘀。

[处方]当归、云苓、防己、鸡血藤各20g，赤芍、金银花各60g，桃仁、地龙各9g，红花15g，甘草10g。

[治疗经过]

7月1日：服药10剂后，疼痛明显好转，足背肿胀明显减轻，皮色仍然暗紫，小趾红肿消退，好坏界线自小趾第三节跟部分清，坏死组织完全干燥。经腰麻后，在无菌条件下将坏死组织清除，并将小趾趾骨全部清除。舌质暗、苔薄白，脉细弱。上方去茯苓、防己，加黄芪30g、石斛20g，继服。

7月30日：服25剂后，疼痛已基本消失，能下床活动。伤面结痂、愈合，足第一趾至第四趾，肤色转为红润，举高后足趾仍然苍白，皮肤冰凉。改方：黄芪、当归、熟地、炮附子、川牛膝各20g，党参、鸡血藤各30g，桃仁15g，红花、甘草各10g。

［结果］服 15 剂后，患足温度稍有提高，抬高后皮肤仍苍白。能步行 500m 无不适。好转出院，出院后继服上方，以巩固疗效。

体会：辨证正确是用药的关键，上案例患者肢端暗紫、红肿、肌肤甲错、畏冷、麻木、肌肉消瘦、针刺样疼痛、干性坏死等症、应用活血化瘀药加入金银花等清热解毒之品，收效较速。本病为慢性进行性疾病，瘀血尚难一时消散，只能缓缓图功。对于伤口的清洁换药亦不可忽视，呈干性坏死，用消毒纱布包扎即可；若坏死分界线清楚，可施行手术将坏死组织切除；若湿性坏疽时亦应控制感染，适当选用对症的外用药。

3.湿热瘀滞型

第Ⅲ期第一级湿热瘀滞型的病机多为湿邪内蕴，凝滞脉络，郁久化热，毒邪炽盛，耗伤津血，筋脉失养，故而发为脱疽。湿性坏疽者，局部红肿，分界不清，分泌物异臭，组织肉芽不鲜，创面逐渐扩大，向上蔓延。干性坏疽则色呈黧黑，肢端皱缩，骨枯筋连。多合并有浅表静脉炎。实验室检查多见血象偏高，四肢血流图示多呈现：动脉搏动弹性减低，血流缓慢，肢端供血不足。微循环观察，常见血流状态呈泥流或滞流、异形管袢增多等。

由于湿热蕴郁经脉，则促进血管腔炎性病变的发展，故在治疗中，急投清热解毒、益气化湿之品，严重感染者可用抗生素配合治疗，以迅速消除血管的炎变，控制其伤口感染。佐以疏筋通络，活血化瘀，可改善血流状态，促进侧支循环的建立。

湿热为本病的主要因素，若只偏于治热，湿邪失于清利，热邪则不会消退，反会加重，乃使湿邪缠绵，留滞肌体，两者互生，故治宜清热化湿兼顾。

当血管炎变时，静脉回流受阻，引起肢体肿胀，一般为凹陷性水肿。中医对水肿的辨治，由于其病机的不同，而施于不同的法则。但血管性水肿多由炎变引起，中药清热化湿，为正治之法；若剧烈疼痛，迫使患者患肢下垂导致体位性水肿者，可作冬眠止痛，使患肢放平，促使静脉回流，血管炎性病变消退，静脉回流好转，其肿自消。

现举案例如下：

孙某，男，40 岁，1998 年 8 月 20 日初诊。

［主诉］左足趾溃破、剧痛半年。

四肢血管疾病证治经验

[病史]患者于1988年11月曾患"血栓闭塞性脉管炎"，出现下肢发凉、麻木、胀痛、足趾部苍白、间歇性跛行等症状，初用当归注射液、毛冬青片、脉通等扩张血管药物治疗，病情时轻时重，每遇冬季病情加重，呈周期性发作。1993年3月右足背溃破，伤口剧烈疼痛，入院由唐教授治疗5个月后，伤口愈合，临床治愈而出院，并能正常工作。1997年10月不明原因出现右足麻木胀痛，随之左足亦发病，出现发凉、疼痛、变色，在某医院治疗一段后无效，病情日益加重。1998年2月左足踇趾、中趾相继溃破，伤口剧烈疼痛，经多方治疗后不能控制，于今日来院求治于唐教授。

[检查]形体消瘦，面色微黄，表情痛苦。双下肢麻木、疼痛、发凉，小腿肚肌肉中度萎缩，营养差，汗毛稀疏，双足趾甲增厚不长，汗毛脱落。趾部湿性坏疽，渗出物恶臭，剧烈疼痛，精神极度疲惫，双下肢足背、胫后动脉搏动均已消失，舌质紫，苔厚腻，脉弦滑。血白细胞计数 17.6×10^9/L，中性粒细胞0.70，淋巴细胞0.17，单核细胞0.09，嗜酸性粒细胞0.04，血沉15mm/h。甲皱微循环检查：管袢排列不规则，模糊不清，管袢总数7根，其中正常2根，异形5根，血色暗红，血流呈颗粒状。袢顶宽40μm，动脉长度100μm，静脉长度140μm，动脉口径20μm，静脉口径40μm，血流速度420μm/s，血管运动计数6次/秒。多普勒超声：出现双角及低平波，提示血管弹性差，肢体供血不足。

[西医诊断]血栓闭塞性脉管炎（Ⅲ期一级）。

[中医诊断]脱疽（湿热毒盛）。

[治则]清热利湿，解毒通络。

[处方]金银花、黄芪、薏苡仁各45g，玄参、板蓝根、当归各30g，蒲公英60g，苍术、黄柏各15g，地龙、甘草各10g。

医嘱：禁烟酒，饮食宜清洁，卧床休息。中药每日1剂，水煎服，日3次。

外科处理：用0.1%乳酸依沙吖啶溶液清洁湿敷疮面，每日换药1次。

二诊（9月5日）：患肢疼痛大减，溃疡面组织改善，分泌物减少，按原方案治疗。

三诊（9月20日）：溃疡无分泌物。静止痛基本消失，舌质淡，苔薄白，脉沉细。病情基本得以控制，继续服用上药。外科处理同前。

四诊（10月10日）：患肢温度及色泽改善，疮面肉芽鲜红，伤口长势良好，疮面感染已控制。外科处理：清除坏死组织，用玉红膏外敷，每日清洁换药。

五诊（10月25日）：双下肢麻木、疼痛、发凉症状基本消失，下肢营养状况改善，疮面有愈合迹象，继续服用上方。疮面继用玉红膏外敷，每日清洁换药。

六诊（11月10日）：患趾伤口基本愈合，疼痛消失，皮肤转温，色泽改善，诸症痊愈。实验室检查：血白细胞计数 9.6×10^9/L，中性粒细胞0.75，淋巴细胞0.22，单核细胞0.02，嗜酸性粒细胞0.01，血沉10mm/h。甲皱微循环检查：管袢排列整齐、清晰，管袢总数10根，其中正常8根，异形2根，血色淡红，呈虚线，袢顶宽45μm，动脉长度200μm，静脉长度250μm，动脉口径20μm，静脉口径30μm，血流速度562μm/s，血管运动计数11次/秒。多普勒超声提示：血管弹性尚可，肢体供血良好。1年后随访已恢复工作。

体会：本例患者左足趾有湿性坏疽，治疗过程中，在肉芽黑而不鲜，脓多时，采用0.1%乳酸依沙吖啶溶液清洁湿敷疮面，每日换药1次；炎症消退时，对疮面坏死组织进行清除；待肉芽组织新鲜时，用玉红膏外敷。在重度感染及水肿的情况下，或在侧支循环未建立前，不做清疮术，以免感染扩散。等感染控制，坏疽由湿性变干性、坏死界限清楚时，可把坏死组织分批清除，这样不会使炎症扩大，同时有利于侧支循环的建立。

（四）坏死期Ⅲ期二级

1. 阳虚瘀阻型

血栓闭塞性脉管炎Ⅲ期二级坏死，多由于患者素体阳虚，感受寒湿，脉络受阻，发为本病。由于误治失治，致使病情恶化，阳气虚衰，阴液亦伤，形成阴阳俱虚之证，故以温阳益气之剂才能收到较好疗效。

现举案例如下：

魏某，男，44岁，农民，1974年8月20日入院治疗。

[主诉] 双下肢发凉疼痛已4年，左足小趾溃破坏死，伤口蔓延至足背已1月。

[病史] 1970年原因不明感双下肢发凉、麻木、疼痛，腿肚挛急，跛行，

遇冷症状加重，误诊为风湿性关节炎，久治无效，后经确诊为血栓闭塞性静脉炎，服中西药无效。继则下肢剧烈疼痛，左足溃破，流黄色脓水，求治于唐祖宣。既往无吸烟史。

[现症] 形体消瘦，面色青黄，精神萎靡，表情痛苦，舌质紫，舌苔黄腻，脉弦数，双下肢发凉、麻木，剧烈疼痛，左足小趾发黑坏死，伤口向足背蔓延5cm，腐臭难闻，脓水淋沥，肉色紫暗，左足踝关节呈暗紫色，右下肢色苍白，肌肤甲错，皮肤枯槁，汗毛脱落，指甲增厚不长，剧烈疼痛，痛苦呻吟，彻夜难眠，小腿肌肉萎缩，左23cm。右27cm，双下肢足背胫后动脉搏动均消失，左腘动脉搏动消失，右腘动脉搏动微弱，血压17.3/10.6KPa。

[西医诊断] 血栓闭塞性静脉炎（Ⅲ期二级）

[中医诊断] 脱疽（阳虚瘀阻型）

[辨证] 肾阳不足，寒湿内侵，气血虚少，病程迁延日久，阴阳俱伤，气血不能温养四肢，发为坏疽。

[处方] 桂枝、当归各21g，白芍15g，银花、玄参各60g，桃仁、红花各12g、炮附子、丹参、黄芪、潞党参各30g，蜈蚣3条，全蝎9g，石斛45g。

外科处理：逐步祛除坏死组织，伤口消毒后用玉红膏外敷，消毒干纱布包扎，隔日换药。

[结果] 服方10剂，疼痛减轻，伤口脓液减少。20剂后，伤口已不发展，紫暗色渐退。又服20剂后，左足小趾死骨经外科处理脱落，伤口缩小，静止痛基本消失，继服106剂后，伤口愈合，疼痛消失，皮色红润有光泽，温度恢复，小腿肌肉生长，左31cm，右32cm，临床治愈出院。1980年追访已参加体力劳动。

体会：本案曾患风湿性坐骨神经痛病，可知素体肾阳不足，寒湿易于内侵，寒伤经络，脉络受阻，发为本病。病程日久，阴阳俱伤，故以桂枝补其阳；黄芪、潞党参，石斛益气养阴；少佐清热之银花，加通络祛瘀之品，收到了较好疗效。治疗中，唐祖宣没有因其伤口扩大、舌苔黄腻、脉弦滑等热症而采用清热解毒之品，而是紧扣阴阳俱虚之病机，滋阴补阳，获效较捷。

2. 气血瘀滞型

本型系血液运行受阻，恶血积聚于血管内所致。此型临床多见：患肢麻木酸胀，肌肤青紫，剧烈疼痛，入暮加重，肌肤甲错，汗毛脱落，坏疽常呈干性，肌肉萎缩，舌质紫或有瘀斑，脉沉涩。此型的治疗原则应以活血化瘀，益气通络为主。常选药物有：桃仁、红花、丹参、赤芍、水蛭、蜈蚣、全蝎、当归、黄芪等，若湿热交结，脉络瘀滞者，于活血化瘀之剂中加入金银花、苍术、毛冬青等清热解毒燥湿之品；若久病阳气虚衰，应活血化瘀兼以温阳益气，常以活血通络之品加炮附片、白术、干姜、桂枝等。中药外洗对此型亦有明显疗效，实践体会用乳香、没药、红花等品外洗可以促进血液循环。

现举案例如下：

董某，男，41岁，工人。于1972年8月17日入院治疗。

[主诉] 双下肢溃破已4年。

[病史] 1968年4月，原因不明发现右下肢麻木、发凉、跛行、疼痛，皮色苍白紫红兼见。继则左下肢趾端紫黑坏死延及趾蹠就诊于我院求治于唐祖宣。无吸烟嗜好。

[检查] 舌质紫暗，边有瘀斑，左上肢桡动脉搏动消失，右上肢桡动脉搏动细数。足背、胫后动脉搏动消失，右下肢麻木冷痛，趾端呈干性坏死。患肢自觉灼热，但触及发凉，遇冷、热患肢均感不舒。

[诊断] 脱疽（血栓闭塞性脉管炎Ⅲ期二级）

[辨证] 患病日久，气滞血瘀，络脉不通，郁久为热，发为坏疽。

[治则] 益气清热，化瘀除湿。

[处方] 乳香、没药、水蛭、党参各9g，桃仁、红花各12g，川牛膝、黄芪、金银花各45g，苏木、刘寄奴、当归各30g，薏苡仁、玄参各60g，苍术15g，蜈蚣3条。

外用方：曾用玉红膏、紫草膏药物均无效，后以乳酸依沙吖啶纱条为主外敷。

[结果] 由于患病日久，气血津液极度耗伤，初服药效明显，继服则次之。处方几经变化，病情仍无转机，视其身体极度衰弱，在辨证用药的同时，采取输入女性同型全血400ml。输血后疼痛减轻，四肢温度增加，伤口由紫渐红，四肢血运情况和整体症状相继好转。又服上方35剂，患肢疼痛止，皮肤温度增高，色泽变为红润。服50剂后，夜能入眠，右下肢足背动脉微能触及。同时每两周输一次女性同型全血，每次300ml，共输血5次。伤口基本愈合，

皮肤温度恢复，上肢皮温明显升高，病情好转出院。

体会：患病日久，正气虚衰，寒湿外侵，气血凝滞，脉络阻塞，则疼痛剧烈。气血凝滞，阻于血脉，则舌质紫暗，舌边有瘀斑；治以活血化瘀之品，以利其血脉，消除瘀浊。久郁为热，故舌苔黄腻，脉象细数；投以清热化湿之剂，使湿清热退。方中用黄芪以达到气行则血行之效。通过临床观察，在用中药的情况下，输血不仅能增加血容量和抗病能力，而女性血对凝血机制有直接影响。以后我们在中医辨证施治的情况下，对30多例重病采用输女性血均取得了较为满意的效果。

3. 湿热瘀滞型

此类患者治疗要务应以控制感染，治疗应内服药与外用药结合中药以大剂量清热解毒为主以控制感染。必要时可用大量抗生素以辅助治疗，若误治失治，则有截肢的可能，甚至可能危及生命。

现举案例如下：

王某，男，29岁，农民。于1982年9月24日诊治。

[主诉] 左下肢剧痛，溃破已1月。

[病史] 1978年冬受寒冷刺激后，双足发凉麻木，每于行走后即感下肢沉困麻木，渐出现间歇性跛行。1980年检查确诊为"血栓闭塞性脉管炎"，曾服脉通等化瘀药物及其他中药无效。该年秋不慎将左下肢小腿肚外侧及踝关节处碰伤，伤口久不愈合，又误将患肢刺破，外敷白降丹，伤口逐渐扩大，蔓延至足背，疼痛剧烈，伴大便干，小便黄。遂来院求治于唐祖宣。吸烟史13年，每日约10支。

[检查] 左下肢股、腘、胫后、足背动脉搏动均消失。小腿肌肉极度萎缩，不能行走。患肢扪之冰冷，汗毛脱落，趾甲增厚不长，局部肿胀。色呈紫红，遇冷、热均加重。左足踇趾溃破延及足背，流脓。舌质红、苔淡白，脉弦数。双上肢血压均为10.6/6.7KPa。实验室检查：血白细胞计数20.6×10^9/L，中性粒细胞0.68，淋巴细胞0.30，单核细胞0.02，血红蛋白130g/L。

[诊断] 脱疽（血栓闭塞性脉管炎Ⅲ期二级）

[辨证] 久病气虚血瘀，阻滞脉络，郁久化热，热毒内生，损伤血脉，发为脱疽。

［治则］清热解毒祛湿，益气化瘀。

［处方］金银花、玄参各 45g，薏苡仁、当归各 30g，苍术、黄柏、水蛭各 15g，白芍 20g，红花、甘草各 10g。

外敷乳酸依沙吖啶纱条，每日 1 次。

［结果］服上方 15 剂，肿胀、疼痛基本消失，跛行减轻，伤口较前缩小，余症均有减轻。继服 51 剂，伤口愈合，静止痛消失，跛行减轻，局部温度上升，色转潮红，但动脉搏动仍未恢复。检查：血白细胞计数 $7.2 \times 10^9/L$，中性粒细胞 0.77，淋巴细胞 0.19，嗜酸性粒细胞 0.04，血红蛋白 120g/L。血压 14.7/10.7KPa。

共服药 66 剂，临床治愈。1983 年 3 月 4 日追访，已做轻体力工作。

体会：此案虽然局部扪之冰冷，但大便干、小便黄、舌质红、脉弦数，为热毒之象。然而亦有气短乏力、舌苔淡白之气虚象。故清热解毒祛湿与益气活瘀同用，使热清毒解，气行血行，收到预期的疗效。

（五）坏死期Ⅲ期三级

1. 气血瘀滞型

本病的主要病机为气滞血瘀，主要临床表现为患肢剧痛，昼轻夜重，色呈暗紫，伤口腐烂，色泽暗淡，肌肤甲错，皮肤枯槁。舌质紫暗或有瘀斑，脉涩。盖寒凝脉络，气滞血瘀，脉络受阻，血行不畅，遂发为本病。

现举案例如下：

薛某，男，38 岁，教师。于 1982 年 5 月 8 日入院治疗。

［主诉］左足踝以下溃疡坏死已半年余。

［病史］1959 年冬，因寒冷刺激而诱发双下肢麻木、发凉、跛行，继而右足溃破。误以冻伤治疗无效，于 1964 年作右下肢截肢术。术后左足趾亦溃破，确诊为"血栓闭塞性静脉炎"。作腰交感神经节切除术后仍无效。曾经治疗，伤口愈合。1981 年秋，左足趾再由寒冷刺激诱发溃破。3 个月余创口延至足踝部，经治疗无效。有 20 年的吸烟史，每天约 1 包。

［检查］左足自踝以下伤口腐烂蔓延，流淡绿色脓液，其味异臭难闻，创口面积约 20cm×30cm，疼痛剧烈，昼夜不能成眠。舌质红、少津、苔黄腻，脉滑数。左足背、胫后、腘、股动脉均已消失。微循环检查：甲皱血管轮廓

模糊，排列紊乱，血管管祥7根，其中畸形4根，正常3根。血色暗红，祥顶宽20μm，血液流态呈虚线。血流速度233μm/s。血管运动计数14次/秒。

［诊断］脱疽（血栓闭塞性脉管炎Ⅲ期三级）

［辨证］气滞血瘀，郁久为热，阴液不足，筋脉失濡，发为脱疽。

［治则］清热解毒，益气化瘀。

［处方］黄芪、玄参、金银花各45g，鲜石斛、红花各10g，川牛膝、当归、白芍、丹参、人参、黄柏、蒲公英各30g。

外用三黄酊及乳酸依沙吖啶纱条外敷，每日换药1次。

［结果］服上方35剂，同时，于初入院两周交替用过抗生素和小分子右旋糖酐10天。伤口疼痛减轻，分泌物减少。继服30剂后，伤口缩小，肉芽鲜红生长良好，饮食增加，夜能入眠，精神恢复。此时出现阳虚之征，加附子30g，再服60剂。服药后伤口基本愈合，静止痛消失，腘、股动脉恢复搏动，但足背、胫后动脉搏动仍不能触及。患肢暗黑色已退，温度较前增高。

共服190剂，伤口完全愈合，麻木、凉痛已瘥。微循环检查：甲皱血管轮廓清晰，排列仍紊乱。血管管祥8根，其中正常5根，畸形3根。血色淡红。微血管管祥顶宽30μm。血液流态呈虚线。血流速度465μm/s。血管运动计数13次/s。临床治愈出院。

体会：此型的主要病机为瘀，故在辨证论治过程中，首先要贯穿一个"通"字，所谓"不通则痛"是也。贯穿活血化瘀的治疗原则，使气血和、脉络通。多选用桃仁、红花、乳香、没药、当归、黄芪、丹参、赤芍、苏木、刘寄奴等。在活血化瘀的同时，还应配以蜈蚣、全蝎、水蛭、土鳖虫等虫类走窜之品以通经活瘀，益气复脉。

2.湿热瘀滞型

本型的主要临床表现为患肢肿胀，剧烈疼痛，伤口黑腐或紫红，腐烂逐渐向周围和深部蔓延，多呈湿性坏疽，脓液异臭难闻，局部灼热。多伴有浅表性静脉炎。此型多由寒湿内侵，郁久化热，湿热蕴蒸肌肤，流注脉络，气血受阻所致。治疗当以清热化湿，通络活血为主。酌选四妙勇安汤加燥湿之品及活血通络之剂。此型的外治法亦不可忽视，控制感染是治疗此症的关键，实践体会：三黄酊清洗创面，玉红膏、雷夫奴尔纱条、庆大霉素湿敷，人羊膜外贴，用蚕食法祛除坏死组织，均是控制感染的有效方法，在脓液及分泌物过多、伤口腐烂扩大时应配合选用抗生素以控制感染，后期采用植皮法是促进伤口愈合的好办法，所治医案中均用大剂量清热解毒、燥湿通络之品而建功。清热祛湿之时应用大剂活血通络之品。病到后期，辨证施治地加用炮附片，石斛等养阴补阳之品，可以巩固疗效并促进伤口愈合。

现举案例如下：

董某，男，32岁，工人。于1978年9月25日入院治疗。

[主诉] 左足溃破，坏死已4月余。

[病史] 1971年7月，病因不明，突觉双下肢麻木、酸胀、凉痛、跛行。某医院检查确诊为"血栓闭塞性脉管炎"，左足踇趾及第二趾溃破，继发感染坏死，中西药治疗无效，后行趾端截趾术。术后伤口愈合，但麻木凉痛时轻时重。于1978年5月左下肢病因不明再度复发，伤口渐蔓延于踝下，色呈暗黑，就诊于唐祖宣。有10余年的吸烟史，每天1包以上。

[检查] 左下肢踝以下伤口暗黑，呈干性坏死，伤口剧烈疼痛，抱膝而坐，昼夜不眠，右下肢亦触之冰冷，肤色紫红，双足背、胫后、腘动脉、右下肢股动脉搏动均已消失，肌肉萎缩。舌质红、苔白腻，脉滑数。血压15.5/9.3KPa。

[诊断] 脱疽（血栓闭塞性脉管炎Ⅲ期三级）。

[辨证] 湿热内蕴，血运不畅，故发坏疽。

[治则] 清热除湿，益气活瘀。

[处方] 黄芪100g，草石斛45g，甘草、苍术各15g，薏苡仁、金银花各60g，白芍、板蓝根、川牛膝、黄柏各30g，羚羊角3g。

5%的葡萄糖500ml，加入庆大霉素24万单位，维生素C 2.5g，静脉滴注，每日1次。

外科处理：伤口用75%酒精常规消毒，外敷白油膏，用消毒干纱布包扎。每日换药1次。

[治疗经过及结果] 治疗10天后，疼痛有所减轻，精神好转，夜能入眠2小时，伤口色泽有所好转。中药仍遵上方，西药改为低分子右旋糖酐500ml，红霉素1g。静脉滴注，每日1次。外用75%酒精常规消毒，外敷玉红膏，用

消毒干纱布包扎，每日换药1次。

上法治疗半年后，疼痛减轻，精神好转，饮食增加，夜能安睡3小时左右，伤口色泽好转，分界线清晰。中西药仍用上方；外科处理：经75%酒精常规消毒后，外敷三黄酊，用消毒干纱布包扎，每日换药1次。

治疗1月后，踝以下黑色渐退，伤口缩小，肉芽鲜红，温度增高，小腿肌肉恢复，停用西药。中药、外用药同上。

又治疗1个月后，伤口愈合，汗毛、趾甲开始生长，麻木凉痛已除。继服舒肝健脾之剂以善后。

体会：血栓闭塞性静脉炎发展至Ⅲ期三级辨证属热毒型。与中医学的"疔疮走黄"相似，多为久病失治，火毒结聚，经络阻塞，气血凝滞，血肉腐败而致。《外科心法要诀》谓："痈疽原是火毒生，经络阻塞气血凝"。此对该型的病机作了较好的概括。若误治、失治，使火毒走散于营血，内攻脏腑，则是一种急性危险证候。该型临床表现多见高热烦躁，剧烈疼痛，夜难入眠，坏疽可达到踝关节以上，肢体浮肿，皮肤紫暗，甚者神昏谵语。舌质红、苔黄腻，脉弦数或滑数。此治疗应以清热解毒、凉血为主，常用药物有金银花、生地、玄参、丹皮、当归、蒲公英、板蓝根等。坏疽严重感染，高热应加用小分子右旋糖酐、红霉素、庆大霉素、维生素C等药。毒势已去则应清热养阴，于上药加石斛、沙参、麦冬。做好外科处理是治愈此型的重要一环。临床应根据不同情况而适当选用新洁尔灭或高锰酸钾冲洗伤口，用三黄酊、乳酸依沙吖啶纱布或抗生素湿敷创面。

综观各例的治疗方法，多应用大剂清热解毒的基础上，佐以滋阴益气，待炎症消退后则用大剂益气活血、滋阴通络之品。以上多数病例以中西医结合的方法，在感染严重，病情危重的情况下加用了抗生素，因而收到了较好的疗效。

第二节　论治急性动脉栓塞

急性动脉栓塞是源于心脏或近端动脉腔内脱落的血栓或由外界进入血管内的异物形成的栓子，随血流向远端动脉并停顿在动脉口径小于栓子处，阻塞动脉血流，导致肢体缺血坏死的急性疾病。栓塞患肢可出现剧烈疼痛、发凉、苍白、麻木、厥冷、运动障碍，动脉搏动减弱或消失。本病发病急骤，症状严重，病情复杂，预后不佳，严重者可因肢体坏死而被迫截肢，造成终身残废，甚至危及生命。因此，及时诊断及治疗是挽救肢体甚至生命的关键。

急性动脉栓塞在中医学历代文献中尚无确切的名称。但根据其临床表现、证候，应归属于中医"脱痈""脱疽""痹证""榻着毒""熛疽""血瘀"等病证范畴。《素问·举痛论》曰："经脉流行不止，环周不休。寒气入经而稽迟，泣而不行。客于脉中则气不通，故卒然而痛。"《素问·痹论》曰："脉痹不已，复感于邪，内舍于心"，"痹在于骨则重，在于脉则血凝而不流……"《灵枢·痈疽》中记载："发于足趾，名曰脱痈，其状赤黑，死不治，不赤黑不死，不衰，急斩之，不则死矣。"孙思邈在《千金翼方》中曰："发于足趾名曰脱复疽，其状赤黑则死，不赤黑不死。治之不衰，急斩去之，活也；不斩去者，死。"认识到了包括急性肢体动脉栓塞在内的"脱痈"的危重性及必要的手术治疗原则。宋·窦汉卿曰："脱疽乃肺经受热，发于两手五指头上……如发黑，痛不甚过节犹可治也，黑甚过节者死……不浮肿，惨痛应心至骨，或身体发热，若不急治，毒遂冲上，面悉肿泡点紫黑，烂坏入心杀人，南方人得此，名曰'榻着毒'。"又曰："十指端急然策策痛入于心，不可忍也……或暗青黑，是熛疽"。陈自明在《外科精要》中谈到脱疽成因时说："大抵此症，先因醇酒炙爆膏粱厚味伤神，或房劳亏损肾水，故有先渴而后患，有先患而后渴者。"薛己在《薛氏医案》中在谈及脱疽证候与治疗结果的关系时说："初发而色黑者，不治。赤者水未固，尚可，若失解其毒，以致肉死色黑者，急斩去之，缓则黑延上，足必死。此患不同肿溃，唯隔蒜灸有效。"清·赵学敏在《串雅内编》中所描的脱疽更接近现代的急性动脉栓塞："脱疽，此症发于脚趾，渐上至膝，色黑，痛不可忍，逐节脱落而死。亦有发于手上者。"唐容川《血证论》曰："瘀血在经络脏腑之间，则周身作痛，以其堵塞气之往来，故滞碍而痛，所谓痛则不通也……"以上记载与今之急性肢体动脉栓塞相似，为我们诊治急性肢体动脉栓塞提供了宝贵的经验。

一、临床表现

经多年的临床实践，唐教授体会到，急性动脉栓塞发病急骤，症状、体征变化迅速。

急性动脉栓塞可以发生在任何年龄，但多见于40~50岁以上的心脏患者，患者多有风湿性心脏病、冠状动脉性心脏病、心肌梗死、动脉硬化等病史。临床症状除有上述疾病的心悸、气喘、胸闷、关节疼痛等全身症状外，大部分患者突然发生肢体剧烈疼痛，患肢常有急性严重缺血、感觉和运动障碍、皮色苍白、温度降低、动脉搏动减弱和消失，肢趾（指）瘀斑，出现水泡或坏死。临床根据栓塞的部位、程度和侧支循环形成情况，判断症状的轻重与疾病的转归。

1. 疼痛

突然发生剧烈的患肢疼痛，是大多数患者最早出现且为最重要的症状。部分患者表现为轻度疼痛或酸胀不适，少数患者无明显疼痛，而是感觉丧失与麻木。疼痛部位开始多在栓塞处，以后向远端移位。肢体活动时疼痛加重，活动受限，疼痛可随栓子的移动而减轻和加重。当脱落的栓子骑跨在腹主动脉分叉处，表现为剧烈的腹痛；如栓子被血流冲至腹动脉时，即转为股部疼痛。栓塞远端发生的疼痛是因组织缺血所致，呈持续性静止痛。

2. 皮色苍白、皮温降低

动脉栓塞后，由于肢体的血液供应出现严重障碍，皮肤乳头下静脉丛首先排空，皮肤呈蜡样苍白色，若皮下浅血管仍有少量血液存留，则在苍白的皮肤底色上出现青紫色斑块和条纹，病久发生坏死则呈紫黑色，手足远端较明显。皮肤温度改变与动脉栓塞的部位成正比，栓塞部位越高，肢体皮肤温度下降越明显，肢端尤为严重，扪之有冰冷感觉。由肢端向近侧检查，常可扪到皮温骤然改变的变温带，当腹主动脉分叉段栓塞时，臀部及双侧下肢皮温降低，髂动脉栓塞时，同侧大腿皮温下降。

3. 感觉和运动障碍

当周围神经已有缺血性损害时，肢体远端可出现皮肤感觉丧失区。表现为感觉功能减退或异常感觉，自觉患肢麻木、有针刺样感觉等，栓塞近端有感觉过敏区或感觉减退区。栓塞时间长，缺血严重者可出现运动障碍、肌力下降、手足下垂甚至麻痹，此时常提示已出现肌肉组织坏死。

检查者用手触摸患肢皮肤或用针刺等简单方法即可测出患肢皮肤感觉障碍，被动活动患肢的指或趾，可以明确有无深感觉丧失。

4. 动脉搏动减弱或消失

肢体主干动脉栓塞后，栓塞远端的动脉血流量减少，压力降低，使动脉搏动减弱，栓子完全阻塞血管腔时，远端动脉搏动消失，而栓塞平面以上的动脉搏动反而增强。栓塞肢体严重缺血 4~6 小时，即可发生坏死。利用超声多普勒听诊器或血流记录仪，不能闻及正常的动脉音，或无动脉波形出现，是较可靠的检查方法。

5. 组织坏死

动脉栓塞的病程较长，患肢严重缺血将发生不可逆的组织缺血坏死，肢体坏死组织的程度与范围，与阻塞动脉的平面及侧支循环建立情况有直接关系。末端动脉栓塞可造成趾或指的干性坏死，主干动脉阻塞时组织坏死范围广泛，表现为肢体冰冷，皮肤暗紫并呈网状青紫，皮肤出现水疱、内含血性渗出液，组织增厚、僵硬、压痛，指、趾呈干性坏死。此时，已有明显的全身症状：高热、寒战、神志恍惚、嗜睡、心慌、气短、尿少、血压下降等中毒性休克的症状。

二、辅助检查

利用辅助检查，可以对此病进一步确诊，常用的检查有实验室检查、皮肤温度测试、多普勒超声检查、彩色超声多普勒检查、动脉造影检查和血流图检查等。

在确定诊断为动脉栓塞的同时，还应进一步追查栓塞病因，而做相应的检查，如心电图、心脏 X 线检查等，以协助控制病因。

三、诊断标准及疗效判定标准

1. 诊断标准

目前对急性动脉栓塞，国内、外尚无统一的诊断标准，唐教授根据本病的临床表现、体征、病史及有关辅助检查，参考国内部分专家的意见，拟出以下标准。

（1）突发性肢体疼痛、皮肤苍白、麻木厥冷、感觉异常和运动障碍、远端动脉搏动减弱或消失。

（2）有风湿性心脏病、冠状动脉性心脏病、心肌梗死并伴有心房纤颤病史。

（3）有动脉瘤或动脉粥样硬化病史。

（4）近期有心脏及较大的动脉血管手术史。

（5）动脉造影显示造影剂突然中断，端面呈杯口状凹陷，或动脉腔内充盈缺损；或肢体血管无损伤性检测有阳性发现。

2. 疗效判定标准

急性肢体动脉栓塞，目前国内、外尚无统一临床疗效判定标准。根据临床治疗情况，参考国内部分专家意见，唐教授拟定以下临床疗效判定标准。

（1）临床治愈：①临床症状消失，可持续行走 2000m 以上。②超声多普勒听诊器及血流记录仪可闻及正常的动脉音，并有动脉波形出现。③动脉造影管腔内造影剂无中断现象，管壁光滑。④患肢血液循环明显改善。

（2）显效：①患肢临床症状明显改善，疼痛消失，皮温基本恢复，皮肤色泽较前改善，麻木减轻；可持续行走 800m 以上。②超声多普勒听诊器或血流记录仪可闻及动脉音，或有动脉波形出现。③造影可见造影剂通过，无明显中断现象。④患肢血液循环有改善。

（3）有效：①患肢临床症状有改善，疼痛基本消失，皮色、皮温、运动障碍均有好转。麻木减轻；可持续行走 200m 以上。②超声多普勒听诊器及血流记录仪可闻及轻微的动脉音，或有轻度的动脉波形出现。③动脉造影可见少量造影剂通过。④患肢血液循环稍有改善。

（4）无效：①患肢临床症状无改善，疼痛无缓解，皮色、皮温无变化，患肢麻木及运动障碍无好转或加重。②患肢出现肿胀、皮肤瘀斑、水疱或坏死。③超声多普勒听诊器及血流记录仪听不到动脉搏动音，或无动脉波形出现。④动脉造影显示栓子完全阻塞动脉腔。⑤患肢血液循环障碍无改善。

四、辨证

1. 阳虚瘀阻型

患肢突发疼痛，畏寒怕冷，触之冰冷，皮色苍白，麻木酸楚，遇寒冷则疼痛加剧，行走困难，动脉搏动减弱或消失，有心慌、气喘等，脉沉细，舌质淡，苔薄白。

2. 气滞血瘀型

患肢持续性疼痛，入夜加剧，皮肤有瘀斑、瘀块，色苍白或呈蜡样色。肢体肌肉萎缩，麻木酸困，行走受限。阻塞部位远端冰凉。伴有心悸、胸闷、气喘、感觉异常等症，动脉搏动减弱或消失，脉沉细而涩，舌质紫暗，苔薄白。

3. 热毒型

患肢剧烈疼痛，夜间更剧，局部出现红肿发热，喜凉怕热，患肢皮肤发黑变色，远端出现溃疡及坏疽，伴高热、心悸、烦躁口渴，精神萎靡等全身症状，远端动脉搏动消失，脉沉细而涩，舌质紫或淡红有瘀点，舌质黄厚而腻。

五、治疗

唐教授认为，急性动脉栓塞起病突然，发病急重，进展迅速，主干动脉一旦完全阻塞，远端组织处于急性缺血状态，多无足够侧支循环代偿，如治疗不及时，则发生肢体广泛坏死而致高位截肢，甚至危及生命。故确诊后必须积极采用有效措施，严格控制病情进展，尽快解除肢体急性缺血，恢复肢体血流，才能保存肢体，避免截肢，同时应针对由此并发的心肾疾病进行综合治疗。

（一）中医内治

1. 阳虚瘀阻型

治则：温阳散寒，通络救逆。

方药：黄芪60g，炮附子（先煎）、茯苓、丹参各30g，当归、干姜、水蛭各15g，红人参（另煎）、红花各10g，甘草12g。

加减：病在上肢者，加桂枝 12g，病在下肢者加牛膝 15g。

2.气滞血瘀型

治则：活血化瘀，益气通络。

方药：金石斛、桃仁、红花、全蝎、红人参（另煎）、甘草各 10g，水蛭 30g，蜈蚣 3 条，当归、川牛膝各 15g，黄芪 60g。

3.热毒型

治则：清热解毒，益气活血。

方药：金银花、黄芪各 60g，当归、薏苡仁各 30g，玄参、蒲公英、甘草、苍术、黄柏、水蛭各 15g。

（二）中医外治

"外科之法，最重外治"，适当应用外治法，将会缩短病程，促进疮口的愈合和康复。

1.熏洗疗法

应用中药煎汤，乘热熏洗和浸浴患肢，以促进患肢侧支循环建立，改善肢体血液循环，减轻疼痛，消除肢体发凉、怕冷、麻木等症状。本方法用于血瘀气滞未出现坏疽者，或病程日久者，溃疡或坏疽已清除，局部遗留溃口久不愈合，周围结硬痂，局部营养不良者。若坏疽及感染发展期应慎用。

（1）活血化瘀洗剂：当归、透骨草、川牛膝各 30g，乳香、没药、羌活、白芷、红花各 15g。

（2）清热解毒洗剂：金银花、透骨草、苦参、黄柏、川牛膝、蒲公英、板蓝根各 30g，川椒、当归各 15g。

用法及注意事项：将以上药物用布包好，加水煮沸后，放入容器内，乘热先熏后洗，药液温度以患者放患部后舒适为度；每日或 2 日用洗药 1 剂，每剂熏洗 2~3 次，每次 20~30 分钟。有疮口患肢，需熏洗者，应在熏洗后及时擦洗干净，常规无菌操作换药。

2.疮口的换药及处理

（1）未溃：患者局部有红肿热痛者，可适当外敷黄连膏或消炎软膏，每日换药 1 次。趾（指）端已有局限性感染或脓液，但尚未溃破，可局部保持清洁干燥换药，纱布包扎。

（2）已溃或坏疽已成：趾（指）端出现溃疡或坏疽，应清洁换药，每日 1 次，按无菌换药操作要求，保持疮口清洁，防止交叉感染；干性坏疽，未继发感染者，只做清洁消毒，干纱布外敷。待坏疽界限清楚局限后，再行坏疽清除术；溃疡、坏疽及继发感染者，应及时换药，每日 1 次。常见金黄色葡萄球菌、大肠埃希菌及铜绿假单胞菌的感染，可用庆大霉素、氯霉素或多黏霉素溶液湿敷，亦可用黄连膏纱布或紫草油纱布外敷，或用三黄酊擦洗疮口后再用湿敷，达到清热解毒之目的；疮面有腐肉难脱、脓液稀薄、肉芽不新鲜者外敷紫草膏或九一丹；疮口脓液已尽，生肌迟缓或表皮生长不良，可用玉红膏纱布外敷。趾（指）端溃疡有趾（指）骨暴露或有死骨，影响愈合者，应祛除死骨，以使皮肤生长能包裹残端。

六、预防与调护

1. 严格戒烟

以减少烟碱和尼古丁对血管的刺激。

2. 积极治疗心脏病

栓塞发生后，心脏负担加重，甚至引起血压下降、休克、心脏功能衰竭等，因此应积极配合治疗心脏病。

3. 情志调理

急性肢体动脉栓塞患者多紧张、惊恐、忧愁等，而以上情志往往可使阴阳、脏腑功能紊乱，营卫气血失调，加重肢体血管痉挛，影响疾病的治疗。《灵枢·本神》载："愁忧者，气闭塞而不行"，《素问·举痛论》曰："喜则气和志达，营卫通过"，引导患者精神放松，用积极平和的情绪促使阴阳协调、气血和畅，对疾病的康复有较好的作用。

4. 防寒保暖

寒冻可使血管痉挛，加重肢体缺血。保暖能消除寒冷对血管所致的刺激性痉挛，改善肢体血液循环。因此，在治疗本病时，应注意患肢的保暖。

5. 功能锻炼

急性肢体动脉栓塞恢复阶段的患者应进行适当的功能锻炼，活动应循序渐进，可适当散步、做保健操等，以加速肢体侧支循环的建立。

七、病案举例

1. 阳虚瘀阻型

习某，男，72岁，干部。于1981年4月12日入院治疗。

[主诉] 患者双下肢发凉、麻木、疼痛已半个月，双足变为紫黑。左足踇趾溃破已10天。

[病史] 10天前，原因不明突觉双下肢发凉、麻木、疼痛、入夜加重，剧痛难眠。3天后，双足变为紫黑色，以活血化瘀中药治疗，症状不能控制，病情急剧恶化，左足踇趾溃破，流清稀脓液，剧痛难忍，求唐教授治疗。1971年曾患肺源性心脏病，经治症状缓解。有30年的吸烟史，每天约1包。

[现症] 面色青黑，表情痛苦。下肢冰冷，色呈暗黑，双足背、胫后、腘动脉搏动均消失，股动脉搏动微弱。左足踇趾伤口腐烂，流清稀脓液。舌淡、多津，舌苔白，脉沉迟无力。脉率62次/分。

[检查] 实验室检查：血白细胞计数 12.4×10^9/L，中性粒细胞0.82，淋巴细胞0.17，单核细胞0.01。X线检查：双肺透明度增强，肋间隙增宽，膈位较低，肺纹理紊乱。心电图检查：完全性右束支传导阻滞。

[西医诊断] 心源性动脉栓塞。

[中医诊断] 心悸脱疽。

[辨证] 寒凝气滞，络脉不通。

[治则] 温阳益气，活血通络。

[处方] 炮附片、党参、茯苓、黄芪各30g，白芍、桂枝各15g，白术18g，细辛10g。

[结果] 服药3剂，疼痛减轻，夜能入睡3~5小时，上方加当归30g。又服20剂后，伤口缩小，双足黑色渐退。继服32剂，伤口愈合，静止疼痛消失，腘动脉搏动已能触及。实验室检查：血白细胞计数 5.4×10^9/L，中性

粒细胞 0.72，淋巴细胞 0.26，嗜酸性粒细胞 0.02，血红蛋白 120g/L。临床治愈。

体会：高龄体弱，正气虚衰，寒凝脉络，络脉受阻，发为坏疽。治则当以温阳益气，活血通络。方取附子汤温阳益气治其本；加当归、黄芪、桂枝、细辛益气通络，使阳气得通，血脉流畅，诸症自消。本例初实验室检查血白细胞增高，按西医学理论认为有炎症病变，如对症治疗则应清热解毒。但我们在治疗中没有拘泥于此，而以中医辨证治疗，大胆采用温阳之剂，使炎消瘀去，取得了较好疗效。

2. 气滞血瘀型

刘某，女，82 岁，于 1978 年 6 月 16 日诊治。

[主诉] 患者左下肢剧痛坏死已 2 个月。

[病史] 素体阴虚，有高血压病史，经常失眠、烦渴，但尚能做轻微劳动，2 个月前，原因不明突发左下肢痉挛疼痛，入夜加重，误以风湿诊治，服祛风温阳药物病反而加重，继则剧烈疼痛，彻夜不眠，抱足而坐，膝以下变色坏死，左蹈趾溃破，不能控制，继服中西药无效，以血栓闭塞性脉管炎论治，效亦不佳，经介绍求诊于唐教授。

[现症] 形体消瘦，面容憔悴，精神萎靡，剧痛眉皱，舌质深红，舌瘦少津，渴而能饮，剧痛昼夜不眠，如汤泼火燃，得冷稍减，膝以下枯萎，足部肿胀，色呈暗晦，五趾如煮熟红枣，蹈趾溃破流灰黑脓液，异臭难闻。

[检查] 股动脉能触及，腘、胫后、足背动脉均消失，脉促，120 次 / 分，三动一止，血压 180/77mmHg。

[辨证] 阴虚津耗，血凝毒陷。

[治则] 清热养阴，益气托毒。

[处方] 银花、玄参、薏苡仁各 45g，石斛、当归、板蓝根各 30g，苍术、黄柏、麦冬、条参、甘草、五味子各 15g，黄芪 60g。10 剂。

二诊（1978 年 6 月 27 日）：服 3 剂时，热痛大减，夜能入眠，服 10 剂后肿消，色渐转红，脉 98 次 / 分，继用上方 10 剂。

三诊（1978 年 7 月 9 日）：疼痛止，症状、体征均好转，蹈趾坏死，腘动脉微能触及，但足背、胫后动脉仍无。先后共服药 50 余剂，伤口分离愈合，临床愈合。

体会：高龄正弱，素体阴虚，津血枯槁，气血稽留，导致气血瘀阻，阻于下肢则坏死。误服祛风温阳药物，津液更伤，坏死益甚。年过龙钟，实为枯木而枝先废矣。症见痛如汤泼火燃，急剧坏死，舌瘦少津，实为阴虚火毒之征，当用清热养阴之品，高龄脉促，本根欲脱之兆，用生脉散加黄芪以达热清而正固，不使热清而人亡之蔽。治愈后期胫后、足背动脉仍无，但整体症状好转，这是侧支循环建立，患肢缺血缺氧得以纠正而取效。

清热解毒药物可能作用于感染菌株，抑制了症状的发展，或通过人体的作用，使血管炎症消退、管道变宽而取效。人是统一的整体，外周血管的血栓形成，与心脏有着直接的关系，故用益气养阴的生脉散加黄芪，使心功能加强，外周血管在血液的灌注上有所改善，促进了侧支循环的建立。所以临床中对血管性坏疽的论治不但要注意其血栓堵塞而导致的缺血缺氧，更要注意辨其整体症状，辨证施治，使集体的偏颇顺势得到纠正，才能达到取效的目的。

3. 热毒型

邢某，女，76 岁，于 1979 年 2 月 27 日诊治。

[主诉] 患者左足剧痛变色坏死已半个月。

[病史] 患眩晕已 10 余年，每遇悲思忧则病情加重，半个月前由于寒流袭击、气温骤降，突发左下肢剧痛、发凉麻木、不能行走，继则剧痛入夜加重，发凉麻木，色呈苍白，下垂暗紫，凉痛难忍，足背和五趾发深紫色坏死，足背、胫后动脉搏动消失。经人介绍入我院求治于唐教授。既往无患过任何传染病，没有烟酒嗜好。

[现症] 形体稍胖，精神疲惫，剧痛皱眉，舌质深紫。兼有黑斑、口渴少津，患肢逆冷，皮肤枯槁，剧痛日益加重，遇热痛甚，左膝以下色呈深紫，五趾呈干性坏死（但不干枯），腘动脉微弱，足背、胫后动脉消失。脉沉而数，微带涩止，96 次 / 分，血压 118/110mmHg。

[西医诊断] 动脉栓塞性坏疽。

[中医诊断] 心悸脱疽。

[辨证] 瘀阻经脉，郁而为热。

[治则] 活血化瘀，清热祛湿。

［处方］桃仁、当归各15g，红花、甘草、黄柏各10g，银花、白芍、玄参、黄芪、刘寄奴、薏苡仁各15g，乳香、没药各6g。4剂。

二诊：服上药后，热痛减轻，夜能入眠，上方共服86剂，足趾坏死色渐退，足背、胫后动脉恢复。脉80次/分。临床治愈。

体会：年过古稀，久有眩晕，寒冷外侵，气血凝滞，脉络阻塞，故发病突然，剧烈疼痛，脉搏消失，故以动脉栓塞引起的坏疽论治。气血凝泣，阻于血脉，不通则痛，症见舌质深紫，兼有瘀斑，诚属瘀血之征，故用活血化瘀之品以通其血脉，消除瘀浊。郁久为热，故口渴少津，日晡痛甚，遇热加重，一派湿热之像，加清热化湿之剂，使热清而炎消，用黄芪的目的也是法"气行则血行"之意。共奏热清瘀去、气充脉痛之效。实践体会，活血化瘀药物实有促进循环、消除瘀浊、溶化血栓之功，清热、活瘀合用，使血管炎消退，血管易于再通。

第三节　论治糖尿病肢体血管病变

糖尿病性坏疽属于中医学消渴脱疽的范畴，是糖尿病常见的慢性并发症之一。本病多由素体阴虚，加以情志失调，长期恣食肥甘，日久酿成内热，消谷耗津发为消渴。病机为气阴不足，阴虚热郁，络脉瘀阻。治宜养阴清热，益气化瘀。常用药：生地、山茱萸、山药、丹皮、茯苓、泽泻、知母、黄柏、薏苡仁、苍术、银花、玄参、当归、黄芪等。加减：渴甚者加麦门冬、石膏，生地、玄参加量；善饥者加人参；心烦失眠者加炒枣仁，知母加量；湿性坏疽者加蒲公英、连翘，重用银花、玄参；舌黄腻，脉沉数者，黄柏、薏苡仁加量；干性坏死者加水蛭、桃仁、红花。

唐教授认为，疾病的发展并非一成不变，类型可以相互转化，治疗也应随之而异。病变初期呈气阴两虚之证时，需顾护阴液，兼以活血化瘀；病变中期，阴损及阳，呈阴阳两虚之证，则应大补阴阳，兼以活血化瘀；病变后期，肢端溃破，呈热毒蔓延之势，则用大剂清热解毒、养阴活血之剂。

在临床治疗此病时，我们提倡内服与外用药物相结合。消渴脱疽的大部分患者的患肢都有明显的体征：或者是坏疽，或者是溃疡，所以局部用药往往是十分必要的，虽然局部清创是必要的方法，但同时临床应用中药外洗，也能对局部溃疡或坏疽的愈合起到积极的作用，且能够收到满意的疗效。

一、临床表现

（一）症状

除具有多食、多饮、多尿和消瘦（三多一少）等典型糖尿病，或无典型症状，但糖尿病检查指标阳性患者外，本病局部肢体表现可包括肢体缺血、神经营养障碍和组织感染等方面。

1.间歇性跛行

初期为肢体发凉，怕冷，麻木疼痛，行走时沉重，疲劳，寒冷或夜间加重。病情发展，则可出现间歇性跛行，当行走一段路程后小腿腓肠肌、足部酸痛或痉挛性疼痛，继续行走疼痛加重，休息后可缓解。随着病情进展，上述症状逐渐加重，跛距日渐缩短。

2.静止痛

当病变发展，缺血加重则出现静止痛，夜间疼痛尤重，剧烈者往往抱足而坐、彻夜不眠，这是由于睡眠时心输出量减少，下肢灌注血量减少以及代谢产物蓄积刺激所致。若下垂肢体，或下地活动后疼痛可稍缓解，这是由于利用重力作用增加了下肢血流量，减缓了疼痛，所以不少患者被迫坐着睡觉，则导致下肢继发性水肿，进一步加重了病情。

3.皮肤感觉异常

初期皮肤瘙痒，肢端发凉，感觉迟钝。病情加重，则逐渐出现双足持续麻木，感觉减弱或消失。部分患者出现针刺感、烧灼感、刀割样疼痛。

4.夏科氏关节

这是一种由于周围神经病变、痛觉消失、负重受压导致关节韧带损伤、骨与关节囊破坏而形成的关节畸形综合征。好发部位为足和踝关节，表现为软组织肿胀、轻微疼痛、关节半脱位畸形，可有胼胝和溃疡形成。

5.感染

多在肢体缺血或神经营养障碍的基础上并发。皮肤干裂、轻度外伤，长时间受压后，皮肤红肿溃破，感染很快向四周扩展，并沿肌腱、腱鞘向深部间隙蔓延，在跖底形成跖底筋膜室高压综合征，从而引起整个足部高度肿胀、疼痛，肌腱、肌肉及骨质坏死。切开后有大量的脓液和腐败组织引出，感染甚至蔓延至足踝以上，引起广泛的下肢组织感染，甚至引起全身性感染，出现高热、寒战等症状。引起感染的细菌常见的有葡萄球菌、念珠菌、霉菌和革兰阴性杆菌等。但以厌氧细菌感染引起的气性坏疽最为严重。感染进一步加重局部微循环障碍，使皮肤细小血管栓塞而出现大片坏死，使坏疽迅速发展，患者因严重感染和坏死组织毒素的回吸收可危及生命。

6.坏疽

糖尿病坏疽多数为湿性坏疽和混合性坏疽，少数为干性坏疽。湿性坏疽常伴有感染，表现为肢体远端局部软组织糜烂，形成浅溃疡，继之溃烂深入肌层，甚至烂断肌腱，破坏骨质，大量坏死组织腐败，形成脓腔，排出大量分泌物。坏死组织恶臭腐败，与正常组织分界不清，周围红、肿、热、痛；严重者可出现发热等全身中毒症状，甚至死于毒血症和败血症。干性坏疽主要由于远端缺血所致，局部皮肤呈暗褐色，随后出现坏死，肢端局部皮肤、肌肉、肌腱等干枯、变黑，坏疽与周围组织边界清楚。

（二）体征

1.动脉搏动变化

足背及胫后动脉搏动减弱或消失，如有大动脉病变可有股、腘动脉搏动减弱或消失。若微血管病变为主时，虽有动脉搏动减弱但仍可触及。若病变发生于上肢，也可有尺、桡动脉搏动减弱或消失。

2.肢体营养障碍

肢端缺血可引起肢体局部营养障碍，皮肤营养障碍可有皮肤干燥、无汗、光薄、脱屑、稀疏或弹性差，汗毛稀疏或脱落，皮温降低，皮色苍白或紫红、青紫；趾甲生长缓慢、变形、肥厚、脆裂；小腿和足部肌肉萎缩，足部畸形改变，形成胼胝，胼胝处磨破感染可形成足底慢性顽固性溃疡，并可随缺血程度的加重而日益加重。

3. 肢体位置试验

又称布尔格试验。检查时让患者平卧，肢体抬高 45°，皮肤呈淡红色为正常，若皮肤很快变为苍白色、青紫色为异常。然后让患者坐起，肢体下垂，若足部恢复原来颜色时间超过 10 秒钟，甚至延长至 45~60 秒钟，称肢体位置试验阳性，提示肢体动脉血流量减少。

4. 趾端压迫试验

又称泛红试验。用手指压迫患肢趾端皮肤数秒钟，使皮肤出现苍白瘢痕，停止压迫后 1~2 秒钟恢复原状者为正常，如恢复原色时间超过 4~5 秒钟，称泛红试验阳性，提示动脉有阻塞、组织血流量不足。

二、辅助检查

利用辅助检查，可以对此病进一步确诊，常用的检查有实验室检查、血常规检查及尿酮体测定、肢体血流图、甲皱微循环、血管造影、多普勒超声、足背静脉血气分析、X 线检查和肌电图检查等。

1. 实验室检查

定期测定餐前空腹和餐后血糖及糖化血红蛋白，以了解糖尿病控制情况；检查血脂、血黏度确定有无高脂血症、高血液黏滞症，多数患者纤维蛋白原值明显增高，提示血液凝固性增高。尿蛋白及肾功能检验明确有无糖尿病肾病，如并发糖尿病肾病，可出现蛋白尿、肌酐和尿素氮值增高等。坏疽区脓液细菌培养及抗生素药敏试验帮助选用合适的抗生素进行治疗；合并感染时应做白细胞计数和分类检查。

2. 血常规检查及尿酮体测定

了解其感染程度及糖尿病情况，预防酮症酸中毒。

3. 肢体血流图

对糖尿病坏疽做肢体血流量检测，均见受累肢体血流量明显减少，一般受累肢体供血量下降约 50% 以上。

4.甲皱微循环

所有的糖尿病肢体血管病变患者经甲皱微循环观察，均可见典型的微循环障碍表现，包括管袢模糊不清、管袢条数减少、异常管袢增多、血管断线呈团块状，以及袢周见到渗出和出血斑等。

5.血管造影

当出现静止痛时，可行此检查以了解动脉供血状况。

6.多普勒超声

糖尿病患者肢体中、小动脉发生病变时，应用多普勒超声检查，可测定动脉供血状况和阻塞部位。检查部位包括足背动脉、胫后动脉、腘动脉和股动脉等，可见血管弹性减低、内径缩小，血液流速减慢，流量减少，甚至血管腔闭塞无血流等。

7.足背静脉血气分析

可见静脉血氧分压明显增高，此为组织摄氧减少，末梢组织处于慢性缺氧状态。这是由于糖尿病并发微循环障碍时微动脉与微静脉之间形成短路所致。

8.X 线检查

（1）X 线平片：可见跖间、足背、胫后等中小动脉，甚至股浅动脉和腘动脉钙化阴影，骨质疏松、骨萎缩、骨髓炎；关节畸形、半脱位；软组织肿胀、脓肿、气性坏疽等征象。

（2）动脉造影：可显示动脉狭窄、闭塞的部位程度，侧支循环的建立情况，以协助制定手术、PTA 治疗方案。

9.肌电图检查

糖尿病肢体血管病变常伴有周围神经病变，肌电图生理检查可发现运动神经传导速度减慢，神经活动电位波幅降低，并可见失神经电位和纤颤波。感觉神经传导速度也可见减慢，远端较近端更为明显。

三、诊断及疗效判定标准

1.诊断方法

糖尿病肢体血管病变的早期，临床症状并不典型，多在发生肢体较重缺血时才开始就诊，很多患者失去了最佳治疗时机。因此，掌握糖尿病肢体血管病变的各项诊断方法有利于早期诊断、早期治疗，以降低截肢率和死亡率。

（1）病史：①性别和年龄。男性患者多于女性患者。发病年龄以45岁以上居多。②既往史。本病患者均有多年的糖尿病病史，多数患者伴有高血压、冠心病、高脂血症、脑血管病病史。③肢体疼痛。肢体疼痛是糖尿病肢体血管病变常见的症状之一。肢体疼痛的部位根据动脉狭窄、闭塞的部位而不同，髂动脉狭窄则由于闭塞位置较高而疼痛广泛；腘动脉闭塞者，疼痛多在足部。神经性病变多呈袜套状分布，并且以足部最严重。④肢体皮肤改变。本病患者由于组织营养不良，微循环障碍，患肢皮肤表现为皮色潮红、暗红或有瘀斑、色素沉着，以及皮肤干燥、脱屑、皲裂、指（趾）甲增厚变形等。肢体动脉闭塞，肢端缺血，皮温明显降低，皮色青紫或出现瘀斑瘀点，这是坏疽的先兆。⑤溃疡和坏疽。寒冻、烫伤、外伤等均可成为患肢出现溃疡、坏疽的诱因。糖尿病肢体病变者溃疡坏疽多呈湿性，可先由肢端、受压部位和外伤处出现，并迅速向周围发展，可蔓延到足部和小腿，严重者可以累及股部。⑥其他情况。可有全身其他脏器组织病变，如糖尿病视网膜病变、糖尿病肾病、冠心病、脑血管病变等并发症。如发生肢体坏疽感染，可出现发热、恶寒、意识模糊等全身反应。

（2）体检

肢体检查：①皮色皮温。可呈苍白色、潮红色或紫红色，皮肤呈青黑色时是坏疽的先兆。患肢动脉急性血栓形成时，皮肤冰冷，皮色苍白。②营养情况。肢体动脉闭塞长期供血不足，可见皮肤营养障碍性改变。表现为肢体皮肤干燥、光薄，弹性消失，脱屑，患肢出汗减少或完全停止，汗毛脱落稀疏；趾（指）甲生长缓慢，干厚无光泽，甚至平塌凹陷，嵌甲样生长。患肢肌肉有不同程度萎缩。③溃疡和坏疽。肢体血液循环严重障碍时常发生溃疡或坏疽。糖尿病控制不良者，坏疽发展较快，范围较大，多呈湿性坏疽。④肿胀。

糖尿病肢体血管病变患者，当肢体发生溃疡坏疽后，由于继发感染，以及淋巴系统受累，使淋巴回流受阻，均可使肢体发生肿胀。当患者平卧抬高患肢，或感染得到控制后，肿胀可以逐渐消退。⑤动脉搏动情况。髂股动脉高位闭塞时，股动脉搏动可以减弱或消失，肢体远端缺血明显，坏疽发生率较高。若足背、胫后动脉仍有搏动，肢端缺血多是由于微循环障碍所致。⑥血管杂音。动脉狭窄所引起的血管杂音是一个早期体征。早期发现、早期治疗，就可能避免或减弱动脉完全阻塞的进程。40% 以上的间歇性跛行患者中有腹股沟区血管杂音。当有轻度血管杂音时，令患者反复作下肢伸屈运动，来增加肢体的血液流量，如果能诱发出明显的血管杂音，有早期诊断意义。当动脉管腔完全闭塞后，血管杂音随之消失。

其他检查：①肢体位置试验。当动脉发生病变时，肢体远端因缺血而随肢体位置改变发生色泽变化。若肢体抬高，肢端皮色呈苍白色时，表明肢体缺血。苍白的程度、范围与血液循环受损的程度成正比。②趾（指）端皮肤压迫试验。又称泛红试验。对确定更远端动脉有无病变和判定肢体的缺血程度具有一定意义。肢体末梢循环正常时，皮色恢复时间多在 5 秒以内，如果超过 10 秒钟就说明该侧肢有缺血改变，严重缺血的肢体，皮色恢复到检查前的颜色，可在 1 分钟以上。

此外应注意患者的发育、营养、体质强弱、精神状态等。患者面色憔悴，消瘦无力，为久病气血耗伤所致。面色红赤，高热，意识模糊，常为肢体严重坏疽继发感染所致。应常规检查和结合病史注意心肺有无病变。腹部有无搏动性包块及血管杂音等。眼底检查可发现糖尿病眼底改变。这些特殊表现在系统查体时常可发现，有助于诊断。

2. 诊断标准

（1）有明确的糖尿病病史，或有血糖值高、尿糖阳性、酮体阳性等诊断糖尿病的生化检测指标。

（2）有发凉、怕冷、麻木、疼痛、间歇性跛行。皮色苍白或紫红，营养障碍性改变、静止疼痛等肢体缺血性表现。

（3）患肢足背动脉、胫后动脉搏动减弱或消失，甚至股 - 腘动脉搏动减弱或消失。累及上肢者，可有尺、桡动脉搏动减弱或消失。

（4）有足部溃疡或坏疽，常继发感染而呈湿性坏疽。严重者除局部红、肿、热、痛外，可有发热、淡漠、食欲不振等全身中毒症状。

（5）足部有周围神经病变者，有痛觉、温觉、触觉减退或消失；皮肤及皮下组织萎缩；夏科关节等。

（6）血液流变学检测示血液高黏滞状态；肢体血流图示肢体供血量降低；多普勒超声示血管弹性减低，血流量及流速减低等。

3. 疗效判定标准

（1）近期疗效标准：①临床治愈。糖尿病病情稳定，肢体临床症状基本消失，创面完全愈合，步行速度 100~120 步 / 分，能持续行走 1500m 以上；肢体末梢血液循环障碍及肢体血流图明显改善。②显著好转。临床症状明显改善，肢体创面愈合或接近愈合，步行速度同上，能持续行走 500m 以上；肢体末梢血液循环障碍及肢体血流图均有改善。③进步。临床症状减轻，肢体创面接近愈合或缩小，步行速度同上，能行走 300m 左右，肢体末梢血液循环障碍及肢体血流图有改善。④无效（包括恶化）。治疗一个疗程（三个月）后，症状及体征无进步或病情继续发作者。

（2）远期疗效标准（一年以上）：随访对象以近期疗效中的临床治愈及显著好转者为主。①优。一般情况下无自觉症状，能以上述步行速度持续步行 2500m 以上，能进行正常工作，包括一般体力劳动。②良。劳累后，天气变化及寒冷时仍有轻度临床症状，能以上述步行速度持续行走 500~1000m，能进行一般非体力劳动为主的工作。③差。肢体缺血症状比较明显，甚至发生溃疡或坏死，经继续治疗无效或截肢者。

四、辨证

1. 阴虚瘀阻型

患肢发凉，麻木，疼痛，腓肠肌痉挛不舒，间歇性跛行，皮色苍白或紫暗，干燥无汗，汗毛稀疏，脱落，舌质淡苔白，脉沉细，形体消瘦，伴见烦渴多饮、多尿、多食。血糖增高，尿糖阳性。

2. 气虚血瘀型

患肢畏寒怕冷，麻木发凉，皮肤枯槁，疼痛入夜加重，皮色苍白无华，紫暗或有瘀斑，汗毛脱落，爪甲不荣，舌淡紫有瘀斑，脉细涩，伴见形体消瘦，面容憔悴，疲乏无力，多饮，多食，多尿。血糖、尿糖增高。

3.热毒型

肢端坏疽，溃破流脓。剧烈疼痛，夜难入眠，部分患者虽坏疽严重但不疼痛，皮肤枯槁，肌肤甲错，脓腐恶臭，肢体肿胀，舌红，苔黄腻，脉滑数，形瘦神疲，面容憔悴，多饮、多食、多尿。血糖和尿糖增高。

4.阴阳两虚型

肢体发凉，畏寒怕冷，遇热痛减，遇寒加重，腰膝酸软，疲乏无力，伤口白腐，久不能敛，食欲不振，形体消瘦，舌质淡，脉沉细。血糖、尿糖增高。

五、治疗

（一）中医内治

糖尿病肢体血管病变病情复杂，早期发现、早期治疗是降低致残率和病死率的关键。唐祖宣总结长期临床实践经验，辨证治疗，取得了良好效果。

1.阴虚瘀阻型

治则：滋阴养血，活血通络。

方药：生地 24g，山萸、山药、泽泻、丹皮各 12g，茯苓、玄参、黄芪各 30g，川芎、赤芍、当归、知母各 15g。

2.气虚血瘀型

治则：益气养血、通络止痛。

方药：潞党参、茯苓、黄芪各 30g，川芎、丹参、赤芍、当归、水蛭各 15g，生地 24g，山药、丹皮、泽泻、红花、山萸各 12g。

3.热毒型

治则：清热解毒、凉血化瘀。

方药：当归、玄参、苡米、茯苓、蒲公英各 30g，金银花 60g，甘草 10g，苍术、黄柏、连翘各 15g，生地 24g，山萸、山药、丹皮、泽泻各 12g。

4. 阴阳两虚型

治则：温阳健脾，活血化瘀。

方药：金银花、黄芪各 60g，潞党参、云苓各 30g，金石斛 10g（另煎）、川芎、川牛膝、炮附片、丹参、当归、白术各 15g，甘草 12g。

（二）中医外治

1. 熏洗疗法

利用中药煎汤熏蒸和浸洗患肢，在肢体血管病变的治疗中已广泛应用。应严格控制水温，以患者感到适宜为度。对于肢体坏疽处在进展阶段或干性坏疽已稳定者，不宜应用熏洗疗法。

（1）阴虚瘀阻、气虚血瘀、阴阳两虚型。伸筋草、炮附子、苏木、刘寄奴各 30g，桃仁、川芎、红花各 15g，川椒 10g。将上述药物放入砂锅中，加水煎煮后滤去药渣，药液倒入盆中，熏蒸患肢，待水温适度后浸泡患肢，每日 1~2 次，30 天为 1 个疗程。

（2）热毒型。金银花、板蓝根、蒲公英、连翘各 30g，黄柏、黄连、丹皮、生甘草各 15g，用法同上。

2. 湿敷法

（1）黄马酊湿敷。清热解毒、消肿止痛，可消除炎症，减轻疼痛，控制感染。配制方法：黄连 100g，生马钱子 240g，加入 75% 酒精 1000ml 中泡一周后备用。用时取纱布数块，浸透药液，放在坏疽周围红肿部位，每日换药一次。用于溃疡、坏疽继发感染、周围炎症明显、疼痛剧烈者。

（2）654-2 加抗生素溶液。可抑制细菌生长，减轻局部组织水肿，改善微循环，控制感染等。配制方法：654-2 10mg 与氧氟沙星溶液 50ml 或妥布霉素 8 万~16 万 u 混合后备用。用时将药液浸透纱布，按创面大小剪裁，厚薄适度，盖敷创面内，每日或隔日一换。抗生素的选择须根据脓液培养加药敏试验结果确定，并经常更换，避免产生耐药性。适用于糖尿病坏疽继发感染，经清创引流后的创面敷盖和保护。

（3）表皮生长因子（EGF）湿敷。EGF 有启动细胞生长的有关基因的作用，通过激活创面细胞核内的细胞分裂链索，达到诱导细胞生长，促进创面愈合。

配制：EGF 10mg，庆大霉素 8 万 u 混合后备用。用时将纱布浸透湿敷，隔日 1 换。用于治疗糖尿病性坏疽，创面肉芽新鲜，上皮生长迟缓，迟迟不能愈合者。

（三）降血糖治疗

糖尿病是导致血管病变的原因，也是全身病理生理变化的基础，积极有效地控制糖尿病是治疗糖尿病肢体血管病变的基本原则。随着病情的变化，选择适当的治疗方法，才能取得较好的疗效。

1. 饮食治疗

这是一项基本治疗措施，任何类型和程序的糖尿病都应该长期进行这一治疗方法。

（1）饮食须定时定量。根据年龄、性别、个人生活习惯、职业等计算每日所需热量。男性比女性每天所需热量要高约 5%，青壮年比中年人、中年人比老年人各高平均 5%~10%，一般体力劳动者每日消耗 147~167kJ 热量，重体力劳动者每日需 167kJ 以上热量。孕妇、乳母、营养不良及消瘦者，或伴消耗性疾病者应酌情增加，肥胖者酌减，使患者体重保持正常体重的 95% 左右为宜。

（2）合理调整三大营养素的比例。合理安排和调整饮食中糖、脂肪、蛋白质三大营养素的比例，既达到治疗疾病的目的，又要满足人体的生理需要。在饮食结构上，碳水化合物的含量应占总热量的 50%~60%，但应限制蔗糖和含高浓度的甜食，应多食用含粗纤维较多的食品，如糙米、玉米、蔬菜等。蛋白质摄入过多可加剧早期糖尿病肾病，应占总热量的 12%~15%。高脂肪餐会升高血脂，尤其是饱和脂肪，是加速动脉粥样硬化，促进血管病变的原因，应控制在总热量的 30%~35% 以内。蛋白质占 12%~15%，不饱和脂肪占 30%~35%。

（3）热量的分配和计算。碳水化合物和蛋白每克可供热能 4cal，脂肪每克供热能 9cal。按体重和体力劳动强度计算出每日需要的总热量，即为一天的进食量。分为三餐或四餐，三餐热量分布为早 1/5；午、晚各 2/5；四餐热量分布为早 1/7，其余三餐各占 2/7。

2. 药物治疗

应根据不同的症状和体征选用降糖药物。

六、预防与调护

1. 预防

肢端缺血、微循环障碍、神经病变、外伤感染为糖尿病动脉硬化闭塞症的主要诱发因素，因此，病因预防在预防工作中至关重要。

（1）积极治疗糖尿病，稳定血糖。许多糖尿病患者对预后缺乏认识，不能坚持正规的治疗，对降糖药物的应用时断时续，且多长期不进行血糖监测，使血糖长期处于不稳定状态。控制糖尿病，稳定血糖是防治其并发症的基础，对糖尿病患者进行健康教育使之了解有关知识以便积极配合治疗是一项长期而艰巨的任务。

（2）防治动脉硬化。糖尿病患者易于发生动脉硬化，这是糖尿病患者发生肢体缺血的基础。通过积极地控制饮食、适量的体力活动，对肥胖患者采取减轻体重的措施，配合药物治疗有助于防止动脉硬化的发生和发展。

（3）避免肢体外伤。要让患者时刻警惕，防止肢体遭受任何形式的外伤，包括很轻的烫伤。对微不足道的皮肤外伤也要给予重视，积极正确的处理，以防并发感染而引起严重的后果。

（4）改变不良嗜好，严格戒烟，以免促使血小管痉挛而加重肢端缺血。

（5）保持足部的清洁卫生。预防感染，特别是霉菌感染，如足癣感染和甲沟感染等，易成为严重感染的开端。对皮肤皲裂者应经常使用愈裂霜等，防止裂口感染。

2. 护理

（1）生活调理。改善肢端血液循环及微循环，适当运动禁止吸烟，加强足部护理，防止感染受伤，局部保暖。

（2）饮食调理。合理分配膳食，严格控制高血脂、高胆固醇、高血黏度及各种导致动脉粥样硬化的不良因素。

（3）精神调理。对糖尿病动脉硬化闭塞症的患者，要进行心理护理。鼓励开导，使他们树立战胜疾病的信心，以积极的态度配合治疗。

积极有效的护理和治疗，就能预防和减少糖尿病肢体血管病变的发生，降低糖尿病肢体血管病变的致残率和病死率。

七、病案举例

1.阴虚瘀阻型

李某，男，55岁。1996年2月26日来诊。

[主诉] 双侧足趾紫绀疼痛已1个月，左足中趾干性坏死已10天。

[病史] 1995年12月，患者感双下肢发凉，麻木疼痛，双足足趾并发紫绀，左足中趾干性坏死，剧烈疼痛，先后用扩张血管、降血糖药物及益气化瘀中药等治疗，效果不明显。既往有陈旧性心肌梗死10年，糖尿病9年，尿糖持续在（++）~（+++）。

[检查] 形体消瘦，表情痛苦，心烦口渴，胸闷。心痛每天发作2~3次，双下肢发凉麻木，剧烈疼痛，足背、胫后动脉搏动均消失，双足足趾并发紫绀，左足中趾干性坏死。舌红苔薄黄，脉细数，查空腹血糖12.36mmol/L，尿糖（+++）。心电图检查提示陈旧性心肌梗死。血压140/100mmHg。

[甲皱微循环检查] 管袢总数8根，其中正常管袢2根，模糊不清，排列紊乱，动脉管袢145μm，静脉管袢160μm，血流速度200μm/s。

[西医诊断] 糖尿病性坏疽。

[中医诊断] 消渴脱疽，阴虚内热，气血瘀滞。

[治则] 益气养阴，活血化瘀。

[处方] 生地、黄柏各15g，山萸、山药、丹皮、泽泻、知母各12g，茯苓、银花各30g，黄芪60g，人参、桃仁、红花各10g。

外科处理：溃疡疮面清洁换药，另用红花60g，当归、乳香、没药、桃仁各15g，黄连30g，煎液外洗，每日1次。

服上方15剂，疼痛减轻，足趾紫绀渐转潮红，左足中趾趾端坏死好转，尿糖降为（++），继服上方30剂，静止痛消失，足趾色转红润，左足趾坏死脱落，足背、胫后动脉搏动恢复，行走1000m无不适感。

[结果] 甲皱微循环检查：管袢总数8根，其中正常管袢5根，排列较整齐，动脉管袢160μm，静脉管袢172μm，血流正常，血色暗红，动脉口径27μm，静脉口径42μm，血流速度320μm/s，临床治愈。

体会：久病多虚，患者久有糖尿病史，心烦口渴则气阴不足，阴虚则内热，导致阴津耗伤，脉络瘀阻，故以益气养阴，活血化瘀之剂，收到了预期的效果。

2. 气虚血瘀型

凌某，男，64 岁。于 1982 年 2 月 6 日诊治。

[主诉] 双下肢剧烈疼痛已两个月，足趾发黑坏死已半月。

[病史] 久患高血压、心脏病。1976 年脑血栓形成，现仍左半身不遂，语言謇涩，同年又发急性心肌梗死并发休克，经抢救好转。1978 年并发糖尿病，先后多次住院，已十余年不能工作。1981 年 11 月，原因不明突觉双下肢变色、发凉、麻木、疼痛。经某医院检查，诊断为"动脉硬化闭塞症坏疽"。继之双足渐呈暗紫色，疼痛剧烈不，彻夜难眠，双趾端坏死，服中西药无效。某院建议其截肢，患者不接受手术治疗，故求治于我院。

[检查] 形体肥胖，面色潮红，表情痛苦，双下肢踝关节以下紫暗，足趾紫黑，干性坏死，双足足趾端溃破，色暗黑。下肢腓肠肌肌肉萎缩，皮肤枯槁，汗毛不长，患肢无汗，双下肢足背、胫后、腘、股动脉搏动均消失。左半身偏瘫，言语不清。心绞痛频繁发作，每日 1~2 次。舌红、苔薄黄，脉弦滑数。心率 96 次 /min。血压 20/14.7KPa。实验室检查：血红细胞计数 4.6×10^{12}/L，血红蛋白 100g/L，白细胞计数 16.4×10^9/L，中性粒细胞 0.88，淋巴细胞 0.10，嗜酸性粒细胞 0.02，血小板计数 120×10^9/L，血沉 26mm/h，尿糖（++++）。心电图检查：陈旧性心肌梗死。

[诊断] 消渴脱疽（糖尿病坏疽），中风，胸痹。

[辨证] 素体虚弱，气血虚少，脉络瘀阻，发为坏疽。

[治则] 活血化瘀，益气养阴。

[处方] 川芎、降香各 15g，红花、红参各 10g，丹参、赤芍、当归、玄参、云苓各 30g，黄芪、金银花各 60g，桑寄生 20g，五味子、水蛭各 12g，三七参 5g（冲服）。

[结果] 服药 20 剂，静止痛减轻，肿胀消退。上方稍有增减，改服 85 剂后，双足踝关节以下退一层黑皮，左半身有力，可站立行走，静止痛消失，趾甲开始生长，趾端部脱黑皮 3 层，伤口愈合，心绞痛已不发作，血压 18.7/12.8KPa。实验室检查：血红细胞计数 5.4×10^{12}/L，血红蛋白 130g/L，白细胞计数 9.4×10^9/L，

中性粒细胞 0.87，淋巴细胞 0.12，嗜酸性粒细胞 0.01，血小板计数 $220 \times 10^9/L$，血沉 8mm/h；尿糖（++），心电图检查无改变。

体会：患者病程日久，阳虚及阴，气血虚少，脉络受阻，瘀滞不通；消渴日久，阴液大伤。其病机阴伤为本，脉络瘀阻为标。方用标本兼治之法，用冠心Ⅱ号活血化瘀，以红参、五味、玄参、黄芪益气养阴，疗效颇佳。

3. 热毒型

李某，女，60 岁，市民。2000 年 3 月 18 日初诊。

[主诉] 多饮多食消瘦三年，四肢麻木疼痛一年，坏疽五个月。

[病史] 患者三年前出现口干渴，多饮易饥多食，四肢无力，确诊为"消渴"病由于误治失治，身体日渐消瘦、便干，相继出现下肢麻木酸困，足部皮肤色泽潮红，双目昏花。1999 年 3 月趾部浮肿，紫红，疼痛。先在某医院就诊，内服中西药物（不详），静点脉络宁注射液，效果不佳，活动受限。1999 年 11 月底，左踇趾、跟部外侧起水泡如铜钱大，遂之溃破，呈湿性坏疽，灼胀疼痛剧烈，昼夜不能入睡，辗转于几家医院就诊，未见疗效，渐见踇趾湿性坏死，遂前来我院求唐祖宣诊治。患者精神疲惫，口干渴无味，多饮，夜眠差，大便干结，小便短频赤。性情急躁，嗜食辛辣肥甘。

[检查] 体温 36.4℃，心率 86 次/分，呼吸 19 次/分，血压 21.0/12.0kPa。形体消瘦，面色黧黑，表情痛苦。四肢麻木酸困，趾部湿性坏疽，紫绀，灼热疼痛，足背部浮肿，肢体肌肉及皮肤营养差，脱屑，趾甲肥厚干燥不长，口干渴多饮，足背胫后动脉搏动不能触及。舌质紫暗，苔厚腻微黄，舌底脉络色暗红，脉弦滑。血白细胞计数 $14.6 \times 10^9/L$，WS 26.7%，WM 5.5%，WL 67.8%。总胆固醇：10.0mmol/L，甘油三酯 3.67mmol/L，血糖 9.0mmol/L。尿糖（+++）。心电图检查：窦性心律。

[中医诊断] 消渴脱疽（湿热毒盛）。

[西医诊断] 糖尿病坏疽（Ⅲ期Ⅰ级）。

[治则] 滋阴生津，清热化瘀。

[处方] 金银花 60g，生地 24g，山药 15g，山萸肉、云苓各 12g，玄参、当归、草石斛、丹参、苡仁、连翘各 30g，赤芍 20g，甘草 10g。

医嘱：低糖低脂饮食，畅情志，卧床休息，禁烟酒。中药每日 1 剂，水煎，日服三次。

外科处理：以三黄酊外敷。

二诊：3月26日，服养阴清热化瘀之品，并配合外科常规处理坏疽，坏疽灼胀剧痛较前改善，分界线不清，足背浮肿消退，精神改善，夜能眠3小时左右，纳食尚可，大便正常，小便短赤，舌质紫红，苔厚腻而不黄，脉弦滑。

三诊：4月2日，患者精神尚可，夜能眠3小时左右，坏疽灼胀剧痛已缓解，坏死组织已局限，但分界线仍不清，有少量渗出物，足部浮肿消退，色泽潮红，饮食不多，口干渴苦改善，大便正常，小便频短赤，舌质紫红，脉弦缓。查总胆固醇：6.97mmol/L，甘油三酯2.47mmol/L，血糖7.89mmol/L。

四诊：4月8日，趾部坏死组织已分离，疼痛缓解，渗出血色脓液较多，但清创不彻底。下一步治疗后可停二次清创。患者精神、夜眠尚可。大便正常，小便频短赤。舌质紫，苔厚腻，脉弦缓。

五诊：4月12日，患者精神尚可，夜能眠4小时左右，坏死已清创，渗出不多，仍有部分死骨残留，疼痛缓解，足背皮肤色泽仍差，不能下床活动，饮食增加，二便同前，舌质淡紫，苔厚腻改善，脉弦缓。

六诊：4月15日，患者精神好转，坏疽疼痛明显减轻，创面渗出不多，肢体活动较前有力，足背、胫后动脉不能触及，皮肤色泽改善不明显，二便及舌脉同前。

七诊：4月26日，患肢皮肤色泽逐渐好转，疼痛基本缓解，伤口渗出减少，创面肉芽组织良好，有愈合迹象。精神良好，夜能入眠，饮食、二便正常，舌脉同前。查总胆固醇：6.82mmol/L，甘油三酯1.43mmol/L，血糖8.0mmol/L。

八诊：5月6日，患肢伤口周围肉芽组织良好，能下地活动，皮肤干燥好转，温度改善，精神佳，二便正常，夜能入眠，舌质红，苔白腻，脉弦滑。

九诊：5月15日，患者自觉麻木酸困及疼痛明显好转，色泽温度改善，能下地活动，伤口逐渐愈合，精神良好，夜间睡眠好，二便正常，舌质红，苔白腻，脉滑数。

十诊：5月30日，患者麻木酸困症状消失，灼痛消退，足部无浮肿，色泽恢复正常，肢体营养良好，趾甲开始生长。查总胆固醇：5.22mmol/L，甘油三酯1.45mmol/L，血糖8.03mmol/L，尿糖（++）。临床近期治疗显著好转。

体会：患者消渴日久，气血津液亏耗，燥热内盛是其根本。患者平素性情急躁，五志过极，且饮食偏味，嗜好辛辣，脾胃积热，湿热内蕴，郁久化热，消渴日久，毒邪入络，瘀血阻滞，四末失养。消渴日久，后天失养，清窍失充，而见双目昏花等。舌质紫暗，苔厚腻微黄，脉弦滑，皆乃有湿热瘀，气阴两亏之象。综观舌脉表现，属本虚标实证。虚则气阴两虚，实则湿热内盛，辨证为湿热毒盛型。故治以清热托毒兼扶正，方用自拟养阴活瘀汤，此方有养阴清热，益气化瘀的作用，服药后患者外周血管扩张，动静脉痉挛缓解，微循环表现管袢长度增加，血流量增高，供氧情况改善，故临床症状改善明显，局部组织生长加速，创口愈合顺利，对消渴脱疽有很好的治疗效果。

4. 阴阳两虚型

秦某，男，61岁，干部，1994年4月13日初诊。

[主诉] 尿频量多，消瘦五年，左下肢麻木，发凉，疼痛三月。

[病史] 患者有消渴病史五年，间断服些 D860，消渴丸，及中药（不详）治疗，尿糖（++）~（+++），血糖 6.0~8.10mmol/L 之间，经常仍出现四肢无力，口干欲饮，舌燥，视物模糊，腰膝酸软。今年元月中旬，渐见左下肢怕冷，发凉，麻木，酸困，伴间歇性跛行，足前部皮肤色泽潮红，继之趾部出现针刺样疼痛，活动受限，遂于2月9日以"神经炎"住进当地县医院，静点脉络宁，青霉素等，治疗一段，效果不显，下肢疼痛、酸困、麻木症状加重，肢体活动无力，触及发凉，遂于今日来我院门诊治疗。患者纳食尚可，夜眠虚烦不得安眠，大便干结，小便频数多白沫。1983年发现患"冠状动脉硬化性心脏病"，时有心悸胸闷气短乏力等症，未患过肝炎，无外伤病史。

[检查] 患者神志清楚，营养中等，发育良好，精神疲惫，面色白。左下肢发凉，麻木，酸困，趾部针刺样疼痛，伴间歇性跛行，足前部色泽潮红，皮肤干燥，趾甲增厚干燥不长。足背胫后动脉搏动消失，肢体肌肉弹性差。血常规：Hb: 130g/L，WBC: 9.8×10^9/L，Sg: 0.72，LC: 0.28。尿常规：淡黄色透明尿，蛋白（−）镜检：（−）。尿糖：晨尿（+++）。血糖：空腹，10.10mmol/L。心电图：①异位心律。②心房纤颤伴室内差异传导。甲皱微循环示：微动脉血管痉挛，血管弹性差，畸形管样增多，迂曲，扭绞，微血流时快时慢。血

色暗红，排列紊乱血流呈絮状流。

[西医诊断] 糖尿病坏疽。

[中医诊断] 消渴脱疽（阴阳两虚）。

[治则] 滋阴清热活瘀。

[处方] 生地 30g，山萸、山药、甘皮、知母、黄柏、泽泻各 12g，当归、水蛭、丹参各 30g，云苓 15g，黄芪 45g，全蝎 10g，蜈蚣 3 条，红花 10g，川牛膝 25g。

医嘱：低糖低脂饮食，禁烟酒、长距行走和久站立。中药每日 1 剂，水煎，日服 3 次。

二诊：4 月 18 日，患者精神不振，腰部酸软，趾部夜晚疼痛发作同前，活动肢体无力，扣之肢体不温，夜眠差，纳食尚可，小便频数。

三诊：4 月 30 日，肢体麻木酸困症状缓解，趾部疼痛较前明显减轻，近几日疼痛发作次数减少，肢体温度改善，但足部色泽仍潮红，腰部酸软已消，口干好转，大便稀，小便短数，舌质红紫，苔腻，脉弦滑。

四诊：5 月 12 日，肢体麻木酸困症状改善，跛行好转，趾部疼痛显著减轻，肢体温度明显增高，活动较前有力，夜能眠，腰部不舒感已消，纳食尚可，大便稀，小便频短，舌质紫，苔蕴腻，脉弦滑。

五诊：5 月 20 日，趾部疼痛基本消失，足背部皮肤色泽仍现潮红，无汗出，活动同前有力，麻木酸困感同前，跛行消失。患者精神纳食尚好，二便同前，舌质淡紫，苔蕴腻，脉象弦滑。复查微循环较前显著改善，临床观察效果满意，有治愈迹象。

六诊：5 月 31 日，患肢麻木酸困症状已显著减轻，趾部疼痛近几日未见发作。肢体温度同健侧相比稍差，足前部皮肤色泽已转淡，趾甲见生长，但足部已汗出，夜能眠，饮食尚可，大便成形，小便短，舌质淡紫，苔厚腻，脉象缓。

七诊：6 月 15 日，患者精神良好，触及肢体温度增高，麻木酸困症状显著减轻，趾部疼痛已消失，肢体活动有力，趾甲明显生长，但肌肉弹性仍差，是背胫后动脉搏动不及，口干已缓解，小便短，夜能眠，舌质淡紫减轻，苔厚腻，脉象缓。

八诊：6 月 19 日，患者精神良好，肢体症状稳定，临床近期治愈。

体会：患者年老，原有消渴病史 5 年，现以肢体怕冷，发凉，麻木酸困，跛行，趾部疼痛，足背胫后动脉不及为主症，伴有尿频量多，口干欲饮，腰脚膝酸软，视物模糊，皮肤干燥等，符合中医消渴脱疽诊断，属阴阳两亏型。由于患病消渴日久，肝肾阴虚，阴损及阳，阳虚运血无力，肢体失于温煦濡养则邪气乘虚而入，阻滞气血运行，脉络涩滞，血瘀气滞，故见肢体怕冷发凉，不通而痛，脉搏消失之表现；肝肾阴虚，肝之疏泄过度，肾之固摄失常，津液直趋于下，津不上承，而见口干欲饮，尿频量多；腰为肾之府，为肾所主，膝为筋之府，为肝所主之，筋骨失养，而见腰膝酸软无力；肝肾精血不能濡润清窍，故视物模糊；水谷精微不能营养于四肢肌肤，故皮肤干燥，肌肉萎缩等。阴虚则生内热，见虚烦不得眠，舌脉之象均为阴虚内热之象。综观脉症，实为消渴日久，阴液耗伤，故以养阴活瘀而获效。

第四节　论治多发性大动脉炎

多发性大动脉炎是主动脉及其主要分支的多发性、非化脓性炎症疾病，又称高安病、无脉症、主动脉弓综合征、突发性主动脉炎和不典型主动脉缩窄、大动脉炎综合征等。由于受累动脉产生狭窄或闭塞及狭窄前后动脉瘤样扩张，而导致病变部位器官组织出现缺血表现。

中医学中尚无多发性大动脉炎的病名记载，但根据其临床表现，应属"心痹""脉痹""血痹""眩晕"等疾病范畴，缺血严重而发生坏疽者，又归属于"脱疽"的范畴。《内经》有："痹在于脉则血凝而不流""脉涩曰痹""心痹者，脉不通"之论。后世《奇效良方》："脉痹，血道壅塞。"《医学心悟》曰："伏脉不出者，寒气闭塞也。"

本病是一种自身免疫性血管炎，属风湿病与四肢血管疾病范畴。好发于年轻女性，发病年龄多为 20~30 岁，世界各地均有发病，以日本、朝鲜、印度和我国等亚洲国家多见，但总体发病率较低。本病不仅限于主动脉及其分支动脉，而且中等动脉亦可受累。其主要症状为：桡动脉搏动消失（无脉），间歇性跛行，头晕目眩，视力下降，严重者可出现失明。

一、临床表现

本病好发于女性。发病年龄以 20~30 岁居多，近年来移至 30 岁以后发病者逐渐增多，病程可长达 20 年以上，呈慢性进行性改变。发病初期有低热、胃纳减退、疲劳乏力、游走性关节疼痛、乏力、血沉增快等，重者持续高热、颈根、胸腹部疼痛，随着病情发展，大血管狭窄或闭塞，则出现肢体缺血症状。

1. 病变类型特点

根据受累血管不同，可将其分为四种类型：

（1）头臂动脉型。本型患者的血管病变主要是疾病侵犯无名动脉、颈动脉、椎动脉、锁骨下动脉，引起头部和上肢供血不足。当无名动脉或颈动脉及椎动脉狭窄或闭塞时，就会出现脑缺血症状，重者并发脑梗死或脑出血。脑缺血的表现为头晕、头痛、耳鸣、重听、晕厥、视力障碍，当起立或行走时视力模糊或视力丧失，也可有羞明、复视、一过性黑蒙、眼球萎缩、瞳孔散大、白内障等，严重者有记忆力减退、失眠、多梦、精神障碍、发作性昏厥、偏瘫、抽搐、失语、面肌萎缩、鼻尖溃疡、鼻中隔穿孔、牙齿和头发脱落、眼球萎缩、失明等。当无名动脉或锁骨下动脉狭窄或闭塞时，则出现上肢供应不足的症状，患肢疲乏无力，手指发凉、怕冷、麻木、酸痛，肢体苍白、肌肉萎缩，体检时可发现患肢动脉减弱或消失，血压测不出或血压低，表现为无脉症。如果锁骨下动脉近端阻塞，可出现锁骨下动脉"窃血综合征"，从而加重脑缺血，产生一过性头晕或晕厥，此型患者当头部急剧改变位置时，出现颈动脉窦反射亢进症（晕厥、缓脉、低血压、心律不齐）。

血管杂音：在颈部两侧或锁骨上窝可以听到收缩期吹风样或连续性血管杂音，向头部方向传导，响度有时达到 III ~ IV 级。其强度并非与病变成正比，严重狭窄血流减少时杂音反而减弱，有时一侧颈动脉闭塞或高度狭窄时，由于对侧动脉血流量增加而产生杂音。

（2）胸腹主动脉型。本型患者的血管病变主要累及胸主动脉和腹主动脉；大多导致降主动脉的狭窄或闭塞，由于心脏的外周血管阻力明显增加，下肢的血流量明显减少，以及心脏负荷增加，因此，临床上表现为上肢高血压和下肢供血不足。

上肢高血压可有：头痛、头胀、头昏、心悸气短等；下肢低血压伴下肢供血不足，见下肢发凉怕冷，麻木酸困，伴见间歇性跛行，皮肤温度降低，血压降低或测不出，严重者可发生心功能不全。常患肢脉搏减弱或消失，心底部或背部肩胛间区、腹部剑突下等部位可闻及血管杂音，并向下传导；患者心脏可代偿性扩大，左心室壁明显增厚，胸部 X 线片可见肋骨下缘侵蚀，食管钡透见食管壁左侧呈两个压迫现象，即主动脉弓及狭窄后扩张的主动脉压迫所致。

（3）肾动脉型。本型患者的血管病变主要侵犯肾动脉狭窄部位多在单侧或双侧肾动脉起始部，近腹主动脉 1/3 处，当肾动脉狭窄至 1/2 以上时则发生高血压，四肢血压显著增高，且为顽固性高血压，舒张压较收缩压增高更明显，脉压差小，自觉视力障碍、头痛、眩晕、心悸气短，严重者发生高血压心脏病、左心衰竭、脑出血、肾功能衰竭等，在患者的脐部上方两侧、脊柱两侧的腰背部可闻及收缩期血管杂音，眼科检查呈高血压性眼底改变。宇田氏分期：第Ⅰ期视网膜血管扩张期；第Ⅱ期视网膜小血管瘤期；第Ⅲ期视网膜血管吻合期；第Ⅳ期并发症期，瞳孔散大，虹膜萎缩，视网膜脱离，白内障等。

（4）肺动脉型。此型患者的血管病变主要累及肺动脉，因为动脉周围有丰富的侧支循环，所以缺血症状不明显，很少出现呼吸道症状，病变严重者可在活动后出现气短、阵发性干咳、间断咯血，肺动脉瓣区可听到收缩期杂音，肺动脉瓣关闭不全或肺动脉闭塞引起肺动脉高压或肺水肿者少见。本型多与胸腹主动脉型混合存在。

（5）混合型。本型患者的血管受累范围较广，临床表现，可同时出现以上各型的症状和体征。早期多为局限性病变，随着病情的逐步发展，演变为多部位病变。混合型较多见，约占本病的半数以上。

以上临床表现，对机体危害最大的是脑缺血症及高血压，是导致病情恶化和死亡的主要原因。

2.临床分期

根据病变发生发展的过程，临床上可将本病分为 3 期。

（1）急性期（活动期）。见于疾病早期或慢性炎症期的复发活动期，主要表现为全身症状：发热、疲乏无力、盗汗、食欲减退、体重减轻、肌肉酸痛、关节疼痛、病变血管疼痛、结节性红斑等关节疼痛或非畸性关节炎。实验室检查有白细胞增高，抗链"O"与α1或γ球蛋白值升高，血沉快，CRP阳性，抗主动脉抗体效价增高。可持续数周至数月。在早期尚未形成动脉狭窄与缺血症状时容易误诊其他疾病，如风湿热、心肌炎等，直至出现明显动脉狭窄所引起的组织器官缺血症状或体征时方到医院就诊，此时可能已是慢性炎症期。此期若同时伴有以上全身症状和实验室检查阳性结果，则提示患者已是慢性炎症期的再发活动期。

（2）迁延期（缓解期）。当急性期症状消失后，病变累及的动脉壁仍有抗原抗体反应性炎症在缓慢进行，呈长期慢性炎症反应阶段。实验室检查中的阳性所见亦可恢复正常。病程中活动期与缓解期交替存在，时有反复。此期主要表现为缺血症状与体征，其严重程度取决于受累血管部位和病变程度及侧支循环代偿情况等。

（3）稳定期（瘢痕期）。疾病活动消失，受累动脉壁瘢痕纤维化，导致管腔狭窄或闭塞。临床表现特点因受累动脉部位不同及狭窄程度而有较大差异，主要表现为缺血征，轻者可正常生存，重者可出现心、脑、肾等重要脏器功能衰竭而导致死亡。

二、辅助检查

利用辅助检查，可以对此病进一步确诊，常用的检查有血液检查、尿与肾功检查、心电图、超声心动图、超声血管检测、眼底检查、脑血流检测、血液流变学检查、X线检查、发射型计算机断层摄影（ECT）、抗内皮细胞抗体（AECA）和血栓调节素（TM）测定等。

1.实验室检查

（1）血液检查：病变早期和活动期血常规可有红细胞沉降率增快、白细胞数轻度增高，血浆α1及γ球蛋白升高，抗链"O"增高，抗主动脉抗体滴度升高，CRP增高；少数病例出现抗核抗体阳性，类风湿因子阳性，IgA、IgM和循环免疫复合物（CIC）增高，补体C3下降。稳定期患者有轻度贫血、血浆白蛋白减少，抗主动脉抗体阴性，IgG升高等。血小板计数、出凝血时间及凝血酶原时间均正常。

（2）尿与肾功检查：少数患者尿蛋白阳性，或有管型。肾动脉病变严重时可有肾功能减退，尿液检查可有异常发现。血清尿素氮（BUN）和血清肌酐（Cr）增高，肾脏B超可示肾脏萎缩。同位素肾图检查可见病变侧肾脏有缺血性改变（血管期呈低平曲线或抛物线形）。肾盂静脉造影适用于肾动脉狭窄者，表现为患者肾脏不完全显影或显影迟缓，肾脏体积缩小等改变。

2. 心电图

当高血压持久或病变累及主动脉瓣、冠状动脉时，心电图可显示心室肥大、ST-T改变、心肌损害，心律失常或心肌梗死等。

3. 超声心动图

可见心瓣膜损害，心肌肥厚，心脏扩大，主动脉弓及其分支动脉管径狭窄或闭塞。

4. 超声血管检测

各种类型的超声波血管检测仪或测定动脉直径、搏动强度、血流量和血流速度，以及动脉管壁增厚、管腔狭窄的部位和程度、腔内血栓赘生物等，是常用的首选非创伤检查方法。

5. 眼底检查

颈动脉受累者眼部缺血，可发现视网膜供血不足、变性或萎缩病变。眼底改变的发生率约为8%~12%，其变化分为3期：第一期（血管扩张期），可见视盘发红、动静脉扩张、瘀血、静脉管腔不均、毛细血管新生、小出血、小血管瘤，虹膜玻璃体正常；第二期（吻合期），可见瞳孔散大、反应消失、虹膜萎缩、视网膜动静脉吻合形成，周边血管消失；第三期（并发症期），表现为白内障、视网膜出血和剥离等。

6. 脑血流检测

颈动脉病变者脑血流测定显示脑部血流量减少、血流速度改变。

7. 血液流变学检查

本病多表现全血黏度与血浆黏度增高，红细胞电泳时间延长。

8. X线检查

（1）胸腹部平片：胸腹主动脉狭窄患者可见主动脉结突出，降主动脉内收，动脉搏动减弱或消失，动脉壁不规则，狭窄动脉段近端可见动脉扩张或动脉瘤，心脏扩大，肺血减少，偶可见到主动脉壁钙化。

（2）动脉造影：动脉造影表现管腔呈粗细不均或比较均匀的向心性狭窄或堵塞，主动脉分支病变多侵犯开口部近心端，降主动脉可广泛或局限狭窄，冠状动脉入口处狭窄，肺动脉呈多发性狭窄，故可确定病变部位、范围、程度，具有确诊价值。阳性率较同位素及超声检查高，但目前尚不能作为诊断常规，仅适用于有手术指征的患者或疑难病例。

9. 发射型计算机断层摄影（ECT）

单光子发射计算机断层（SPECT）是一种敏感性高的非创伤性检查方法，能分层显示内脏的形态、病理特点、器官的血流、组织的灌注情况等，笔者曾测定24例大动脉炎患者的肺动脉灌注显像，结果22例患者有不同程度的肺段血流灌注减少，表明本检查方法对诊断肺动脉病变有意义。

10. 抗内皮细胞抗体（AECA）和血栓调节素（TM）测定

近年来国外文献报道，测定AECA和能反映血管内皮细胞损伤的TM，可早期反映本病的病原学及作为疾病活动程度的监测指标。

三、诊断标准及疗效判定标准

1. 诊断标准

（1）单侧或双侧肢体出现缺血症状：发凉、怕冷、无力为主，伴动脉搏动减弱消失，血压降低或测不出，或两侧肢体脉压差 >2.5kPa（15~20mmHg），或上肢血压高于下肢血压。

（2）头部缺血症状：眩晕（特别是仰头时），昏厥发作，视力障碍，颈部血管痛，伴有颈动脉搏动减弱或消失，颈部闻及动脉血管杂音。

（3）顽固性高血压症状：头痛、眩晕、胸闷、气短等，并在腹部脐周或腰部肾区闻及Ⅱ级以上的血管杂音。

（4）在颈部、锁骨上区、背部、腹部闻及动脉血管杂音（女性腹部勿加压即可闻及），伴相应缺血征。

（5）全身症状：急性期（早期）或再发活动期，有全身发热、关节或肌肉疼痛、倦怠、皮肤结节性红斑、血沉快、CRP阳性、γ-球蛋白增高、抗链"O"增高，原有缺血症状、体征加重。

（6）具有典型高安眼底改变。

（7）动脉造影、超声多普勒、ECT等检查证明，受累的头臂动脉和下肢动脉显示狭窄或闭塞，降主动脉、腹主动脉呈缩窄表现。

2. 疗效判定标准

（1）临床治愈（完全缓解）：活动期表现消失，缺血症状与体征明显改善或消失，血沉、抗链"O"、CRP等实验室检查恢复正常，可恢复全日工作。

（2）显效：活动期表现消失，缺血症状与体征部分改善或消失，实验室检查（血沉、抗链"O"、CRP）恢复正常，能参加部分工作。

（3）有效：活动期表现减轻，缺血症状和体征部分改善，尚不稳定，实验室检查结果有好转。

（4）无效：症状和体征无改善或病情进展。

四、辨证

1. 热毒型

身热心烦躁，肌肉关节疼痛，失眠多梦，体倦乏力，口干渴喜冷饮，大便燥结，小便黄赤，舌质红苔薄黄，脉微弱或无脉。

2. 瘀热阻络型

形体消瘦，面色青黑，口唇紫暗，头昏头痛，胸闷身困，胃脘胀痛，不思饮食，舌质紫，挟有瘀斑，舌苔黄厚腻，脉微弱，无脉或脉数。

3. 气虚血瘀型

头晕目眩，失眠多梦，心悸气短，倦怠无力，肢体发凉，麻木酸痛，舌质淡苔薄白，脉沉细或无脉。

4. 肝肾阴虚型

腰膝酸软、心烦失眠、肢体麻木、倦怠乏力、口干咽燥、多梦健忘、头晕目眩、下肢跛行、四末不温、月经量少色暗或闭经，舌红或舌尖红，少苔，脉细数或弱或无脉。

5. 脾肾阳虚型

腰膝酸软、肢体发凉、麻木、身困无力、脘痞纳少、腹胀便溏、畏寒喜暖、神疲健忘、头晕气短、经期腹痛、面色苍白，舌淡体胖苔白，脉微细或无脉。

五、治疗

1. 热毒型

治则：清热解毒，活血化瘀。

方药：玄参20g，金银花、黄柏、当归、连翘、水蛭、丹参、赤芍各15g，黄芪、板蓝根、公英各30g，苍术、甘草各10g，1日1剂，水煎服。

2. 瘀热阻络型

治则：通瘀泻热。

方药：水蛭、大黄、桂枝、红花各15g，虻虫6g，桃仁10g，云苓30g。

3. 气虚血瘀型

治则：益气养血，化瘀通脉。

方药：黄芪50g，桂枝、当归、赤芍、川芎、水蛭各15g，干姜、桃仁、红花各10g，大枣5枚，1日1剂水煎服。

4. 肝肾阴虚型

治则：滋补肝肾，活血通脉。

方药：白芍、玄参、生龙牡、生地各20g，麦冬、水蛭、当归、丹参各15g，五味子12g，甘草10g。1日1剂水煎服。

5. 脾肾阳虚型

治法：温阳健脾，益气活血。

方药：炮附子、干姜、甘草各10g，桂枝、潞党参、鹿角胶、茯苓、白术、水蛭各15g，黄芪50g，山药20g。1日1剂水煎服。

六、预防与调护

大动脉炎是一种慢性进行性疾病，早期确诊与合理治疗是取得疗效的关键。影响预后的主要因素是高血压，有效控制高血压，改善心、脑、肾的血液供应，将可提高生命质量，延长生命。

（1）多发性大动脉炎急性期或慢性炎症期再发活动期患者有头晕、头痛、晕厥、发热、身痛、无力等症状，应卧床休息，离床活动应有专人看护，以防止意外发生。此期女性患者不能生育，以免加重病情，对母婴不利。慢性缓解期轻者病情相对稳定时可生育。

（2）饮食应以温热性或温补性食物为主，少食生、冷、寒、凉性食物。根据个人喜好应多食姜、葱、牛肉、羊肉等，可兼服当归生姜羊肉汤（羊肉500g，生姜30g，当归30g，炖服）。怕冷患者应少食寒凉性食物。

（3）生活要规律，以适应四季变化。春、夏、秋天气暖和，宜早起到室外散步、做操、打太极拳等相对较缓和的运动，以调节气血运行，注意劳逸结合。冬季天气寒冷应注意保暖。

（4）愤怒、忧愁、焦虑、悲伤、惊吓等情绪均可引起病情变化，要保持健康的精神状态，乐观良好的稳定情绪，以提高抗病能力。适时地进行自我心理调整，树立战胜疾病的信心，积极配合治疗，使药物长期发挥最大效能。

（5）对有肢体缺血如无脉，发凉、麻木、酸困无力，间歇性跛行等症状的患者，有条件做正负压治疗，也可间歇扎止血带，以促进肢体血液循环，改善肢体缺血症状。逐渐增加活动量，同时注意缺血肢体保暖，根据天气变化增减衣服。晚睡前可用温热水浸泡手足。

（6）经常自我监测脉搏、血压，观察治疗效果。如有异常及时与医生取得联系，以便尽快诊治，及早康复，防止发生脑梗死、脑出血等并发症。

（7）出院后定期复查。在医生指导下用药，坚持合理治疗，防止病情迁延。

七、病案举例

1. 瘀热阻络型

刘某，男，54岁，教师。于1978年9月11日住院治疗。

[病史]因左上肢动脉搏动消失，合并头昏、头痛、眼花、胸闷，故而赴上海某医院检查，确诊为"大动脉炎"。后曾昏厥多次。先后住院一年余，曾用补益气血药物及西药治疗效果不明显。有结核病史。

[检查]形体消瘦，面色青黑，口唇紫暗，精神萎靡。舌质紫暗、挟有瘀斑，舌苔黄厚腻。少腹部硬满，扪之疼痛。左上肢腋、肱、尺、桡动脉消失，血压测不到，肌肉萎缩，发凉、麻木、酸胀；右上肢及双下肢动脉搏动正常，右寸口脉沉数。

[诊断]脉痹（多发性大动脉炎）。

[辨证]瘀热阻于血脉。

[治则]通瘀泻热。

[处方]水蛭、大黄、桂枝、红花各15g，虻虫6g，桃仁10g，云苓30g。

[结果]上方服后，泻下黏黑如胶之便，扪之不碎，少腹硬满减轻。继用上方，先后共服80剂，舌质瘀斑已去，舌苔转薄黄，左上肢腋、肱动脉搏动恢复，尺、桡动脉已能触及，但仍沉细。血压已能测到，右寸口脉沉细。继以化瘀养阴药物调治，诸症减轻。

体会：多发性大动脉炎属中医学脉痹的范畴，盖脉为血府，脉中水谷之精气，流注经络，灌溉脏腑，游行四肢，灌注百骸，若气血脏腑发生病变，其脉必受影响，此病为气血瘀阻、脉络不通所致。

方中诸药皆有破血行瘀之功，大黄、桃仁合用，推陈出新，润滑血脉；水蛭、虻虫血肉有情之品，通利血脉，使里热清，瘀血去，气血利，脉道通；更加桂枝、红花、云苓活血通阳祛湿，以加强抵当汤通瘀泻热之力。诸药合用，取得了较好的疗效。

2.气虚血瘀型

杜某，女，16岁，学生。于1998年8月8日就诊。

[主诉]全身乏力，双上肢发凉、麻木、酸胀三月。

[病史]患者于1998年6月不明原因出现全身乏力，双上肢发凉、麻木、酸胀，经常头昏头晕，视力模糊，双眼常有一过性黑障现象发生。起初认为是临近考试，劳累过度所致，未予在意，请假三天在家休息。但休息三天后症状日渐加重，且出现失眠多梦现象，在某镇卫生院治疗，服用中西药物（用

药不详）治疗半月未见效，后未继续治疗。一周来症状又有所加重，患者不堪所扰，遂来院就诊。发病以来，精神不振，四肢倦怠无力，伴心悸气短，头晕头昏。

[检查] 形体消瘦，面色萎黄。双上肢发凉，自感麻木、酸胀，双手色泽苍白。视力下降，模糊不清。颈总动脉及双臂肱动脉搏动明显减弱，双侧桡动脉搏动不能触及，双上肢血压测不出。眼底检查示眼部缺血。舌质淡，苔薄白。血白细胞计数 12.8×10^9/L，血红蛋白 140g/L，红细胞计数 3.8×10^{12}/L，血小板计数 170×10^9/L。血沉 100mm/h。尿常规：尿蛋白（+++）。抗"O"正常。心电图：ST 段改变。多普勒超声：两侧颈总动脉供血较差，流速偏低。

[西医诊断] 多发性大动脉炎。

[中医诊断] 无脉证（气血两虚，瘀阻脉络）。

[治则] 益气养阴，补血活血。

[处方] 黄芪 30g，党参、生地、麦冬、五味子、当归、丹参、牛膝各 15g，白芍、桂枝、水蛭各 10g。

医嘱：避免上肢过度用力。中药每日 1 剂，水煎，日服 3 次。

二诊：8 月 19 日，患者精神状态较好，头昏头晕、心悸气短、视物模糊等症状显著减轻，上肢麻木、发凉时间缩短，颈动脉搏动较前有力。治宜气阴两补，活血化瘀，自拟方药如下：黄芪 30g，党参、生地、麦冬、五味子、当归、丹参、赤芍各 15g，桃仁、红花、水蛭各 10g。

三诊：9 月 5 日，头昏头晕、心悸气短、视物模糊等症状消失，饮食增加，四肢发凉、麻木、酸胀等症状基本消失，但上肢活动仍无力，双侧桡动脉搏动不及。

四诊：9 月 30 日，患者饮食正常，一般情况良好，双侧桡动脉搏动不及，四肢活动有力，但活动后偶有麻木酸胀。

五诊：10 月 10 日，患者全身症状消改善，但消失动脉仍不能触及，视力恢复正常。眼底检查示眼部缺血症状改善。查血白细胞 8.5×10^9/L，红细胞 3.9×10^{12}/L，血沉 15mm/h，尿蛋白（+）。多普勒超声：两侧颈总动脉供血基本正常。临床治疗好转。

体会：本案是以益气活血通脉为法。本病气血两虚、脉络血瘀是常见证候，特别是在慢性稳定期更为多见。临床常见患者面色苍白无华，神疲倦怠无力，胸闷气短，肢体发凉、麻木、酸痛，活动后加重，舌质淡、苔薄白，脉细无力或无脉。治以补气养血，活血通络。分析患者的临床表现，属于气虚的症状较多，如易疲劳，上肢麻木酸软，无脉搏，肌肉无力或萎弱，皮肤苍白或发凉等。根据西医学的病理病机，辨病属动脉狭窄或闭塞，认为是气虚血瘀，气虚则血行无力鼓动，血滞则经络瘀阻，血少则肌萎，气虚而昏厥，应用大剂补气药，佐以活血化瘀。以往在治疗本病时曾运用活血化瘀、祛风通络除湿中药治疗，疗效不佳，就是忽略了"补气"个重要环节。本患者是气血两虚，挟瘀阻络所致，故治以益气养阴，补血活血。方中重用黄芪以补气，使气旺血行，祛瘀而不伤正。党参补脾益肺生津，生地滋阴清热，麦冬养阴益胃，五味子益气生津，当归味甘而重为补血上品，气轻而辛，既能补血，又能行血，补中有动，行中有补。丹参活血化瘀，白芍、桂枝和营通痹，水蛭活血通络，上药合用，使气足而血动，血动则脉通。

3. 肝肾阴虚型

丁某，女，28岁，干部。2000年8月10日初诊。

[主诉] 双侧桡动脉不能触及，头昏、乏力一年。

[病史] 患者于一年前不明原因出现全身乏力，头晕目眩，心悸气短，低热，体温37.5℃，经常盗汗，四肢关节酸痛，双侧桡动脉不能触及，疑为结核病，到某市结核病防治医院检查后排除为结核病，按"风湿热"进行治疗，服用中西药物（具体用药不详）治疗1个月，症状未能控制。后辗转几家医院治疗，先后诊断为"风湿热""心肌炎"等，服用中西药无数，但一直未能取得满意疗效，症状时轻时重。7月中旬以来，症状加重，出现视力模糊，四肢关节酸痛无力，神疲乏力，心悸气短，常在午后发热，体温37.5℃左右。于今日来我院就诊于唐祖宣，发病以来，神疲纳呆，腰膝酸痛，心悸气短。

[检查] 形体消瘦，面色萎黄。四肢软弱无力，双上肢桡动脉搏动不能触及，血压测不到。在颈部两侧、锁骨上窝可触及震颤，听诊时可闻及血管杂音，性质为收缩期吹风样，响度达Ⅲ级。眼底检查示：眼部缺血。舌质红，苔薄黄，脉无。血白细胞计数 12.5×10^9/L，红细胞计数 3.8×10^{12}/L，血小板计数 180×10^9/L。尿常规：尿蛋白（+++）。抗"O"正常。心电图：ST段改

变。血沉：60mm/h。多普勒超声：两侧颈总动脉供血较差，流速偏低。血管造影：主动脉广泛狭窄，病变累及两侧颈总动脉。

［西医诊断］多发性大动脉炎。

［中医诊断］脉痹。

［治则］滋补肝肾，活血通脉。

［处方］当归、生地、玄参、赤芍各30g，丹皮、茯苓、牛膝各15g，水蛭、甘草各10g。

医嘱：肢体保暖。中药每日1剂，水煎，日服3次。

二诊：8月26日，患者头昏头晕，四肢酸软无力症状减轻，低热症状消失，双侧桡动脉搏动仍不能触及，血压测不到，舌苔同前，此乃气虚血瘀。处方：当归、黄芪、生地、玄参、赤芍、麦冬各30g，丹皮、茯苓、牛膝各15g，水蛭、甘草各10g。

三诊：9月11日，患者视力增加，双侧桡动脉搏动仍不能触及，血压可测及，为8.0/6kPa。四肢关节酸痛症状消失，心悸气短症状得以显著好转。尿蛋白（+）。继服上方。

四诊：10月20日，经过两个多月的治疗后，两侧桡动脉不能触及，四肢症状消失，患者精神状态较佳，已恢复正常工作。眼底检查：眼部缺血明显改善。实验室检查：血白细胞计数 8.5×10^9/L，红细胞计数 4.2×10^{12}/L，血小板计数 200×10^9/L。血沉12mm/h。尿常规及心电图均正常。多普勒超声：两侧颈总动脉供血基本正常。临床治疗好转。

体会：本案治疗采用了养阴活血法。此类患者临床多见头晕头痛，烦躁多梦，低热或午后潮热，周身关节酸痛，肢体酸痛无力或麻木，舌质红，苔薄白，脉细数或无脉。其病机为肝肾阴虚内热，血脉瘀阻。患者肝肾阴虚生内热，故盗汗，低热或午后潮热；外邪乘虚而入，阻遏脉络，气血凝滞，故肢体酸痛乏力，关节疼痛。治宜滋阴肝肾，活血通脉。常用当归、白芍、生地、玄参、麦冬、五味子、水蛭、丹参、甘草。本病发病之初，正气虚弱，血脉痹阻，故以当归补血汤、四物汤等化裁，扶正为先，待气阴恢复，病情好转后，按气虚血瘀论治，逐渐增加活血化瘀之品，收到较好疗效。

4. 脾肾阳虚型

孙某，女，20 岁，农民。2003 年 7 月 20 日诊治。

[主诉] 双上肢乏力，发凉麻木困痛一年，加重 3 个月。

[病史] 患者一年前劳累后感双上肢乏力，且发凉、沉困、麻木，桡、尺动脉消失。因症状不明显，未予以治疗，病情时轻时重。3 个月前，症状加重，沉困、麻木、疼痛，色变苍白，后经某医院检查，诊断为"多发性大动脉炎"，服激素药及血管扩张药物治疗，均无明显好转。于今日来我院就诊于唐祖宣。现面色苍白，纳呆气短，神疲乏力，头晕头昏，腰膝酸软。

[检查] 双上肢抬举无力，手指发凉、麻木、肤色苍白，活动后加重，不能参加体力劳动。手指肌肉萎缩。双侧桡、尺、肱动脉搏动均消失，血压测不到。在颈部两侧、锁骨上窝可触及震颤，听诊时可闻及收缩期吹风样杂音，向头部方向传导，响度达 III 级。舌质淡，苔白，脉无。血白细胞计数 13.8×10^9/L，中性粒细胞 0.74，淋巴细胞 0.20，单核细胞 0.02，嗜酸性粒细胞 0.01，杆状细胞 0.03，血红蛋白 140g/L，红细胞计数 3.9×10^{12}/L，血小板计数 164×10^9/L。血沉 30mm/h。抗"O"正常。微循环检查：甲皱血管管袢轮廓模糊，排列紊乱。血管管袢总数 8 根，其中正常 2 根，畸形 6 根，管袢口径短而细，血色暗红。血流速度 192μm/s，血液流态呈虚线。血管运动计数 10 次/s。心电图：心室肥大，ST 段改变，为异常心电图。

[西医诊断] 多发性大动脉炎。

[中医诊断] 脉痹（脾肾阳虚，寒凝血瘀）。

[治则] 温阳益气，活血化瘀。

[处方] 炮附片、当归、白术、桂枝、党参各 15g，云苓、丹参、黄芪、白芍各 30g，红花 10g，川芎 12g。

医嘱：避免上肢过度用力。中药每日 1 剂，水煎，日服 3 次。

二诊：1 月 28 日，服上方 10 剂后，头晕头昏、神疲乏力等症状明显改善，患肢血压、脉搏无明显改善。

三诊：2 月 18 日，双侧桡、尺、肱动脉搏动不能触及。患者一般情况良好。处方：炮附片、桂枝、当归、白术、云苓各 15g，丹参、党参、黄芪、白芍各 30g，红花、水蛭各 10g。

四诊：3月6日，患肢症状较有又有改善，方药不变。

五诊：3月27日，患者面色红润，饮食增加，精神状态良好，双上肢抬举有力，发凉、沉困、麻木等症状消失，但活动后症状又偶有发生。双侧桡、尺、肱动脉搏动不及。

六诊：4月5日，症状完全消失，但双上肢桡、尺、肱动脉搏动不能触及，可参加轻体力劳动。实验室检查：血白细胞计数 8.7×10^9/L，中性粒细胞 0.72，淋巴细胞 0.25，嗜酸性粒细胞 0.02，单核细胞 0.01，血小板计数 180×10^9/L，血沉 10mm/h。微循环检查：甲皱血管管袢清楚，排列整齐，管袢总数 8 根，其中正常 6 根，畸形 2 根。管袢口径仍短，血色淡红，血流速度 550μm/s。血液流态正常，血管运动计数 12 次/s。心电图检查正常。临床治疗好转。

体会：本例属脾肾阳虚，寒湿内侵，脉络受阻所致。患者脾肾阳虚，不温四末，故肢体发凉、怕冷；寒凝经脉，气血不行，肢体失养，则麻木、乏力；腰为肾府，肾虚则腰膝酸软；元阳不足，血脉失于温煦，故面色苍白；脾阳亏虚则纳呆，肾不纳气则气短。舌质淡、苔白等均为脾肾阳虚之象。治宜温阳益气，活血化瘀。临床治疗此类型多发性大动脉炎，常用炮附片、当归、白术、桂枝、党参、云苓、丹参、黄芪、白芍等，这是唐祖宣治疗本病脾肾阳虚型的经验方。方取炮附片温阳益气治其本，加当归、黄芪、桂枝益气通络，使阳气得通，血脉流畅；党参补脾生津，云苓健脾利湿，党参、白术、云苓相伍，以健脾化湿，鼓舞气血生化之源，丹参活血化瘀，共奏温阳益气，活血化瘀之功，临床以此方为基础，辨证加减，疗效显著。

第五节　论治动脉硬化闭塞症

动脉硬化闭塞症（ASO）是全身动脉粥样硬化在四肢血管的局部表现，多见于 45 岁以上的中老年人。男性多于女性，常并发高血压、冠心病、脑血管病和糖尿病等。其病变为大中动脉管壁粥样斑块形成继发血栓形成导致动脉管腔硬化、狭窄、闭塞，使肢体出现发凉、麻木、疼痛、间歇性跛行、肢体营养障碍，甚至坏疽等慢性或急性缺血表现。

动脉硬化闭塞症属中医学"脉痹""脱疽""血瘀"的范畴。《素问·平人气象论篇》称"脉涩曰痹"。《素问·痹论》指出"痹……在于脉则血凝而不流"。对动脉硬化所形成的脱疽，在治疗上强调"疏其气血，令其条达"的治疗原则。《素问·调经论》认为"气血不和，百病乃变化而生"，《素问·阴阳应象大论》指出："审其阴阳，以别柔刚，阳病治阴，阴病治阳，定其气血，各守其乡，血实宜决之，气虚宜掣引之""坚者决之，客者除之……结者散之，留者攻之……"其后我国各时期外科著作多有"脉痹""脱疽""血瘀"的记载，《诸病源候论》《千金翼方》《外科发挥》《医宗金鉴》等医学文献中，都对"脉痹""脱疽""血瘀"产生的病因病机、临床症状及治疗等方面进行了较系统的论述。

近年来，随着人们生活水平提高，饮食习惯和结构的变化，以及社会的老龄化，该病的发病率有不断增加的趋势。该病初期临床症状不十分明显，多不易引起注意，待发展到晚期，较难治愈，其致残率高，死亡率占四肢血管病首位，因此对动脉硬化闭塞症的预防与治疗已日益受到医学界的关注和重视。

一、病因病机

本病总因脉络闭塞，气血凝滞所致。中老年人脏腑功能渐衰，气血津液不足，血虚脉道不充，气亏推动乏力，加之肝失疏泄，则血流不畅，肺气不足，则气难敷布，脾失健运，精微不化，痰浊内生，肾气不足，脏腑无以温煦，寒湿中生，出现气阻血瘀，脉络闭塞之症。饮食不节，本病患者不乏肥胖之人，"肥者多痰"，"百病多由痰作祟"，尤其平素喜酒，嗜食肥甘者，更易招致痰湿内扰，《外科正宗·脱疽》曰："夫脱疽者，外腐而内坏也，此因平昔厚味膏粱，熏蒸脏腑，丹石补药，消烁肾水"，《疡科心得集》亦有"脱疽者……此由膏粱厚味，醇酒炙煿积毒所致"的论述，故饮食不节，损伤脾胃，痰浊内生，气机不畅，气血失调，脉道受阻而患此疾。近年来诸多学者对闭塞性动脉硬化症病因的认识颇见差异，如奚九一氏认为：病因乃由老年脾胃之气渐衰，或甘脂厚味，痰湿内生，痰瘀凝滞脉络所致；潘建中氏认为：内因气虚乏力难以推动血流畅行于脉道，导致血流缓慢或凝结，外因寒邪侵袭经脉所致。唐祖宣认为：高龄正虚，禀赋不足为本病发病之根本，寒冷刺激为发病诱因，由于正气不足，导致脏腑功能失调，气血运行不畅，一旦寒邪侵入，"寒气入经而稽迟，泣而不行"，使血脉挛急，经络阻塞郁久为瘀，气血不通，四末失荣，诸症丛生，随着病情发展，郁久化热，伤及阴血，阳热之症相继产生，临床症情复杂，虚实互见，虚则正气虚，实则脉道实。《诸病源候论》记载："疽者，五脏不调所生也……若喜怒不测，饮食不节，阴阳不和，则五脏不调，营卫虚寒，腠理则开，寒客经络之间，经络为寒所折，则营卫稽查留于脉……营血得寒则涩而不行，卫气从之与寒相搏，亦壅遏不通……故积聚成疽，发于足趾，名曰脱疽。"

二、临床表现

动脉硬化闭塞症的临床表现取决于肢体动脉闭塞的速度与程度，以及侧支循环建立的程度。动脉管腔逐渐缩小，阻塞速度比较缓慢，随之侧支循环也相继建立，临床缺血症状多比较轻微；相反，主干血管阻塞速度迅速，侧支循环不能及时、完善建立，临床缺血症状多比较严重。以中年以上男性多见，坏疽范围广泛。初期多发生于足趾及足跟部，随着病情继续时展，坏疽逐渐向上扩展，累及足部和小腿，超过膝关节者少见，具体表现为以下几种情况。

（1）腹主动脉分叉处闭塞：此类患者发病年龄较轻，在55岁以下，男性较多见。发病后，有双侧间歇性跛行、双下肢乏力，在男性多有阴茎不能勃起。股动脉、腘动脉搏动减弱或消失。由于病程长，良好的侧支循环能够建立，皮肤的温度和足部皮色改变不明显；在疾病早期，多不出现皮肤营养改变，病程5~10年后，可发生下肢皮肤营养障碍，及小腿皮肤发绀，最终发生坏疽。

（2）髂股动脉闭塞：闭塞的部位常见于髂总动脉起始处，临床主要症状为间歇性跛行，疼痛部位在臀部大腿内侧，以及下腰背部，患侧股动脉搏动减弱或消失，足部皮肤温度降低。

（3）股腘动脉闭塞：股动脉为最常受累的部位，常开始于膝关节后面的内收肌管。当股动脉闭塞时，小腿部肌肉供血不足，可出现间歇性跛行、足部畏寒怕冷、腘动脉搏动减弱或消失。

（4）胫前和胫后动脉闭塞：单纯的其中一支动脉闭塞，通常不引起典型的临床症状，但长时期的胫后动脉闭塞，可引起足部、甚至小腿肌肉缺血，而发生间歇性跛行，胫后动脉、足背动脉搏动减弱或消失。

（5）足趾动脉闭塞：足趾皮肤呈苍白色、紫绀、足部缺血，后期出现皮肤营养障碍，静止痛和坏疽。

三、辅助检查

应做此病的基础检查，如血常规、尿常规、粪常规、心电图、胸片或腹平片、生化检查。还应做血浆脂蛋白及其检测、血管内皮细胞功能检查、血小板数量和功能的检测、血凝抗凝及纤溶系统实验室检查、临床血液流变学及相关检查和周围血管病的无损伤检查。如阻抗血流图、光电容积血液图、连续多普勒超声法、经皮氧分压测定、微量元素检测、微循环检查、超声检查、放射性核素检查、磁共振成像检查、X线平片检查、数字减影血管造影检查、计算机体层摄影检查、血管造影术检查。

四、诊断

1. 诊断标准

中国中西医结合学会周围血管疾病专业委员会制定的动脉硬化闭塞症的诊断标准，可概括为以下4条：①肢体缺血表现：间歇性跛行或持续性疼痛，伴有发凉怕冷，皮色苍白或紫绀，或有组织营养障碍、缺血性溃疡及坏疽，动脉搏动减弱或消失；②辅助检查支持肢体缺血并有动脉硬化特点：PPG显示重搏波消失，或B超显示有动脉硬化斑块，或X线平片显示有动脉壁钙化或有硬化斑块；③血管造影显示动脉硬化的特征：动脉腔呈偏心性不规则狭窄或呈串珠样改变，或有斑块影，或管腔呈虫蚀样，或血管迂曲；④有其他部位动脉硬化的表现，如冠状动脉粥样硬化、脑血管硬化、眼底动脉硬化及颞动脉硬化血管迂曲。具备上述两条即可诊断为动脉硬化闭塞症，具备3条以上则为典型的动脉硬化闭塞症。

2. 临床分期

根据病情表现的轻重，唐祖宣将肢体缺血性疾病分为3期。

（1）局部缺血期，为疾病的初期阶段。因动脉病变尚轻，肢体组织缺血不明显，患者主观症状少且轻微，多表现为患肢远端的发凉怕冷，麻木感，或轻度胀痛和不适，出现间歇性跛行症状。随着病变不断进展，缺血程度逐渐加重，以上症状则表现得更加明显。但多数患者由于有较好的侧支循环建立，使组织缺血得以代偿，病情可以长时间保持稳定状态。皮肤颜色可正常或略苍白。肢体动脉搏动存在，但有减弱。也可能动脉搏动消失，这是动脉硬化闭塞症区别于血栓闭塞性脉管炎的一个特点：患者可能股动脉搏动消失而无明显的自觉症状或症状比较轻微。

（2）营养障碍期。在第一期病变的基础上继续发展，肢体缺血程度进一步加重，组织缺血较为严重，出现营养障碍性改变，表现为静止痛，夜间加重，肢体冰凉，皮色明显苍白或紫绀，或出现瘀点、瘀斑。动脉搏动多消失。同时患肢常有慢性肢体缺血所引起的组织改变，如趾（指）甲生长缓慢或停止生长，或增厚干燥，或形成嵌甲。皮肤薄而光亮，皮下脂肪组织消失。肌肉萎缩，足趾瘦削。此期若得不到正确的治疗，即可很快出现肢体的溃疡或坏疽而进入第三期。

（3）缺血坏死期，是肢体动脉硬化闭塞症的晚期表现。由于动脉闭塞，侧支循环建立不良，或在原来缺血的基础上继发血栓形成加重了供血不足，组织因严重缺血而发生坏疽；或因局部防护不当，如用热敷或热水烫洗等局部加热处理，或外用有腐蚀性的药物，致组织溃破，或继发感染而形成坏疽。缺血性坏疽多呈干性，常开始于1个或数个足趾，坏死发展较缓慢。若一发病即是全部的足趾甚至半足坏死，说明肢体在短期内发生了严重缺血，多为继发血栓形成或动脉栓塞。若缺血合并感染而形成感染性坏疽，坏疽呈湿性，可很快扩展到足踝甚至小腿部，患者多伴有发热、出汗、食欲减退等全身中毒症状。

根据坏疽和溃疡的部位可分三级：Ⅰ级坏疽：溃疡只位于趾（指）部；Ⅱ级坏疽：溃疡延及跖趾（掌指）关节或跖掌部；Ⅲ级坏疽：溃疡延及全足背（掌背）或跟踝（腕）关节以上。

3. 发病类型

临床上根据发病的经过不同，可将本病分成3种类型：①慢性阻塞：肢体缺血症状逐渐出现和加重。②在慢性阻塞和动脉高位狭窄的基础上又有新的血栓形成，致使慢性缺血的肢体突然出现急性缺血症状和发生坏疽。③急性阻塞：患者过去从无肢体缺血症状表现，在动脉粥样斑块上形成急性血栓栓塞，致使肢体突然发生广泛严重的缺血和坏疽。

以上临床类型以第一种较为多见，由于病程缓慢进行，有一定的侧支循环建立以代偿部分组织血供，因此，发生坏死时间较晚。但此种类型由于病程长，血管阻塞的范围常较广泛，往往是长段的血管闭塞，血供仅靠侧支血管来维持，一旦出现严重的缺血，治疗常较困难，药物治疗需时长，疗效差，手术治疗由于远端缺乏满意的流出通道效果不够理想，甚至无法手术。第二种和第三种类型由于在动脉硬化的基础上又发生急性动脉血栓形成，侧支循环来不及建立，造成肢体急性严重缺血，病情发展迅速，若得不到及时正确的治疗，常在短期内发生广泛的坏疽而不得不截肢甚至死亡。但若在早期能明确诊断，及时采取手术治疗，取栓或取栓加转流，常能收到较好的效果。

五、辨证

1. 阳虚瘀阻型

患肢发凉、麻木、酸胀、疼痛、感觉障碍、间歇性跛行，皮色苍白无泽，汗毛稀疏，创伤后不易愈合，舌质紫，苔淡白，足背、胫后动脉搏动减弱。

2. 气虚血瘀型

患肢发凉、肢端持续固定性疼痛，夜间尤甚，遇寒更甚、得热则舒，间歇性跛行。患肢皮肤紫暗或肢端有瘀斑瘀点，肢端皮肤营养障碍，可有趾（指）甲增厚不长，汗毛稀疏，肌肉萎缩，皮肤干燥，脱屑，光薄无泽。舌暗或有瘀点、苔白润，脉弦涩或弦细。

3. 热毒型

患肢酸胀麻木、烧灼疼痛，遇热痛甚，得凉痛减，剧痛难忍，局部皮肤紫黑、溃破，红肿热痛，胀多味臭，腐肉不鲜，或伴舌质红绛，紫暗，苔黄燥，脉数。

4. 阴阳两虚型

患病日久，气血耗伤，肢体发凉，怕冷，创面肉芽淡白，全身畏寒，腰膝酸软，神疲乏力，食少纳呆，大便溏薄，小便清长，舌质淡，苔白，脉沉细迟。

六、治疗

（一）中医内治

1. 阳虚瘀阻型

治则：温阳益气、活血化瘀。

方药：炮附片（先煎）、黄芪各30g，蜈蚣3条，水蛭、麦冬、丹参、当归各15g，细辛、五味子、人参、红花、当归、甘草各10g。

2. 气虚血瘀型

治则：益气通络、活血化瘀。

方药：黄芪45g、当归、潞党参、丹参各30g，川牛膝、赤芍、麦冬、水蛭各15g，地龙12g，红花、五味子、甘草各10g。

3. 热毒型

治则：清热解毒、活血化瘀。

方药：金银花60g，玄参、黄芪、蒲公英各30g，当归、石斛、黄柏、麦冬各15g，知母、甘草、大黄、五味子、人参各12g。

4. 阴阳两虚型

治则：益气温阳、活血化瘀。

方药：麦冬、炮附片、桂枝、人参、丹参、水蛭、当归各15g，五味子12g，黄芪、石斛各30g，桃仁、红花、甘草各10g。

（二）中医外治

1. 熏洗疗法

患肢怕冷、发凉、麻木、胀痛、间歇性跛行，或伤面虽已愈合，肢体仍发凉、怕冷、麻木，呈现阳虚瘀阻症状时，可用温阳益气、活血通络之剂进行熏洗。川芎、红花、乳香、没药各15g，炮附片、当归各30g，桂枝20g，伸筋草45g，加水3000ml，煮沸后冷却到适宜温度，每日熏洗1~2次，每次30分钟。

坏疽已形成且局限，坏死组织尚未清创，疮面脓性分泌物较多的热毒型患者，可采用清热解毒的药物进行熏洗。如大黄、黄连、黄柏各15g，蒲公英、苦参、金银花、地肤子各30g，加水3000ml，煮沸后冷却至适当温度熏洗患处。

患肢形成慢性溃疡，伤面长期不愈合者及气虚血瘀及阴阳俱虚的患者，应用益气通络、活血化瘀药：桂枝、炮附片、黄芪、伸筋草各30g，地龙、乳香、没药、川芎、红花、赤芍、刘寄奴各15g，加水2000ml煮沸后冷却至适当温度后熏洗。

禁忌证：①肢体严重缺血，侧支循环尚未建立，坏疽处于发展阶段，病情尚未稳定者。②肢体干性坏疽，坏死组织局限者。③熏洗1~2次后伤口疼痛加剧，肉芽组织生长不鲜者。

2.涂擦法

红灵酒：生当归（切片）、肉桂（捣碎）各60g，花椒、红花、干姜（切片）各30g，细辛、樟脑各15g。取95%乙醇1000ml，将以上药物浸泡在乙醇内7日后，过滤药液，用棉棍蘸红灵酒涂擦发凉皮肤，每日2~3次，每次20分钟。适用于阳虚瘀阻型、气虚血瘀及阴阳俱虚型。

注意事项：开放伤口切勿涂擦药液。

（三）手术治疗

适用于伴有严重静止痛、症状呈进行性加剧，有产生溃疡或坏疽可能者。可根据动脉阻塞位置、程度和范围，采用人造血管或自体大隐静脉旁路移植，或剥脱血栓内膜以疏通流向患肢的动脉血流。

七、预防与调护

情绪是人类对外界刺激而产生的适应反应，是人体的一种防卫本能。情绪可分为积极情绪和消极情绪。积极情绪包括喜悦、欢乐、愉快、喜爱、满意、舒畅等。消极情绪包括忧愁、愤怒、悲伤、惊恐、痛苦、委屈、惊惶失措、不满、不安、嫉妒等。情绪好坏直接影响人的生命活动。《素问·上古天真论》指出："恬淡虚无，真气从之，精神内守，病安从来，是以闲志而少欲，心安而不惧。"清除各种烦恼，可永葆健康。在动脉硬化闭塞症的发病过程，情绪有着至关重要的作用。

医学研究证明，长时间过度紧张、人间矛盾、家庭严重纠纷、过度兴奋，对高血压、冠心病、外周血管都有很大影响。长时期的情绪波动，如：生气、惊吓、忧愁、疑虑、相思、愤恨会促使机体下丘脑 – 垂体 – 肾上腺轴系统发生变化，外周血管长时期处于收缩紧张状态。

因此，要保持乐观的情绪、井然有序的工作方法、坚韧不拔的工作作风、知足常乐，意和气畅的心态。此外吸烟对人体的危害在动脉硬化的病因内已经论述，应力争戒烟，少量饮酒，增加体育运动治疗动脉硬化。

八、病案举例

1. 阳虚瘀阻型

李某，男，67 岁，退休工人。2002 年 3 月 1 日就诊。

[主诉] 双下肢麻木、发凉、剧烈疼痛三月。

[病史] 2002 年初，患者病因不明出现双下肢发凉、麻木、酸困，疼痛，活动后加重，继而足趾端青紫，遂入某医院住院治疗，症状时轻时重。后被诊断为"下肢动脉硬化闭塞症"，内服活血化瘀药物等治疗无效。有 40 年吸烟史。2002 年 3 月 1 日来我院就诊于唐祖宣。

[检查] 形体消瘦，面色黧黑，表情痛苦。双下肢发凉、麻木，疼痛，遇冷加重，间歇性跛行。双足背、胫后动脉搏动消失，皮肤枯槁，肌肉萎缩，趾甲不长，汗毛脱落，患肢无汗，扪之冰冷。舌质淡、苔薄白，脉沉细。心率：80 次 /min。血压 130/80mmHg。血白细胞计数 11.2×10^9/L，中性粒细胞 0.85，淋巴细胞 0.13，单核细胞 0.02。血小板计数 86×10^9/L，血沉 8mm/h。总胆固醇 8.2mmol/L，甘油三酯 3.1mmol/L。彩色超声多普勒检查：动脉内壁可见大小不等、形态各异的强回声结节，管腔与正常值比较有狭窄。心电图检查：窦性心律、心房肥大。

[西医诊断] 下肢动脉硬化闭塞症。

［中医诊断］老年脱疽（阳虚瘀阻）。

［治则］温阳益气，活血化瘀。

［处方］炮附子15g，黄芪、党参、麦冬、当归、丹参各30g，细辛6g，水蛭、干姜、炙甘草各10g。

医嘱：清淡饮食，勿过劳，禁烟酒、长距行走和久站立。中药每日1剂，水煎，日服三次。

二诊：3月12日，双下肢发凉、麻木、疼痛等诸症减轻。但双下肢仍无力，上方加怀牛膝15g，其他方药及用量不变。

三诊：3月26日，患肢发凉、麻木症状较前有所减轻，患肢虽有疼痛，但疼痛程度轻，皮肤温度回升。

四至五诊：4月10日，诸症好转。4月20日，疼痛消失，麻木发凉已明显好转，汗毛、趾甲开始生长，但足背胫后动脉仍不能触及。实验室检查：血白细胞计数 7.4×10^9/L，中性粒细胞0.72，淋巴细胞0.26，单核细胞0.01，嗜酸性粒细胞0.01，血小板计数 102×10^9/L，血沉15mm/h；总胆固醇5.0mmol/L，甘油三酯1.7mmol/L。血压122/75mmHg。彩色超声多普勒检查示：动脉彩色血流充盈良好，边缘整齐。心电图检查仍为"左心室肥大"。

体会："老年脱疽"是一种老年下肢动脉硬化闭塞性疾病，由于肢体缺血缺氧而易发生下肢坏疽，因此病易和其他周围血管病相混淆，容易误诊，为了严格鉴别诊断，故提出"老年脱疽"这一病名。

温阳益气、活血化瘀是治疗本病的基本法则之一。在本案治疗中，突出了"温阳"和"化瘀"这样两个关键点。本病本虚标实，气虚、阳虚是本，寒凝、血瘀是标，根据中医学"温则消而去之""气行则血行""瘀者化之"的理论，治宜标本兼治，即温阳益气，活血化瘀。在具体治疗中，唐祖宣视病情的不同阶段采用了相应的治疗方法。如四肢麻木疼痛，重者选用活血化瘀益气温阳之品，如桃仁、红花、炮附子、当归、黄芪、丹参、赤芍；郁久化热溃破者酌用清热解毒之品，如金银花、玄参、板蓝根等；四肢发凉、苍白紫绀者以温阳益气为主，以达强心通脉、活血化瘀之功，但必须根据治病求本的原则，加用三七、丹参、赤芍、川芎等活血化瘀之品，以祛除血管中之沉渣。

2.气虚血瘀型

孙某，女，67岁，农民，2000年3月19日就诊。

[主诉] 左下肢发凉、麻木、疼痛两月，加重三天。

[病史] 两个月前患者自觉左下肢发凉，麻木酸困，活动后加重。足趾部色泽苍白，继之趾端出现针刺样疼痛，入夜疼痛加重，影响休息，先后在当地辗转治疗（未明确诊断），内服中药（不详），并服用去痛片，静注丹参注射液，病情有增无减，于三天前趾端关节疼痛加剧，变色紫暗，活动受限，夜不得眠。患病以来患者精神不振，胃脘隐痛，呕不思食，大便不成形，小便短。既往有胃脘痛病史5年。

[检查] 表情痛苦，面色萎黄，形体消瘦，肌肤干燥，目珠不黄，眼睑微浮，声音低沉，神疲乏力。左下肢发凉，麻木酸困，左足趾端皮肤色泽紫暗，疼痛剧烈，尤以夜间为甚，肢体肌肉弹性差，皮肤干燥脱屑，趾甲肥厚，干燥不长，活动受限，左足背有一硬币大小瘀斑。足背、胫后动脉搏动减弱。舌质暗淡，苔薄白，舌底脉络色暗，脉细弱。眼底视网膜动脉硬化。T 36.4℃，血压128/83mmHg，心率80次/分，呼吸18次/分。白细胞12.3×10^9/L，血红蛋白125g/L。总胆固醇6.9mmol/L，甘油三酯2.6mmol/L。心电图检查无异常。超声多普勒检查：左股动脉狭窄，血流不通，左下肢动脉硬化明显。

[西医诊断] 下肢动脉硬化闭塞症。

[中医诊断] 老年脱疽（气虚血瘀）。

[治则] 益气通络，活血化瘀。

[处方] 黄芪60g，当归、潞党参、玄参、丹参各30g，桃仁、红花、赤芍、地龙、水蛭、元胡各15g，甘草10g。10剂。

医嘱：禁烟酒、长距行走和久站立，忌外伤。中药每日1剂，水煎，日服三次。

二诊：3月30日，患者精神差，下肢发凉、麻木症状减轻，但夜晚疼痛仍剧，胃纳仍差。服上药后未见不舒。

三诊：4月12日，患者精神改善，左足疼痛基本消失，左足背瘀斑面积缩小，色泽好转。胃脘不痛，原方去元胡。

四诊：4月22日，凉痛麻木症状基本消失，间歇性跛行较前改善，舌脉同前，纳食增加，二便正常，夜眠质量可。

五诊：5月1日，左足趾疼痛及间歇性跛行消失，左下肢及足部转温，无麻木发凉现象。实验室检查：白细胞 9.3×10^9/L，血红蛋白130g/L。总胆固醇5.9mmol/L，甘油三酯2.1mmol/L。超声多普勒检查示：动脉血流充盈良好，边缘整齐。临床近期治愈。

体会：本例患者属气虚血瘀型。患者年老肝肾已亏，气虚血瘀，患肢失去濡养，不通则痛，其病在血脉，病理机制为气血凝滞，血脉阻塞所致。由于气虚血瘀，经脉阻塞不通，故有肢体发凉、怕冷、麻木、疼痛、间歇性跛行；气血瘀闭不通而有持续性固定性疼痛，夜间尤其加重；血瘀于肌肤则见皮色紫红、青紫、瘀斑、瘀点；气血不达四末，筋脉失养而有肢端营养障碍。舌质淡，苔薄白，脉细弱均为气虚血瘀之象。此型多属于Ⅱ期下肢动脉硬化闭塞症，严重者肢体缺血、缺氧，可能发生肢体坏疽。

方中黄芪益气健脾以益四肢肌肉，当归补血活血，丹参、桃仁、红花、川芎、赤芍活血化瘀舒筋，水蛭化瘀通络止痛。诸药合用，通而不伤正，补而不留滞，共奏活血化瘀，行气通络之效。现代药理研究也证明黄芪、当归等能调节免疫功能，改善周围血液循环，增加机体耐缺氧能力，丹参、红花、赤芍等能解除血管痉挛，使毛细血管网开放增多，改善微循环，促进侧支循环建立，并能降低全血黏稠度，促进血栓溶解。

3. 热毒型

肖某，男，70岁，农民，2000年3月27日就诊。

[主诉] 右下肢发凉、麻木、酸困疼痛一年，坏疽两月。

[病史] 患者于1999年3月出现右下肢发凉、麻木、酸困，活动及劳累后加重，足部变色苍白。因未及时治疗而逐渐加重，出现足趾部疼痛，入夜加重，跛行明显。虽屡经治疗，一直未见好转。两月前因涉冰雪，症状再次加重，右足第二趾呈湿性坏疽，在当地卫生院行趾骨清除术，伤口未愈合（具体药物治疗情况不详）。一月前右足大踇趾颜色渐变并溃烂，呈湿性坏疽，足背肿胀，彻夜疼痛，难以入眠。发病以来，患者精神不振，情绪低落，眠差纳呆，大便干，小便短赤。嗜烟，好辛辣，于今日来我院就诊。

［检查］形体消瘦，表情痛苦，面色黧黑，肌肤无华。右下肢发凉、麻木、酸困，肌肤不温，趾甲肥厚不长，汗毛稀疏。右足第二趾疮口未愈，仍有脓液流出。右足大踇趾趾端湿性坏疽，呈暗黑色，灼胀疼痛，足前部色泽潮红，足背浮肿，活动受限。舌质红，苔黄腻，边尖有瘀斑，脉弦滑。血液流变学检查：血球压积80%，全血黏度8.1，全血还原黏度18.9，血浆黏度3.4，红细胞电泳时间25.5s。心电图示：窦性心律。超声多普勒检查：右股动脉狭窄，血流不通，右下肢动脉硬化明显。

［西医诊断］下肢动脉硬化闭塞症（Ⅲ期Ⅰ级）。

［中医诊断］老年脱疽（湿热毒盛型）。

［治则］清热解毒，化瘀除湿。

［处方］金银花、黄芪各45g，当归、玄参、薏苡仁、白芍各30g，苍术、黄柏、桃仁、红花、山药、甘草各15g。

医嘱：清淡饮食，禁烟酒、长距行走和久站立。中药每日1剂，水煎，日服3次。

外科处理：用0.1%雷夫奴尔溶液清洁湿敷疮面，每日换药1次。

二诊：4月5日，患肢疼痛等诸症减轻，但坏疽未见明显好转，拟择期进行"咬骨术"。治疗方案不变。

三诊：4月12日，患者精神好转，纳可，右趾坏疽界限分明，分泌物减少，触之有活动感，疼痛。手术时机成熟，于当日行"咬骨术"，手术情况良好，坏疽完全分离，无残留死骨。加用抗生素以预防感染。中药继服原方。

四诊：4月22日，右足背不浮肿，色泽不潮红，伤口长势良好，无分泌物，基本无灼痛，舌质紫，苔黄，脉弦，右足跌阳太溪搏动消失。停用抗生素，中药继续服用原方。

五诊：5月15日，伤口愈合，无分泌物，右足背不浮肿，无潮红，舌质淡，苔薄黄，脉弦。血液流变学检查：血球压积50%，全血黏度6.1，全血还原黏度13.9，血浆黏度1.64，红细胞电泳时间17.5s。彩色超声多普勒检查：动脉彩色血流充盈良好，边缘整齐，色彩呈单一色。

体会：患者由于素体阳虚寒生，寒凝血瘀，瘀久化热，湿热瘀结，瘀、湿、热三邪俱至，腐肉蚀骨，故发为脱疽，症见肢端溃疡、坏疽，局部红肿热痛；瘀血湿热蕴蒸肌肤而有肢体瘀肿、紫红；湿热郁闭气机而有发热或低热。舌质红绛，苔黄腻，脉滑数均为湿热内盛之象。此型多属Ⅲ期Ⅰ级下肢动脉硬化闭塞症，发生肢体坏疽感染，或肢体瘀斑感染。故用清热解毒，化瘀除湿之品屡可收效。

本案由于重视了中西医结合辨证论治整体治疗、内治和外治疗法相结合，故取得显著疗效。实践证明，早期中西医结合辨证论治整体治疗，可有效防止或减缓动脉硬化的发展，达到软化血管、促进粥样斑块消退、防止血栓形成和肢体发生坏疽的目的。

本病的治疗在早期未溃时应以清热活血为主。根据气行则血行，气滞则血瘀的理论，在应用活血化瘀疗法时，适当加入益气、行气之品可提高疗效。实验证明活血化瘀药能扩张血管，改善血液循环和微循环，并可降低血脂，防止和减轻动脉粥样硬化的形成与发展。

4. 阴阳两虚型

李某，男，76岁，工人。于1982年4月19日入院治疗。

[主诉] 双下肢足趾端紫绀，遂入某医院住院治疗，症状时轻时重。后被诊为"血栓闭塞性脉管炎"，内服活血化瘀药物，外敷药膏等治疗无效。半月前左足蹬趾紫暗坏死，昼夜剧痛，不能控制而住我院求治于唐祖宣。

有60年吸烟史，每天抽烟30支以上。

[检查] 形体消瘦，面色黧黑，表情痛苦。双足背、胫后动脉搏动消失，皮肤枯槁，肌肉萎缩，趾甲不长，汗毛脱落，患肢无汗，扪之冰冷。左足蹬趾紫黑坏死。舌质红、苔薄白，脉沉细。心率：80次/min。实验室检查：血白细胞计数 11.2×10^9/L，中性粒细胞0.85，淋巴细胞0.13，单核细胞0.02，血小板计数 86×10^9/L，血沉40mm/h。血压130/80mmHg。四肢血流图检查：双足背动脉弹性消失，血流量减少，双前臂波幅稍降低，左足波幅0.038欧姆，右0.065欧姆，图形呈低平波，前臂波幅左0.058欧姆，右0.065欧姆，图形均呈陡直波。心电图检查：窦性心律、心房肥大。

[诊断] 老年脱疽（动脉硬化闭塞症）。

[辨证] 患者年老体弱，阴阳俱虚，脾主四肢，脾阳不足则四肢发凉，气血虚少，瘀阻血脉发为脱疽。

[治则] 益气养阴，温阳活血。

[处方] 金银花、云苓、白芍、玄参、当归、丹参各30g，白术、苍术、薏苡仁、黄柏各15g，炮附子、甘草、红花各10g。左足踇趾清洁换药，用干敷料包扎。

　　[结果] 服上方20剂，紫黑色稍退，疼痛减轻。上方加黄芪30g继服，前后共服53剂，疼痛消失，麻木发凉已愈，足趾青紫消退，左足踇趾退了一层黑痂后色变红润，汗毛、趾甲开始生长，已能行走2000m以上无反应，但双足背、胫后动脉仍不能触及。

　　实验室检查：血白细胞计数 $7.4 \times 10^9/L$，中性粒细胞0.72，淋巴细胞0.26，单核细胞0.01，嗜酸性粒细胞0.01，血小板计数 $102 \times 10^9/L$，血沉24mm/h，血压130/80mmHg。

　　双下肢血流图检查：双下肢及足背动脉弹性减弱，动脉搏动血流量减少，以右侧为著。足波幅左0.045欧姆，右0.035欧姆。小腿左0.043欧姆，右0.035欧姆，图形均呈低平波。血流较治疗前有所改善。心电图检查仍为"左心室肥大"。近期疗效评定，属临床治愈。

　　体会：本案初看呈阳虚之体，但深入分析，患者形体消瘦，气短乏力，则有气阴不足之证，脾肾阳虚，心阴不足，患病日久，气血瘀滞，郁久发热，寒热错杂，若温阳则伤阴助热。高龄之体，不耐峻药之克伐，故温阳与养阴同用，清热益气与活血化瘀并施，收到了预期效果。

第六节　论治雷诺病与雷诺氏征

　　雷诺病与雷诺氏征是由于血管神经功能紊乱，交感神经功能亢进所引起的阵发性末梢动脉痉挛性疾病，又称肢端动脉痉挛症。中医学中虽没有雷诺病与雷诺氏征（雷诺氏现象）的病名，但与其类似的临床表现，文献中则多有记载，《灵枢·五脏生成篇》曰："卧出而风吹之，血凝于肤者为痹"。《伤寒明理论·卷二》："伤寒厥者，何以明之，厥者，冷也，甚于四逆也。经曰：厥者，阴阳气不相顺接，便为厥。厥者，手足逆冷是也，谓阳气内陷，热气逆伏，而手足为之冷也。"《伤寒杂病论》中亦记载："手足厥寒，脉细欲绝者，当归四逆汤主之。若其人内有久寒者，加吴茱萸、生姜汤主之。""血痹，阴阳俱微，寸口关上微，尺中小紧，外证身体不仁，如风痹状，黄芪桂枝五物汤主之。"清《医宗金鉴》论述："脉痹、脉中血不和而色变也。"本病应属中医"手足厥寒"的范畴。多因素体血虚、寒邪乘隙而入，气血运行不畅，四末失于温养所致。

西医学认为，本病是由于寒冷刺激，情绪激动及其他因素影响而导致的阵发性末梢动脉痉挛引起的手足皮肤颜色间歇性变化，即苍白→紫绀→潮红→正常，提出了指动脉痉挛是其发病机理，此后称雷诺病。

一、临床表现

本病多发生在 20~30 岁的年轻女性，男性少见，多发生在寒冷地区，冬季多见，患者常因受寒或手指接触低温后发作，亦有情绪激动，精神紧张诱发者。其基本特征为动脉痉挛而出现手指或全手苍白，伴有不同程度的神经系统症状，并有发凉，疼痛，麻木，感觉障碍，甚至关节畸形，骨质疏松。

1. 典型发作过程

当寒冷刺激或情绪激动及精神紧张时，手指皮肤出现苍白和紫绀，手指末梢有麻木、发凉和疼痛感，经保暖后，皮色变潮红，则有热胀感，继而皮色恢复正常，症状随之消失。疾病早期，上述变化在寒冷季节频繁发作，症状明显，持续时间长，而在温热季节发作明显减少，症状也较轻。如果病情较重，即使在夏季阴雨天气也经常发作。

2. 皮色变化常有规律性、对称性

受累手指常呈对称性，皮色变化先从末节开始逐渐向上发展，但很少超过腕部，双手发病者较多，足趾发病者少见，耳廓、鼻尖、唇皮肤苍白或紫绀者偶见。有些患者缺乏典型的间歇性皮色变化，特别是晚期患者，在发作时仅有苍白或紫绀。

3. 严重病例指端皮肤出现营养障碍

如皮肤干燥、肌肉萎缩、指甲脆裂、甲周感染，当指动脉狭窄或闭塞后，指端出现浅在性溃疡和小面积坏疽，且伴有剧烈疼痛，溃疡愈合后遗留点状皮肤瘢痕。

4. 全身表现

患者多有自主神经功能紊乱症状，如易兴奋、感情易冲动、多疑郁闷、失眠多梦等。雷诺病无其他全身症状，雷诺氏现象可同时伴有原发病之临床表现。

二、辅助检查

激发试验、反应性充血试验、指动脉压力测定、手指温度恢复时间测定、手指光电容积脉波描记、动脉造影、甲皱微循环检查、血液流变学检查、X线检查、血流图检查等。

1. 激发试验

（1）冷水试验。将手指（足趾）浸入4℃左右冷水中1分钟，可出现雷诺现象，诱发率在70%以上。

（2）握拳试验。令患者握拳1分钟后，在屈曲状态下松开手指，亦可诱发症状出现。

2. 反应性充血试验

本试验的目的是区别雷诺病或雷诺现象。其方法是在受检的手指基部缠绕一指血压带，在指尖部置一光电体积描记的探头做手指的波形描记，将血压带充气至200mmHg，维持3~5分钟，放气后如手指的波形较充气前增高，大于1:1.6为正常，说明指动脉无器质性病变，可诊断为雷诺病。

3. 指动脉压力测定

用光电容积描记法测定指动脉压力，如指动脉压力低于肱动脉压40mmHg，应考虑有动脉阻塞性病变。亦可作冷水试验后测定动脉压，压力降低 >20% 为阳性。

4. 手指温度恢复时间测定

患者坐在室温24±2℃的房间内20~30分钟，用热敏电阻探头测定手指温度后，将手指（足趾）浸入4℃冷水中2分钟，予以擦干，然后再每分钟测量手指温度一次，直至温度恢复到原来水平，95% 正常人手指温度恢复时间在15分钟内，而大多数雷诺氏患者则超过20分钟。温度恢复到测试前时

四肢血管疾病证治经验

间 >30 分钟为阳性。

5. 手指光电容积脉波描记

图形显示指动脉波幅低平，弹力波和重搏波不明显或消失，将双手浸入30℃左右温水中，然后描记图形可恢复正常，表明是指动脉痉挛的典型表现。如果指动脉已有狭窄或闭塞，低平或平直的波幅在加热后也不会有明显改变。

6. 动脉造影

动脉造影可以了解指动脉及其近端动脉的情况，本病可见指动脉管腔细小、迂曲，晚期病例有指动脉内膜不规则、狭窄或阻塞。

7. 甲皱微循环检查

轻症患者甲皱微循环改变不明显，仅见管袢数目减少，畸形管袢增多，偶见轻微的颗粒样血细胞聚集；重者可见管袢轮廓不清，大部分管袢畸形扩张，毛细血管周围有散在红细胞渗出，偶见小出血点，管袢内血流缓慢瘀滞，患指（趾）血液量减少，当典型的雷诺现象发作时，随着指（趾）部出现皮肤苍白、发绀和潮红三色变化的同时，甲皱微循环也出现相应的变化，指（趾）皮肤颜色变白时，可见管袢痉挛变细，管袢内红细胞数减少，血色淡而不易看到；指（趾）部皮肤变紫时，则可见到管袢扩张瘀血、血流停滞，血色暗红；当皮肤转为潮红时，管袢扩张充血、血流加快，血色鲜红。如为结缔组织病引起的雷诺氏现象，可见袢顶显著膨大或微血管口径极度扩张形成"巨型管袢"，管袢周围有成层排列的出血点。

8. 血液流变学检查

可表现为血浆黏度升高，红细胞聚集性增高，红细胞变形性降低。

9. X 线检查

指（趾）动脉造影显示手部或足部动脉痉挛，即可明确雷诺病的诊断，并可与其他动脉阻塞性疾病相鉴别。

10. 血流图检查

气温降低时，可见电阻抗血流图显示主峰角变钝，波幅降低，每分钟波幅量减少。光电末梢微循环显示波形低平似土丘状。

11. 其他

为积极寻找继发性雷诺氏征的原发病，应做相关实验室检查和其他辅助检查。如疑及自身免疫性结缔组织病者，应查血液抗核抗体（ANA）、抗 as DNA 抗体（SLE 的特异性抗体）、抗着丝点抗体（CREST 综合征的特异性抗体）、抗 Scl-70 抗体（PSS 的特异性抗体）、类风湿因子、免疫球蛋白、补体、冷球蛋白测定、Coombs 试验、抗 RNP 抗体（对混合性结缔组织病的诊断有特异性）等；手部 X 线检查有利于类风湿关节炎诊断，食道钡透有利于硬皮病诊断，测定上肢神经传导速度有助于发现腕管综合征等。

三、诊断

诊断要点：①具有典型雷诺氏征发作：即在寒冷刺激或情绪激动时，肢端皮肤出现有规律性的颜色变化，由苍白→发绀→潮红→正常。②多呈对称性，好发于青年女性。③桡尺动脉、胫后及足背动脉搏动正常。④严重患者指（趾）发生皮肤营养障碍，皮肤弹性降低，可见浅表性溃疡。⑤雷诺病患者体检时一般无异常所见；雷诺氏征则同时伴有某种原发病的临床表现。可进一步做相关的实验室检查与辅助检查以确立原发病。⑥对缺少典型发作的患者，可采用辅助检查中之 1~2 项以确定诊断。

四、辨证

1. 阳虚瘀阻型

证见肢端发凉，畏寒喜暖，受寒冷或情绪刺激，皮色迅速苍白，青紫，继而潮红，得温则症状缓解，轻者伴有麻木，重则疼痛，部分患者在劳累后发作频繁，刺痛明显。冬季加重，夏季缓解。并可兼见面色㿠白，口淡不渴，大便溏薄，小便清利，舌质淡，苔白，脉沉迟无力等。

2. 气虚血瘀型

间歇性发作，遇冷或情绪改变可明显诱发，手指（趾）苍白发冷，渐转青紫且青紫时间较长，伴轻度肿胀，麻木刺痛，得温缓解。女子可有月经失调，脘闷胁胀，少腹疼痛。日久患肢皮肤干燥、脱屑、萎缩或增厚，指甲呈纵向变曲，畸形，舌质淡红，边有瘀斑，苔薄白，脉沉细涩。

3. 热毒型

患病日久或久治不愈，患肢皮色常呈青紫，血瘀日久，寒邪从阳化热，则见指趾发热、红肿疼痛，热盛肉腐，故手指或足趾发生浅表溃疡，严重者可发生局部坏疽，舌质红、苔黄腻，脉弦数或滑数。

五、治疗

（一）中医内治

1. 阳虚瘀阻型

治则：温阳散寒、养血通脉。

方药：炮附片、潞党参、桂枝、当归、白芍各15g，干姜、红花、甘草各10g，云苓、黄芪各30g，细辛5g。

2. 气虚血瘀型

治法：益气养阴，活血通络。

方药：黄芪30g，潞党参、丹参、白芍、当归、地龙、川芎、水蛭各15g，桂枝12g，生姜10g，大枣5枚。

若指趾瘀肿，舌质紫暗有瘀斑者加乳香、没药各10g。

3. 热毒型

治则：清热凉血，活血化瘀。

方药：银花、公英、黄芪各30g，当归、玄参、苍术、黄柏、连翘、地龙、丹皮、赤芍各15g，甘草、红花各10g。

（二）中药熏洗

（1）阳虚瘀阻、气虚血瘀型：川椒、川芎、红花、乳香、没药各15g，刘寄奴、炮附片、伸筋草、透骨草各30g。

（2）热毒型：透骨草、地肤子、黄连、大黄各30g，金银花、苦参、黄柏各60g。

熏洗的方法及注意事项：将药物装在纱布袋内缝好或扎好，放在砂锅内加水煎煮30分钟，然后把煎好的药汤倒入盆内，将患肢架于盆上，用布单将患肢及盆口围盖严密，进行熏蒸。待药汤温热不烫人时，将患足及小腿浸于药汤中泡洗，每日1次，每次30~50分钟，药液变凉后，应加热后再洗。一副洗药可用2日，第二日使用时加温后即可应用。熏洗时应注意：初次外洗不宜过久，外洗范围不宜过大；感染溃烂的创口，外洗时应滤去药渣，药液温度适宜时用消毒纱布蘸药液淋洗患处，并用镊子持纱球拭去创口脓液及坏死组织，反复淋洗使创口干净后再根据创口情况进行常规换药。急性活动期，肢体坏疽呈进行性发展，分界线不清楚，而未局限稳定者；熏洗引起肢体创口疼痛者；对外洗药过敏者，不宜应用熏洗疗法。

六、预防与调护

（1）戒烟。严格戒烟以减少因烟碱刺激而使病情反复的情况。

（2）保暖。减少寒冷刺激引起的小动脉痉挛。发作时，可将患手（足）浸泡于温水中，温度以36℃为宜，冬季应穿戴宽松柔软的棉手套，不宜戴有弹性的分指手套。

（3）适应性锻炼。可从夏季开始进行低温适应性锻炼，即从夏季开始接触凉水并同时揉擦患肢远端。在进行适应性锻炼过程中，因季节变化，接触凉水后引起疾病发作者，应及时终止。

（4）避免情绪激动，皮肤要保持清洁，避免创伤。室内保持温暖，定期消毒。若患处有溃疡或坏疽时，应注意皮肤的清洁，必要时配合药物熏洗和外敷。若兼见发热、恶寒、身痛等全身症状时，应及时控制感染和对症治疗。

七、病案举例

1.阳虚瘀阻型

蓝某，女，20岁，农民。于1995年1月17日初诊。

[主诉] 手指苍白、紫绀、潮红1年，左手中指溃破半月。

[病史] 一年前因经常接触冷水，双手指畏冷、麻木、时而苍白、青紫，

手指僵硬，时有疼痛，遇暖后可逐渐恢复正常。在某医院检查类风湿因子为阴性，诊断为"雷诺病"，服西药（具体药物不详）半月治疗，效果不佳。后虽经积极治疗，均未取得满意疗效。近期天气寒冷，症状发作频繁，双手指时常苍白、紫绀，潮红，伴麻木、胀痛，半月前左手中指指尖溃破流水。今日来我院就诊于唐祖宣。

[检查]冷水试验双手指苍白，青紫，继而潮红，伴手指冰凉、麻木，有胀痛感。检查见十指皮肤绷紧，弹性差，十指远端肿胀、干裂。两侧桡动脉搏动正常，左手中指端溃破，周围皮肤干燥。舌质淡，苔薄白，脉沉细。血沉 11mm/h，类风湿因子（−）。甲皱微循环检查：指端毛细血管数量减少，口径缩小，血流量减少。

[西医诊断]雷诺病。

[中医诊断]脉痹（肾阳虚衰，脉络瘀阻）。

[治则]温经散寒，活血通络。

[处方]炮附片、干姜、肉桂、细辛各10g，桂枝、熟地、水蛭、黄芪各30g，蜈蚣3条。

医嘱：避免双手接触冷水。中药每日1剂，水煎，日服3次。

外洗方：生川乌、生草乌、肉桂、细辛、花椒、伸筋草、红花各30g，透骨草40g。水煎外洗，每日2次。

二诊：1月27日，双手手指苍白、青紫、潮红等症状发作次数减少。中指溃破处结痂。改服处方如下：桂枝、炮附片、透骨草、川续断、红花、熟地各30g，杜仲20g，乌梢蛇15g，丹参40g，肉桂10g。20剂。外洗药同上。

三诊：2月17日，左手中指尖硬皮剥脱，不受寒冷刺激则苍白、紫不再发作，改服温经散寒、通瘀活络之品，处方如下：桂枝、熟地、水蛭、黄芪各30g，炮附片、干姜、桃仁、红花、肉桂、细辛各10g，蜈蚣3条。

四诊：3月2日，双手十指受冷不再出现苍白、紫，手指溃疡愈合，可干一般工作，甲皱微循环检查：指端毛细血管数量增加，口径正常，血流量明显增加。临床近期显著好转。

体会：寒冷和精神刺激是此病的主要诱因，寒湿内侵，客于脉络；气滞血瘀，阳气不能下达四肢；怒气伤肝，肝气不舒，气滞血瘀等，皆可导致本病。本例患者病因为阳虚寒凝，患者有接触寒冷受凉病史，症状表现以肢端逆冷、麻木为主，遇冷则指（趾）发白，进则变青紫，遇热则变色潮红，伴见面色白，畏寒喜暖等，辨证为寒滞经脉，血行不畅；阳气虚损，不能温煦，治以温经散寒，活血通络。

唐祖宣根据雷诺病的病因病机，选用具有温经散寒、活血通络功效的中药，对于阳虚瘀阻型雷诺病具有显著疗效。基本方药为：炮附片、桂枝、干姜、熟地、水蛭、黄芪、肉桂、细辛、蜈蚣。方中桂枝能解肌散浅表风寒，炮附片补阳祛伏寒湿，合用能温经通阳，祛寒止痛；细辛既能散风、祛寒、止痛，又能温散经脉寒湿而治痹痛；干姜温中回阳而治四肢厥冷；肉桂温阳助火，散寒止痛通脉，熟地滋阴养血，二药相配能滋阴温阳，养血通脉；黄芪益气升阳，鼓舞正气，水蛭、蜈蚣息风止痉，舒筋活络。诸药合用，共奏温经散寒、活血通络之功效。

2. 气虚血瘀型

范某，女，25 岁，农民。于 1998 年 2 月 28 日就诊。

［主诉］手指苍白、紫绀、潮红、发凉，刺痛一年，加重 3 月。

［病史］患者自 1997 年冬季出现双手对称性肤色苍白，继则紫绀，潮红，开始时用温水加温或热水袋暖手后可逐渐恢复正常，但发作较频繁。一个月后，随着天气变化，双手十指呈持续性苍白、青紫，伴针刺样疼痛，双手触之发凉，在当地乡镇卫生院就诊，曾服用妥拉苏林片、烟酸片、利血平等药治疗，疗效不佳，于今日来我院就诊于唐祖宣。3 个月来，双手苍白、紫绀、潮红持续发作不止，指端呈针刺样疼痛，现表情痛苦，精神萎靡，怕冷。四肢发凉，乏力，纳差。每逢月经期加重。

［检查］形体消瘦，面色㿠白。双手手指发白，冰凉，麻木僵硬，阵发性刺痛，活动不能自如，不能从事正常劳动。双手十指远端肿胀，干裂，指甲生长缓慢，桡、尺、肱动脉搏动微弱。冷水实验（＋），握拳试验（＋）。舌有瘀点，苔薄白，脉弦涩。甲皱微循环检查：视野下血管管袢数目明显减少，动静脉口径淤涨，血流变慢，血色暗红，血管运动计数减少。

［西医诊断］雷诺病。

［中医诊断］脉痹（气虚血瘀型）。

［治则］活血化瘀，温经通络。

［处方］黄芪、丹参、当归、川芎、水蛭各30g，桂枝、赤芍各15g，蜈蚣2条，桃仁、红花、甘草各10g。

医嘱：避免双手接触冷水。中药每日1剂，水煎，日服三次。

外洗方：黄芪60g，伸筋草、当归、桂枝各30g，红花10g。水煎外洗，每日2~3次。

二诊：3月11日，双手手指苍白紫绀、潮红三联征明显减少，麻木症状明显改善，手指阵发性刺痛发作次数减少，手指僵硬明显减轻，双手皮肤温度稍有回升。内服、外洗方药均守原方。

三诊：3月21日，双手十指偶有发凉、麻木，遇冷变色次数减少，麻木、僵硬较前又有减轻，十指远端肿胀、干裂消失，桡、尺、肱动脉搏动增强，舌质淡，苔薄白，脉细。处方：黄芪、丹参、当归、川芎各30g，桂枝、赤芍各15g，桃仁、红花、水蛭、甘草各10g。

四诊：3月28日，双手活动有力，皮肤温度触之改善，精神好转，纳食增加。

五诊：4月5日，双手麻木酸困，症状减轻，温度改善，皮肤色泽好转，临床近期治疗好转，能够从事正常劳动。甲皱微循环检查：视野下血管管祥数目增加，动静脉口径正常，血流速度加快，血色淡红，血管运动计数正常。1998年冬季随访未复发。

体会：本治验属气虚血瘀型。其典型症状为肢体苍白紫绀、潮红频发，发凉，胀痛，受寒冷刺激症状加重。患者气血瘀滞，血行不畅，瘀血停聚肌肤脉络中，受寒冷侵袭，寒凝血瘀更甚，故受寒冷刺激症状加重；瘀血滞留于肢末，故手指瘀肿。舌质绛或有瘀斑、瘀点，脉弦涩均为血瘀之象。方中当归补血活血，黄芪补气升阳，桂枝能解表散寒，炮附片温经散寒，合用能温经通阳，祛寒止痛；丹参、桃仁、红花合用活血化瘀效佳；水蛭息风止痉，舒筋活络。诸药合用，共奏活血化瘀，温经通络之功，故用治气虚血瘀型雷诺病，效果理想。

唐祖宣临床体会到，情志调理和防寒保暖对促进本病痊愈具有重要作用。临床研究证实，雷诺病与情志变化有密切关系。精神紧张、恐惧和情绪激动等因素，均可使脏腑功能紊乱，营卫气血运行失调，血管痉挛，加重病情。

而寒冷可以加重肢体血管痉挛、缺血，从而使疾病加重。保暖可以缓解患肢血管痉挛，改善肢体血液循环。因此，在运用药物的同时，应注意帮助患者树立战胜疾病的信心，保持心情舒畅；避免患肢受寒，注意保暖。此外，还要避免烫伤及冻伤，严格戒烟，并进行功能锻炼，以促进肢体血液循环，改善患肢缺血状况，加快恢复。

临床上应注意本病与手足紫疳症相鉴别。后者多发于青年女性，呈持续性手套和袜套区皮肤弥漫性发绀色，无间歇性皮色变化。冬季重、夏季轻，下垂重、上举轻。皮肤细嫩，皮温低，易患冻疮。寒冻可使症状加重，但温暖并不能使症状即刻缓解，情绪激动一般不诱发症状发作。常在25岁以后自然恢复正常。肢体动脉搏动良好。

第七节　论治红斑性肢痛症

红斑性肢痛症，属中医学热痹证，多因风寒湿邪入侵经脉，郁而化热，侵犯血脉，瘀热留阻于肌肤之间所致。火邪炽盛，湿热内蕴脏腑，外阻肌肤，气滞血瘀为此病的发病机理。遵经旨"因其实而泻之"，在治疗上应以祛邪为主，但对许多病例单用祛邪通络之品，并无明显效果，其多失误于扶正。正虚、外邪、瘀血三者紧密相联，相互影响。痹证之根源悉本乎湿，湿为主气，属阴邪，与风寒相合，易伤营卫，湿从热化，易耗散气阴。故本治验立方时始终以黄芪为君，鼓舞气机，气行血行，病邪即无留着，脉络中气机流贯，何以凝塞为痛，且大气一转，纵有留湿，亦可趋下从气而解，益气祛邪，寓泻于补，相辅相成，可增强其他药物疗效。

临床上，红斑性肢痛症应与神经痛、雷诺病鉴别。神经痛，如末梢神经炎多以疼痛为主，神经感觉呈敏感或迟钝反应。外伤后灼性神经痛，均可发生此症。其临床表现比较复杂，多有外伤史，以放射痛和受伤局部痛为特点。皮色正常，过热过冷或叩击时均使疼痛加重。外伤性自主神经功能紊乱，是以感觉麻木和血管舒缩功能紊乱为特点，皮色多呈紫。雷诺病多见于青年女性，开始为单侧，日久可侵及双侧手足，指（趾）突发厥冷、苍白，有刺痛或麻木感。每次发作可持续数分钟至一小时。情绪激动或寒冷可诱发，温热可使症状缓解，冬季易复发。间歇性发作，间歇期局部正常。

一、临床表现

红斑性肢痛症是一种阵发性肢端血管扩张性疾病，多发于四肢末端，临床特征为肢端皮肤红、肿、痛、热或活动后疼痛加重等特征，以青壮年居多。可分为原发性、继发性和特发性三种。

1. 原发性红斑性肢痛症

多发于年轻男性，手足均可发病，以双足为重，多为对称性。典型特征是手足皮肤血管扩张和血流量增加而出现局部红、肿、热、痛，严重者呈灼热感或针刺样疼痛，局部皮肤温度明显升高，喜凉怕热，用凉风吹拂或将双足放入冷水中方能缓解症状，用一般止痛药难以奏效，一般无全身症状，肢体活动或下垂时，症状加重，患肢动脉搏动增强，患肢无营养障碍，久病后可有肢端感觉减退，趾甲弯曲增厚，甚至肌萎缩，不发生溃疡与坏疽。

2. 继发性红斑性肢痛症

肢端红肿热痛四大特征性症状较轻，而且四大症状并非同时存在，多以热痛为主，夜间较重，患者喜凉怕热，部分患者既畏热又畏寒，或伴有失眠，手足感觉过敏，感觉迟钝等，同时伴有原发病的临床表现。

3. 特发性红斑肢痛症

有流行性发病的特点，尤其在气温突然变化时有流行发生，每年二三月间居多，多发于青春期学生及青年女性。唐祖宣报道治疗的 166 例患者，多为温度突然变化而发，疼痛以热痛为主，并伴刺痛或胀痛，活动时加重，休息后减轻，昼轻夜重，手足均可发病，以双足发病者居多，也可见单手或单足发病，部分患者局部充血性肿胀、潮红、烧灼感或有关节痛。

二、辅助检查

血液检查、甲皱微循环检查、皮肤临界温度试验等。

1. 血液检查

血液中 5-HT 含量增高。

2. 甲皱微循环检查

毛细血管管袢轮廓模糊不清，动静脉口径扩张，压力增高，热刺激后更为严重，异形管袢增多，部分患者血液出现泥流状，血管运动计数呈节律性开放，运动次数增多，频率加快，肢体阻抗血流图呈高血容量型异常。

3. 皮肤临界温度试验

将手或足浸泡在 30~36℃水中，若有症状出现或加重，即为阳性。

三、诊断及疗效判定标准

1. 诊断

根据肢端阵发性皮肤发红，肤温升高、疼痛等，诊断并不困难，观察一次发作或激发试验阳性，即可确诊。另外，如口服阿司匹林后疼痛缓解，可作为辅助诊断的参考条件。

（1）原发性红斑肢痛症的诊断要点：①任何年龄均可发病，但以青壮年多见，多在气温突然下降、受寒或长途行走后急性发病。②主要侵犯手足部、尤以两足最常见。③发作时表现为一侧或两侧肢体远端（手、足）的烧灼样疼痛，局部皮肤发红、皮温升高，肿胀，出汗。④表现为阵发性发作，可持续数分钟，或数小时，甚至数日。每次发作大都在晚间。⑤局部受热，运动，长久站立，或肢体下垂，均可诱发或加剧疼痛；休息，冷敷，将患肢抬高，可使症状减轻以至消失。⑥患肢动脉搏动增强。久病后可有肢端感觉减退，趾甲弯曲增厚，甚至肌萎缩。

（2）继发性红斑性肢痛症：具有原发性疾病的部分临床表现，一般以热痛为主，晚间较重，常喜将足伸在被外，用冷水浸泡可使疼痛减轻。

（3）特发性红斑肢痛症：本病有流行性发病的特点。绝大多数患者的症状轻微，疼痛以热痛为主。静止时疼痛减轻，活动时加重。昼轻夜重，发病部位不一，双手、双足、单手、单足、一侧手足以及单指（趾）或是数指（趾）均可发生。局部充血性肿胀或潮红者占 1/3~1/2。少数患者有灼热感，约有 1/3 患者有关节痛、心悸和头痛等症。

2. 疗效判定标准

治愈：临床症状和体征基本消失，遇热后亦不犯病。

好转：肢体疼痛减轻，发作次数减少，体征改善。

无效：肢体仍疼痛，阵发性发作，遇热后更明显。

四、辨证

唐祖宣根据临床实践经验，将此病分为两型：

1. 风热阻络型

起病较急，突然剧烈疼痛，阵发性加剧，多呈对称性发作。局部肌肤红肿，灼热感明显，触之发热，皮肤潮红，或见红斑，伴恶风、患肢多汗、口渴、唇干、舌红苔黄、脉数。

2. 湿热瘀阻型

病变反复发作，局部皮肤灼热疼痛，遇冷则轻，疼痛部位固定不移，皮肤发红肿胀，昼轻夜重，肌肤干燥，麻木酸困，舌质晦暗或有瘀斑，舌苔薄黄或薄白，脉沉涩或弦数。

五、治疗

（一）中医内治

（1）风热阻络型

治则：疏风清热，化瘀通络。

方药：荆芥、地龙、白芷、当归各12g，防风、赤芍各15g，金银花、玄参各30g，桂枝、川芎各10g，生地20g。

（2）湿热瘀阻型

治则：清热解毒，活血化瘀。

方药：乳香、没药、桃仁、红花、川芎各10g，黄芪、金银花、薏苡仁各30g，赤芍、当归各12g，黄柏、苍术各15g，白芍20g。

（二）中药熏洗

（1）风热阻络型：寒水石、桑枝、刘寄奴、蒲公英各 30g，黄柏、苏木各 15g，加水适量，煎煮 30 分钟，待水温适宜后，局部外洗。

（2）湿热瘀阻型：当归 30g，乳香、没药、红花各 15g，加水适量，煎煮 30 分钟，水温适宜后，浸泡患处。

六、预防与调护

（1）尽量避免肢体暴露于温热环境，以减少使皮肤温度升高的诱发因素。发病时患肢抬高，局部冷敷，以减轻症状。

（2）寒冷季节注意肢体保暖，不宜久站坐，要经常活动肢体或改变体位，以促进肢体气血流畅。

（3）避免过久接触湿热刺激，穿棉织透气性良好的鞋袜，保持局部干燥，使两足处于凉爽环境，可防止发作。

（4）发病时肢体放置冰袋虽可使烧灼感暂时缓解，但不宜久用，以免损坏血管和周围神经。

（5）帮助患者进行适应性锻炼，先将患肢（双足或双手）放入冷水中以暂时缓解疼痛，然后逐渐提高水温，以增加皮温对温热的适应能力。

（6）做好身心护理，解除患者思想顾虑，树立战胜疾病的信心。原发性红斑性肢痛症虽然起病较急，但对中医或西医疗法反应较好，一般转归良好。继发性红斑性肢痛症预后取决于原发病。

七、病案举例

1. 风热阻络型

海某，男，20 岁，学生。2001 年 3 月 10 日初诊。

［主诉］双足红肿灼热疼痛阵发性加剧一周。

［病史］一周前突发双足灼热疼痛，局部散见紫斑点，入夜疼痛加剧，发作频繁，遇热加重，得凉疼痛稍减，步履维艰，经某医院治疗无效，今日来我院求唐祖宣治疗。患者内觉灼热，得热痛甚，遇冷稍减，呈阵发性发作，神疲乏力，伴胸脘痞闷，恶心，纳差，口渴，唇干。

［检查］形体消瘦，面色萎黄，双足灼热胀痛，局部色泽潮红，散见多片紫斑点，下肢肿胀。舌质红，苔薄黄，脉弦数。白细胞计数 11×10^9/L，中性粒细胞 0.71，淋巴细胞 0.29。血沉 3mm/h。血红蛋白 115g/L。血液流变学检查：血球压积（HCT）84%，全血黏度 9.8，全血还原黏度 22.5，血浆黏度 2.8，红细胞电泳 29s，血沉方程 K 值 92，血浆纤维蛋白原定量测定 5.3g/L。甲皱微循环检查：管袢排列不规则，模糊不清，管袢总数 7 根，其中正常 2 根，异形 5 根，血色暗红。袢顶宽 40μm，动脉长度 100μm，静脉 140μm，动脉口径 20μm，静脉口径 40μm，血流速度 420μm/s，血管运动计数 6 次。

［西医诊断］红斑性肢痛症。

［中医诊断］热痹（风热阻络）。

［治则］疏风清热，化瘀通络。

［处方］荆芥、防风、白芷、桂枝、赤芍各 15g，金银花、玄参各 30g，地龙 12g，生地 20g，乳香、没药各 6g，甘草 10g。

医嘱：避寒热刺激。中药每日 1 剂，水煎，日服 3 次。

二诊：3 月 15 日，双足灼热疼痛明显减轻，温度及皮肤色泽基本正常，夜能入眠，纳食增加，精神好转，大便正常。

三诊：3 月 21 日，双足灼热疼痛完全消失，足部瘀斑消失，皮肤色泽恢复正常，诸症全除。实验室检查：白细胞计数 9.5×10^9/L，中性粒细胞 0.73，淋巴细胞 0.27。血沉 8mm/h。血红蛋白 120g/L。血液流变学检查：血球压积（HCT）54%，全血黏度 6.4，全血还原黏度 13.8，血浆黏度 1.68，红细胞电泳 16.9s，血沉方程 K 值 52，血浆纤维蛋白原定量测定 3.8g/L。甲皱微循环检查：管袢排列规则清晰，管袢总数 10 根，其中正常 8 根，异形 2 根，血色淡红，血管运动计数 10 次。临床近期治愈。随访一年无复发。

体会：红斑性肢痛症属中医热痹证，然痹证辨治，既易，亦难。言其易是皮肉筋骨脉搏，病有定所；言其难是因三气杂至，五体五脏错综为病。治痹须"知常达变"，不可"墨守成规"。王海藏云："治病之道有三法焉，初、中、末也。初治之道，法当猛峻者，谓所有药势疾利猛峻也……中治之道，法当宽猛相济……末治之道，法当宽缓。"治痹亦当如此。本病初期当辨风、湿、寒、热邪，以大剂、猛剂速去其邪，清热利湿，活血通络；中期邪未尽去，气阴两伤，当于祛邪猛药中少加扶正之品，清利湿热之余佐以益气养阴；

后期正气渐衰,脏腑受损,余邪未清,又当益气养血,佐以清热利湿。另外,本治验中加入地龙这一虫类药,因痹证邪气深经入骨,津血凝滞不行,经络闭塞不通,非草木之品所能宣达,必借虫蚁搜剔窜透方能浊去凝开,气通血和,经行络畅,深伏之邪除,困滞之正复。

2. 湿热瘀阻型

马某,女,31岁,农民。1988年3月12日初诊。

[主诉]双下肢红肿灼热刺痛两月,加重三天。

[病史]患者于1991年元月中旬突发双下肢至足部红肿灼热,痛如火燎,朝轻暮重。在多家医院求诊,未明确诊断,服用中西药物治疗月余无效。近三天来突然加重,双足呈阵发性针刺样疼痛,痛时需用冷水浸泡,经介绍到我院求唐祖宣诊治。症见面色少华,神疲乏力,纳差。足部剧痛,痛如针刺,夜间尤甚。发作时将双足浸泡在冷水中方可缓解,触摸患肢可加重疼痛。

[检查]形体消瘦,舌质紫暗,脉弦细。足部皮肤暗红,发作时两足背动脉及胫后动脉搏动加快,在疼痛间歇期正常。神经科检查,腰部无压痛、反射痛,双下肢生理反射正常,病理反射未引出。舌有瘀斑,脉弦细。血液流变学检查:血球压积(HCT)90%,全血黏度8.5,全血还原黏度22.5,血浆黏度3.4,红细胞电泳26.5s,血沉方程K值85,血浆纤维蛋白原定量测定5.8g/L。

[西医诊断]红斑性肢痛症。

[中医诊断]热痹(湿热瘀阻)。

[治则]活血化瘀,通络止痛。

[处方]金银花60g,桃仁、红花、乳香、没药各10g,当归、赤芍、川牛膝15g,玄参、丹参、刘寄奴、苏木30g。

医嘱:避免双足过度冷水浸泡。中药每日1剂,水煎,日服3次。

二诊:3月20日,足部疼痛症状减轻,发作次数减少至每日3~4次,双足浸泡冷水次数减少。

三诊:3月28日,两下肢皮肤由暗红转为淡红,疼痛较二诊时又有减轻,饮食增加,白天可不浸水,晚间浸水1小时即可入睡,舌质淡,苔薄白,脉沉细。处方:金银花、玄参、丹参各30g、桃仁、红花各10g,当归、赤芍、黄柏，川牛膝各15g。

四诊：4月3日，双下肢及足部肤色正常，疼痛症状消失。血液流变学检查：血球压积（HCT）50%，全血黏度6.5，全血还原黏度14.5，血浆黏度1.74，红细胞电泳16.5s，血沉方程K值55，血浆纤维蛋白原定量测定3.8g/L。一年后随访，患者体质强健，肢痛未发。

体会：患者久病入络，气血运行不畅而致血瘀，故皮色暗红；经脉瘀阻，不通则痛；血瘀阻络，营血不荣四末，故见肢端皮肤指甲变厚、甚至溃疡。舌质紫暗、有瘀斑，脉弦细均为血瘀之象。治宜活血化瘀，通络止痛。运用自拟的解毒化瘀汤加减治疗，屡收奇效。方中乳香、没药消肿止痛、活血散瘀，桃仁、红花破血行瘀，善治瘀血肿痛，丹参、苏木、刘寄奴活血化瘀止痛，赤芍行瘀止痛，银花清热解毒，玄参滋阴降火，除烦解毒；黄柏苦寒，有清热除湿，泻火解毒之功，当归补血活血，破恶血而养新血，诸药配伍，共奏清热解毒，活血化瘀，益气通络之功。

疼痛是中医"不通则痛"的表现，其疼痛之原因诸多，如气滞、寒凝、热灼等均可致疼痛。而湿滞、气虚血少、阴虚阳亢亦可引起疼痛。气滞血瘀是周围血管疾病的总病机，无论其什么原因，最后导致血瘀者即可形成疼痛。本例主要病机在一个"瘀"字，其基本特点是痛如针刺，痛有定处。瘀为有形之邪，其阻碍气血运行则痛如针刺，痛有定处，夜间疼痛尤甚。因夜间阳气入脏，阴气用事，阴血凝塞加重，故夜间疼痛为甚。从西医角度讲，血管张力变化是引起红斑性肢痛症肢体疼痛的主要病理原因。如红斑性肢痛症患者，肢体暴露于温热环境及活动、肢体下垂时明显疼痛感，这是因血管过度扩张所引起。但在血管显著痉挛时，由于血流减少，引起周围血管神经缺血，也可产生肢体疼痛，如雷诺病、震动病等。此外，如网状青斑、手足发绀症也可出现肢体疼痛，这类疾病则是由于细小动脉痉挛和小静脉扩张引起的病变。

第八节　论治血栓性浅静脉炎

血栓性浅静脉炎属于中医学的"恶脉""膈病""赤脉""脉痹""黄鳅痈""青蛇便"等范畴。本症在《素问·痹论》中已有记载："在于脉则血凝而不流"，

"脉痹不已，复感于邪，内舍于心。"晋·葛洪《肘后备急方》有明确记载："恶脉病，身中忽有赤络脉起如蚯状"，"皮肉卒肿起，狭长赤痛名瘑。"隋·巢元方《诸病源候论·恶脉候》指出，由"春冬受恶风，入络脉中，其血瘀结所生"，"久不瘥，缘脉结而成瘘。"并对其证候进行了清晰的论述："恶脉者，身里忽赤络，脉起先发，聚如死蚯蚓状，看如似有水在脉中，长短皆逐其络脉所生是也。"唐·孙思邈在《备急千金要方》中改"恶脉"为"赤脉"。明·王肯堂在《证治准绳》中提出了"青蛇便"病名，"或向足肚之下结块二三寸许，寒热大作，饮食不进，何如？曰：此名青蛇便……青蛇便生小膀上下，头生望上攻，走入腹者，不可治；头生向下，尾在上即为顺可治也。"《医宗金鉴·外科心法要诀》对青蛇便进一步论述："青蛇毒，此证又名青蛇便，生于小腿肚之下，形长二三寸，结肿，紫块，僵硬。憎寒壮热，大痛不食。由肾经素虚，湿热下注而成。"唐·孙思邈引用时将该病改称"赤脉病"。宋·赵佶《圣济总录·恶脉》载有："治恶脉肿毒，毒气攻脉中，卒肿痛作结核，或似痈似疖。而非时使人头痛寒热气急者，数日不除。"清·吴谦等在《医宗金鉴》称为"黄鳅痈"，此证"生于小腿肚里侧，疼痛硬肿，长有数寸，形如泥鳅，其色微红，由肝脾二经湿热凝结而成"，对本病的认识和治疗积累了丰富的经验。

一、临床表现

肢体血栓性浅静脉炎往往具有近期静脉输液注药史或静脉损伤病史，多见于青壮年人，或见于有多年下肢静脉曲张病史的患者，近期因劳累或外伤引起局部浅静脉红肿、疼痛者。其临床症状表现为沿静脉走行部位的红、肿、热、痛。往往沿肢体表浅静脉突然呈柱状、网状的红肿索状物，局部皮温升高，扪及有热感，触痛和压痛明显，索条状物的质地较软，肢体活动受限，全身反应常较轻，仅有低热和白细胞轻度升高。经休息或治疗，红热肿胀逐渐消退，遗有暗褐色或暗红色色素沉着，表浅静脉条索的硬度增加，通常2~3周触痛可完全消失。若因静脉曲张引起，或在明显外伤情况下，逐渐出现上述症状，静脉条索状物、硬结节长时间不能消退。若因肢体静脉留置管道引起，患者常先有寒战，进而放置导管的静脉红、肿、热、痛或仅有弥漫性肿胀区，拔出导管时，常引带出脓汁或脓血，此型患者临床全身症状较局部为重。多发于下肢，可发生于大隐静脉、小隐静脉及其属支，以及上肢的头静脉、贵要静脉；在胸腹壁，可发生于胸腹壁浅静脉。

肢体血栓性浅静脉炎在下肢发生于大隐静脉或小隐静脉及其分支。临床所见主要是单独侵犯 1 条浅静脉。当浅静脉周围出现大片状炎症反应时，则为静脉炎及其周围炎，可伴有发热等全身症状。患处炎症吸收消退后，局部皮肤遗留色素沉着和硬性索状物。这种血栓静脉纤维性变化，往往遗留有微痛感觉，需 3 个月之后才能逐渐消失。

化学性血栓性浅静脉炎受累范围较为广泛，往往包括受输液的整条浅静脉，终止于近远段浅静脉与深静脉汇合处。在间隔相当长时间后，受累静脉又可再通。

瘀滞性血栓性浅静脉炎还具有以下临床特点：有长期下肢静脉曲张病史，因静脉瘀血和皮肤营养性变化，常合并瘀滞性皮炎、小腿慢性溃疡及丹毒等；起病比较缓慢，病程长，往往多次反复发作；病变大多局限，部分病例血栓蔓延可达隐静脉汇合处，有累及深静脉和并发肺栓塞的可能。

化脓性血栓性浅静脉炎是静脉插管输液的严重并发症，好发于烧伤和重危患者及免疫受到抑制者，病变多见于大隐静脉。化脓性病灶常在导管顶端留在静脉内的位置处，有的在整个受累静脉内。其临床表现为：一般在插管输液后 1 周内发病，最迟可在拔管后 1 个月发病；有原因不明的败血症；病变虽然位于浅静脉，但多无血栓性浅静脉炎表现；极少患者可直接发生脓毒性栓塞或急性细菌性心内膜炎，在追查原因时，才发现是由化脓性血栓性浅静脉炎所引起。

二、辅助检查

实验室检查、多普勒检查、血液流变学检查等。

1. 实验室检查

主要查血常规，化脓性浅静脉炎白细胞计数可达 $20 \times 10^9/L$。

2. 多普勒检查

用多普勒超声检查，诊断血栓性浅静脉炎比较容易和简便。其结果可提示浅静脉是否通畅，可将多普勒探头置于局部浅静脉上，倾听其自然静脉血流声的有无，并挤压远端肢体观察静脉血流增强声是否减弱或消失，可确定局部浅静脉是否已有血栓形成。

3. 血液流变学检查

血液流变学检查可表现全血黏度及血浆黏度升高，红细胞变形性降低，纤维蛋白原升高。

三、诊断及疗效判定标准

1. 诊断

根据多年临床经验，在"脉络通颗粒剂"治疗血栓性浅静脉炎的国家三类新药研究中制定出血栓性浅静脉炎的诊断及疗效标准，国家新药审评委员会经评审，同意该标准用于临床实验。

（1）本病可因外伤、手术、注射药物刺激及静脉曲张，血液瘀滞等引起；

（2）多发生于单下肢，浅表静脉于大隐静脉或小隐静脉的属支，特别是迂曲扭张的静脉部位；

（3）病损血管位在皮下皮肌膜外呈柱状或束支柱，病变部位疼痛、肿胀、皮下有索状物，有压痛，损伤血管周围组织充血发红。

2. 症状分级及疗效判定标准

（1）症状分级

①肿胀：正常为0分，有时肿胀为2分，持续轻微肿胀为3分，持续明显肿胀为4分；

②疼痛：正常为0分，有时自发疼痛为2分，持续疼痛为3分，疼痛难忍为4分；

③局部皮温：正常为0分，有时发热为1分，持续发热为2分，灼热为3分；

④皮色异常：正常为0分，暗红为1分，微红为2分，鲜红为3分；

⑤索条状物（长度）正常为0分，6cm以下为2分，7~12cm为3分，12cm以上为4分（数条者以病变血管长度之和计算）。

⑥硬结节（面积）正常为0分，1cm×1cm以下为2分，1cm×1cm、2cm×2cm

以下为 3 分，2cm×2cm 以上为 4 分。

⑦舌质暗或红为 1 分，苔黄或黄腻为 1 分，脉滑数为 1 分。

（2）病情轻重分级

轻：积分≤12 分

中：13 分≤积分≤21 分

重：积分≥22 分

（3）疗效判定

临床治愈：症状体征消失。

显效：症状体征明显改善，积分减少 70% 以上。

有效：症状体征有所改善，积分减少 30%~69%。

无效：症状体征无改善或恶化，积分减少 30%。

四、辨证

1.湿热蕴毒型

沿浅静脉走向或静脉曲张团突发肿胀、灼热、疼痛、色红，可触及硬性索条状物，压痛明显，伴发热，口渴不欲饮。舌质红，苔黄腻，脉滑数。

2.湿热瘀阻型

沿浅静脉走向呈硬性索条状，皮肤有色素沉着，患处呈针刺样疼痛。触痛及牵拉痛明显，无明显全身症状，舌质紫有瘀斑，舌苔白腻，脉缓涩迟兼见。

五、治疗

（一）中医内治

血栓性浅静脉炎是血管外科中的一个常见病，可分为湿热蕴毒型（急性期）和湿热瘀阻型（慢性期），急性期宜用清热解毒、活血化瘀的药物，慢性期宜用清热利湿、化瘀通络的药物。临床用药既遵循以上治疗规律，又应灵活多变，且内治、外治同用，可收到较好疗效。

（1）湿热蕴毒型

治则：清热解毒、活血化瘀。

方药：黄柏、玄参、金银花各 60g，当归、苍术、连翘各 15g，桃仁、甘草各 10g，黄芪、板蓝根、薏苡仁、蒲公英各 30g，蜈蚣 3 条。

（2）湿热瘀阻型

治则：清热利湿，化瘀通络。

方药：蜈蚣 3 条，丹参、苍术、水蛭、黄柏、黄芪、薏苡仁、金银花、当归、玄参、赤芍各 15g，全蝎、红花、甘草各 10g。

（二）中医外治

1. 熏洗疗法

应用熏洗疗法可改善患肢血液循环。本病应运用清热解毒药物，以清热解毒，消肿止痛。金银花、蒲公英、板蓝根、连翘、黄柏各 30g，甘草 15g，煎汤熏洗患处，2 次 / 日。

熏洗方法：将药物装在纱布袋内缝好或扎好，放在砂锅内加水煎煮 30 分钟，然后把煎好的药汤倒入盆内，将患肢架于盆上，用布单将患肢及盆口围盖严密，进行熏蒸。待药汤温热不烫人时，将患足及小腿浸于药汤中泡洗，每日 1 次，每次 30~50 分钟，药液变凉后，应加热后再洗。一副洗药可用 2 日，第 2 日应用时加温后即可应用。熏洗时应注意：初次外洗不宜过久，外洗范围不宜过大；感染溃烂的创口，外洗时应滤去药渣，药液温度适宜时用消毒纱布蘸药液淋洗患处，并用镊子持纱球拭去创口脓液及坏死组织，反复淋洗使创口干净后再根据创口情况进行常规换药。

2. 贴敷疗法

黄柏、水蛭各 30g，黄连、生大黄、乳香、没药各 15g。共研为细末。另用鲜地龙 30g 捣烂，用凡士林调成糊状，外敷患处。

六、预后及转归

不同病因引起的肢体血栓性浅静脉炎其转归与预后也不同。化学性血栓性浅静脉炎，当祛除其诱因，即停止输液或静脉穿刺后经适当治疗、休息，症状可在短期内消退且不易复发。瘀滞性血栓性浅静脉炎时，治疗疗程较长且易复发。当病变位于易活动关节处者，治疗效果一般不佳。血栓性浅静脉炎一般不累及深静脉，因而不致引起肢体静脉血液回流障碍。浅静脉内血栓形成以激发血管壁炎症为主，与血管壁紧密黏着，因而不致脱落而酿成肺栓塞。化脓性血栓性浅静脉炎并发脓毒败血症或急性细菌性心内膜炎时，常危及患者生命，误诊误治常预后不佳。

七、预防与调护

1.患者应卧床休息，抬高患肢15cm，卵圆窝处有血栓时，更应卧床休息，以免患者活动后导致血栓脱落，产生肺栓塞。

2.病变部位用湿热敷，可起到消除炎症，促使索状物吸收的作用。或用中药熏洗患处都可有效地配合治疗。

3.严格戒烟限酒，按医嘱穿弹力袜，加速静脉回流，以促使早日康复。

4.注意饮食宜忌，减少高血脂的发生，以免因血流滞缓及血液高凝状态而引发血栓性浅静脉炎。

5.减少静脉损伤及化学性药物对血管壁的刺激。

6.积极处理好皮肤感染及皮肤溃疡。

7.保持精神愉快，防止寒冻，潮湿及外伤。

8.积极治疗容易并发血栓性浅静脉炎的疾病，如下肢静脉曲张、血栓闭塞性脉管炎及恶性肿瘤等。

八、病案举例

1.湿热蕴毒型

司某，男，42岁，农民，1996年10月25日初诊。

[主诉]左小腿内侧筋脉红肿胀疼5天。

[病史]患者5天前发现左小腿出现硬索条状结节，肿胀疼痛，并逐渐向上延伸至大腿内侧，曾在乡卫生院检查诊断为"气血不和"，用中西医药物治疗（用药不详），疗效不佳，前来我院就诊。发病以来，精神不佳，痛苦面容，伴有口舌干燥，大便秘结，小便黄。

[检查]形体消瘦。检查见左小腿内侧硬性索状结节，触痛明显，皮色发红、肿胀明显，皮肤灼热。舌质红，苔黄腻，脉滑数。白细胞计数13.3×10^9/L，

尿常规无异常。血液流变学检查：血球压积（HCT）64%，全血黏度9.08，全血还原黏度21.5，血浆黏度3.5，红细胞电泳25.5s，血沉方程K值52，血浆纤维蛋白原定量测定6.5g/L。

［西医诊断］血栓性浅静脉炎。

［中医诊断］青蛇便（湿热蕴毒）。

［治法］清热解毒，活血化瘀。

［处方］金银花、当归、玄参、薏苡仁、丹参各30g，苍术、水蛭各10g，全虫6g，黄柏、甘草15g。

医嘱：避免长期站立。中药每日1剂，水煎，日服三次。

二诊：11月1日，患者述服药后第3天左下肢局部疼痛已减轻，皮温下降。

三诊：11月8日，患肢疼痛明显减轻，左小腿静脉硬索状结节软化，色泽发红症状减轻，触之仍有轻度压痛。

四诊：11月13日，左小腿红肿疼痛全部消失，压痛基本消失，深触时仍有微痛。

五至六诊：11月20日，左小腿除索条状结节未完全消失外，余无异常，能参加正常劳动。血尿常规检查正常。11月26日，继服脉络通颗粒剂1周后索条状物消失。血液流变学检查：血球压积（HCT）52%，全血黏度6.5，全血还原黏度15.5，血浆黏度1.70，红细胞电泳17.2s，血沉方程K值54，血浆纤维蛋白原定量测定4g/L。临床痊愈。追访两年未复发。

体会：本例属血栓性浅静脉炎急性期。患者湿热蕴毒，留滞脉络，故筋脉红肿热痛，有硬结或硬索条状物；湿热循经流注，则红肿硬结此起彼伏；湿热壅盛，气血津液不行，故肢体肿胀，甚则大片红肿；湿热内蕴，故发热；湿热阻遏气机，津不上承，故口渴而不欲饮。舌质红，苔黄腻，脉滑数为湿热之象。

其发病机理当责之于湿热下注，浸淫肌腠，壅塞脉道，致令湿毒稽留，血行泣滞，从而导致下肢肿胀疼痛。故治疗大法当以清热解毒、化瘀通络为主。但由于各期的病理变化不同，治疗亦应有所侧重。一般而言，急性期以湿热为主，重在清热利湿，佐以化瘀；慢性期以脉络瘀滞为主，重在活血化瘀，佐以清热。而阻塞症状明显者，又当从开始就要行气化瘀、清热利湿并重。

2. 湿热瘀阻型

张某，男，60岁，农民，1999年9月2日就诊。

［主诉］左小腿筋脉红肿疼痛半月。

［病史］1999年8月中旬，患者因劳累致使左小腿内侧筋脉潮红、肿胀、灼疼不适，活动及久站后加重，自服"螺旋霉素"治疗3天，效果不佳，病情又有所加重，局部红肿范围扩大，疼痛加剧，一周后病变部位皮肤出现索条状硬结，活动轻度受限，遂来我院诊治。患者精神尚可，饮食一般，伴发热，口渴不欲饮。

［检查］形体消瘦，面色黧黑。左下肢内侧能触及多处索条状硬结，筋脉横解，硬结及其周围组织局部皮色发红、肿胀、皮温增高，压痛明显。舌质红，苔黄腻，脉滑数。白细胞计数 $12.3 \times 10^9/L$，中性粒细胞 0.78，淋巴细胞 0.22。尿常规及心电图、肝、肾功能无异常。血液流变学检查：血球压积（HCT）83%，全血黏度 9.4，全血还原黏度 25.5，血浆黏度 3.8，红细胞电泳 20.4s，血沉方程 K 值 63，血浆纤维蛋白原定量测定 6.3g/L。

［西医诊断］血栓性浅静脉炎。

［中医诊断］青蛇便（湿热瘀阻）。

［治法］清热解毒，活血化瘀。

［处方］金银花、当归、玄参、薏苡仁、赤芍、丹参、公英、连翘各30g，苍术、水蛭各10g，全虫6g，黄柏、甘草各15g。

医嘱：不能长期站立，休息时抬高双腿。中药每日1剂，水煎，日服三次。

二诊：9月9日，患肢症状有所改善，皮色发红及局部肿胀略有减轻，患肢皮肤温度降低。

三诊：9月23日，患肢温度已显著降低，压痛减轻。

四诊：10月1日，患者左下肢皮肤温度已基本恢复正常，红肿部位肿胀消失，肤色转变为暗褐色，索条状硬结范围较前缩小、变软，但仍有压痛，黄腻苔已基本消退。

五诊：10月10日，患者活动时肢体已无明显不适，左下肢索条状硬结大部分消散，压痛消失，肤色变为浅黄褐色。血常规示：白细胞计数 $7.6 \times 10^9/L$，中性粒细胞 0.72，淋巴细胞 0.28。血液流变学检查：血球压积（HCT）53%，全血黏度 6.4，全血还原黏度 15.5，血浆黏度 1.78，红细胞电泳 17.4s，血沉方程 K 值 62，血浆纤维蛋白原定量测定 3.9g/L。肝肾功能正常，心电图正常。临床治愈。随访 3 月无复发。

体会：本案诊断为湿热瘀结型血栓性浅静脉炎。在治疗中唐祖宣常用金银花、当归、赤芍、玄参、薏苡仁、丹参、全虫、蜈蚣、黄芪、黄柏、牛膝等。方中金银花清热解毒凉血；黄芪利水消肿、托毒；当归、赤芍、牛膝、丹参清热凉血，活血散瘀；黄柏、苍术、薏苡仁清热利湿，全虫、蜈蚣活血消瘀、攻毒散结，通络止痛。以上诸药共奏清热利湿、凉血解毒、散瘀通络之功效。现代药理研究证实，金银花、栀子、黄柏具有抗菌、消炎、解毒的作用；当归、赤芍、牛膝等则能抗血小板聚集、抗血栓和改善外周微循环。

第九节　论治深静脉血栓形成

深静脉血栓形成是临床常见的周围血管疾病，多发生在下肢及盆腔深静脉，主要表现为肢体肿胀疼痛，沿静脉血管走行压痛和局部温度增高等，其发病率约占四肢血管疾病的 40%。近年来，本病的发病率有逐年增加的趋势。因其可有严重的后遗症和有发生肺栓塞的危险，不但影响患者的生活质量甚至可危及生命，对该病的研究越来越受到人们的重视。

深静脉血栓形成属中医学"股肿""脉痹""肿胀""血瘀""瘀血流注"等病范畴。中医学对深静脉血栓形成认识久远，《素问·痹论篇》即有："以夏遇此者为脉痹。痹，在于脉则血凝而不流。"《素问·平人气象论》中亦有："脉涩为痹。"《内经》所提到的"恶血""留血"亦即今日的静脉血栓形成。巢元方所撰的《诸病源候论》中有："血为阴，邪入于血而痹，故为血痹也。"《足檀候》："病者，自膝已下至踝及趾、俱仲直是也。"《游肿候》亦有："游肿之候，青、黄、赤、白，无复定色，游走皮肤之间，肉上微光是也。"此描写多似后世医学文献所描述的"股青肿""股白肿"和同时合并浅静脉炎及皮下出血所遗留下的色素沉着。孙思邈所著的《千金备急要方》有"久劳、热气盛，为湿热所折，气结筋中""气血瘀滞则痛、脉道阻塞则肿、久瘀而生热"。王肯堂在他《证治准绳》中观察到妇女产后所致的深静脉血栓形成"腰间肿两腿尤甚，此瘀血滞于经络"，"瘀血流注四肢或注股内，痛如锥刺或两股肿痛"。张景岳在他的《景岳全书》中记载了深静脉血栓形成的病机："产后瘀血流注……气凝血聚为患也"，而且他提出了"血有蓄而结者，宜破之遂之"，并提出了用桃仁、红花、苏木、元胡、三棱、莪术、五灵脂、大黄、芒硝等药治之的基本治疗方法。唐容川在他的《血证论》中，对深静脉血栓形成的证候及治则的描述更加清晰。在证候方面如"瘀血流注，四肢疼痛肿胀"，在治则上提出"宜化去瘀血，消利肿胀"，"有瘀血肿痛者，宜消瘀血"，"瘀血消散，则痛肿自除"。中医学在长期的临床实践中，逐渐认识了深静脉血栓的临床证候、治则治法，对我们临床研究治疗深静脉血栓打下了坚实的基础。

西医学认为，血液高凝状态、血流滞缓、血管壁损伤是静脉血栓形成的三大因素，并认为静脉血栓形成是在某种情况下，血液于静脉腔内凝结并阻塞静脉腔，导致静脉回流障碍，血栓远端静脉高压，从而引起肢体肿胀、疼痛及浅静脉扩张和曲张等症状，本病好发于下肢，常见的有髂股静脉血栓形成，小腿深静脉血栓形成和小腿肌肉丛静脉血栓形成。

一、临床表现

深部静脉血栓形成多发生于下肢，在上肢可累及腋静脉及锁骨下静脉。下腔静脉血栓形成，往往是一侧的髂-股静脉血栓形成上行繁衍的结果。其临床表现以患肢肿胀、疼痛、浅静脉曲张为主症，在血栓机化和再通的过程中，深静脉瓣膜遭受损伤而丧失正常功能，导致血液倒流。血液回流障碍的程度与血栓发生的部位，范围有密切关系，不同部位的深静脉血栓形成，临床表现也各不相同。

1.小腿肌肉静脉丛血栓形成

（1）疼痛：以小腿部胀痛为其特征，活动后疼痛明显，疼痛呈胀痛，局部有压痛。

（2）肿胀：肿胀部位限于小腿下部和足、踝部，活动后加重，休息减轻。

（3）霍夫曼征阳性（膝关节自然弯曲，使患足前曲时疼痛）、Neuhof征阳性（腓肠肌压痛）。

（4）体征：患肢肤温增高，皮肤颜色早期无明显改变，病变后期可有小腿内侧皮肤颜色加深、呈褐色点状或片状改变。小腿处有瘙痒、色素沉着、脱屑、湿疹和溃疡等营养障碍性改变。病变多局限于患肢足靴区。肢体动脉搏动正常。小腿下部至足踝部可有轻度凹陷性水肿。病变后期，患肢可有足靴区溃疡，一般无坏死、坏疽改变。

2. 髂-股静脉血栓形成

临床上可分为原发性和继发性两种。

原发性髂-股静脉血栓形成：血栓形成位于髂股静脉，发病率低于小腿肌肉丛静脉血栓形成，以左侧多见，本病起病急骤，临床表现为：①疼痛和压痛：疼痛由两种因素造成。A. 血栓在髂-股静脉内激发炎症反应，产生局部持续性疼痛；B. 远侧静脉血液回流障碍，因瘀血所引起的胀痛，程度不一，站立时加重。压痛位于髂-股静脉的体表部位，以股三角区最明显，体格瘦弱者，尚可扪到股静脉充满血栓所形成的条索状物。②肿胀：患肢肿胀，腹股沟区明显肿胀，随后腹股沟以下迅速出现肢体广泛性肿胀，可伴有发热。③浅静脉曲张：浅静脉扩张属于代偿性，以增加髂-股静脉阻塞平面远侧的静脉血回流，随着肿胀程度减轻而日益明显，在受累侧下腹部和髋部都可看到浅静脉曲张。全身反应较轻。④体征：髂-股静脉血栓形成的体征可见整个患病肢体，肤色可表现为暗红色，如为急性血栓形成并广泛的使髂-股静脉闭塞则可出现患肢皮色的广泛青紫，称为股青肿，是下肢深静脉血栓形成最严重类型。髂-股静脉血栓形成的营养性改变主要表现在患肢小腿的足靴区部位，呈脱屑、瘙痒、色素沉着、湿疹和溃疡等。霍夫曼征呈阳性，肢体动脉搏动一般正常、股青肿患者的患肢因动脉受压致动脉搏动减弱。本病后期均可发生小腿足靴区溃疡，且愈合困难，并可出现静脉性坏疽。

继发性髂-股静脉血栓形成：此型是由于从上至下（髂股静脉蔓延至周围静脉）或由下至上（由周围静脉向髂股静脉蔓延）的全下肢静脉血栓形成，是全下肢深静脉血栓形成（混合型）的严重类型。由于全下肢静脉血栓形成，整个深静脉系统广泛血栓形成而完全阻塞，造成严重下肢深静脉回流障碍，发病急骤。患肢剧烈胀痛，广泛性严重水肿。颜色苍白或青白色，全身反应严重，皮温高，发热在39℃以上，小腿指压痕明显；股三角、腘窝、小腿均有明显压痛。股青肿患者的患肢因动脉受压致动脉搏动减弱，由于大量的血浆，组织液贮留在患肢，引起低血容量性休克，严重者可发生静脉性肢体坏疽，继发性髂－股静脉血栓形成。血栓起源于小腿肌肉静脉丛，通过顺行性扩展，累及下肢整个髂－股静脉系统，形成与原发性逆行扩展到整个下肢相同的混合型病变，是临床上较常见的类型，而继发性髂－股静脉血栓形成又是形成混合型的主要原因。

3.上肢深静脉血栓形成

上肢深静脉（腋静脉－锁骨下静脉）血栓形成包括腋静脉血栓形成，腋－锁骨下静脉汇合部的血栓形成，造成上肢静脉回流障碍，形成的症状和体征多数都是在患肢进行不习惯活动或上肢直接受击后，骤然发病。本病多发生在体格健康的年轻男子。主要临床表现是患侧上肢肿胀、疼痛、发绀和静脉曲张。

体征可见：患侧上肢肤温升高；患肢呈紫红色斑片或发绀，以前臂和手部较为明显。一般无营养障碍性改变。动脉搏动一般不受影响，个别患者可因严重痉挛而使动脉搏动减弱。整个患肢均有明显的凹陷性水肿，近侧较远侧重，甚至可累及胸壁和肩部。一般不出现溃疡、坏死和坏疽性改变。

深部静脉血栓形成多发生于下肢，在上肢可累及腋静脉及锁骨下静脉，下腔静脉血栓形成，往往是一侧的髂－股静脉血栓形成上行繁衍的结果。由于肢体深静脉血栓形成，使其血液回流发生障碍，进而引起肢体肿胀、疼痛，浅静脉怒张等。由于患肢血管内血栓形成部位不同，进而所产生的临床症状亦有所不同。

4.上－下腔静脉血栓形成

上腔静脉血栓形成，临床较少见。多数是起因于纵隔、气管或肺部恶性肿瘤等压迫所致。其临床表现除了上肢静脉回流障碍引起的一系列症状外，还可见面、颈部肿胀，面部尤其是球结膜充血水肿，眼睑肿胀、颈部浅静脉扩张，前胸壁及肩部浅静脉广泛性扩张，并向对侧延伸，胸壁扩张浅静脉的血流方向向下。患者常伴有头胀、头痛及其他神经系统症状。

下腔静脉血栓形成，多是由于下肢深静脉和盆腔静脉血栓形成向上蔓延造成。由于阻塞平面多位于肾静脉平面的远侧，所以其临床表现主要为双下肢肿胀、沉重、张力大，浅静脉迂曲或扩张，活动后上述症状加重。同时伴有外生殖器及盆腔部位疼痛、坠胀感及外生殖器部位的浅静脉曲张；若血栓累及肾静脉以上平面，则出现腰痛，肾肿大及肾功损害；若血栓在肝静脉以上平面，则可出现布加综合征的临床症状。

临床中根据发病时间及治疗，临床症状改善等情况，又常分为急性期、迁延期和后遗症期。急性期一般在发病 20~30 日以内。此期由于血栓本身的病理生理特性和外、内因素作用，血栓容易脱落而造成栓塞，此时应特别注意观察患者有否肺栓塞表现，以及时救治；迁延期是指急性期至后遗症期的中间病期；深静脉血栓后遗症期，是静脉血栓经治疗再通后，由于静脉瓣膜的破坏，所产生的肢体远端静脉高压，血液瘀滞等症状时期。临床表现为下肢浅静脉怒张，色素沉着，溃疡，活动后下肢肿胀，疼痛，平卧休息后症状减轻等。

二、辅助检查

凝血酶调节蛋白检测、血小板激活后标志物测定、反映纤溶系统的指标、分子标志物质的测定、血液流变学检测、静脉造影术、彩色超声多普勒检查、超声多普勒流速检查、放射性核素检查、体积描记法检查、Duplex Scanning 双显性扫描检查、CT 检查、磁共振成像检查与应用及静脉测压等。

三、诊断及疗效判定标准

1. 诊断

详细询问病史，了解发病原因，认真体格检查，根据临床表现，进一步进行下肢深静脉顺行和逆行造影和超声多普勒检查，可以做出下肢深静脉血栓形成的诊断。明确病变的类型，对临床治疗方法的选择具有一定的意义。临床诊断时，应注意以下几点。

（1）发病原因。手术后、外伤、妇女分娩后长期卧床，以及下肢感染等，容易发生下肢深静脉血栓形成。恶性肿瘤，癌细胞释放血液高凝物质，使血液处于高凝状态，以及腹腔肿瘤的压迫和侵蚀，很容易继发下肢深静脉血栓形成。也可为无任何原因，而突然发病者。

（2）左下肢多见。下肢深静脉血栓形成以左下肢发病最多见，主要发生于髂静脉和小腿深静脉。

（3）肢体疼痛。下肢深静脉血栓形成肢体疼痛的部位与血栓形成部位相关。如患者有髂腰部或股三角区疼痛，则是髂-股静脉血栓形成。小腿深静脉血栓形成发病大多隐匿，仅有小腿轻度胀痛。

（4）肢体肿胀。下肢深静脉血栓形成是肢体肿胀的范围与血栓部位有关。小腿深静脉血栓形成，仅有小腿肿胀和压痛。下肢广泛性肿胀，同时伴有广泛性浅静脉怒张，可以诊断髂-股静脉血栓形成。

（5）慢性溃疡。下肢深静脉血栓形成后期遗留静脉功能不全，由于深静脉瓣膜、交通支静脉瓣膜破坏，血液由深静脉倒流入浅静脉，最后出现下肢静脉瘀血综合征——小腿营养障碍性改变，色素沉着，发生小腿慢性溃疡。

2. 诊断标准

（1）急性期：①发病急骤，患肢胀痛或剧痛，股三角区或小腿区有明显压痛。②患肢广泛性肿胀。③患肢皮肤呈暗红色、温度升高。④患肢广泛性浅静脉怒张。⑤霍夫曼征阳性。

（2）慢性期（深静脉血栓形成后综合征）：慢性期具有下肢静脉回流障碍和后期静脉血流逆流，浅静脉怒张或曲张，活动后肢体凹陷性肿胀、胀痛，出现营养障碍改变；皮肤色素沉着，瘀血性皮炎，瘀血性溃疡等。

（3）排除急性动脉栓塞、急性淋巴管炎、丹毒、原发性盆腔肿瘤、小腿损伤性血肿、小腿纤维组织炎等病。

（4）超声多普勒、静脉血流图和静脉造影等可以确诊。静脉造影：静脉充盈缺损，全下肢（或节段）管壁毛糙，管腔不规则狭窄，瓣膜阴影消失，侧支循环形成，呈扩张扭曲状。

3. 疗效判定标准

（1）临床治愈：①站立20~30分钟，行走1500m后，无明显肿胀疼痛、沉重感、压痛。②下肢浮肿明显消退或完全消退（以平面周长对比，大腿以髌骨上缘15cm点以上，小腿以胫骨粗隆下10cm点上缘测周长2cm），同健侧相比，周径差小于2cm。③静脉阻抗式血流图应变计测定或超声血管显像图，静脉最大排出量（MVO）比治疗前改善2/3血流量（正常值34.95±7.85ml/100ml

组织/分）；二秒静脉排出容量百分比（VO）比治疗前改善 1/2（正常值 30%~80%），超声血管显像图可显示瓣膜影。

（2）显效：①站立 15~20 分钟，行走 1000m 后，肿胀比治疗前明显好转。②下肢浮肿明显减轻，平面周长同健侧相比不大于 3cm。③静脉阻抗式血流图应变计测定或超声血管显像图，静脉最大排出量（MVO）比治疗前改善 1/3 血流量；二秒静脉排出容积百分比（VO）比治疗前改善 1/3，超声血管显像图瓣显现不清。

（3）进步：①站立 10 分钟以内，行走 500m 后，疼痛肿胀比治疗前有所改善。②下肢浮肿减轻，平面周长同健侧相比较治疗前稍有好转。③静脉阻抗式血流图应变计测定或超声血管显像图，静脉最大排出量（MVO）比治疗前有所改善 1/4 血流量，二秒静脉排出容积百分比（VO）比治疗前改善 1/4，超声血管显像图瓣膜不显。

（4）无效

治疗后症状与体征均无改善，或患肢水肿加剧，并发肺栓塞者。

四、辨证

1. 湿热蕴毒型

发病突然，患肢肿胀严重，皮肤温度升高，皮色暗红，发热恶寒，热多寒少，体温在 38~39℃之间，肢体疼痛，或行走加重，患肢扪之发凉，但内觉灼热，小脉络扩张，指按凹痕。大便干或不畅，小便短赤。舌质多红绛，舌苔黄腻或黄燥，脉滑数或弦数。

2. 湿热瘀阻型

患肢肿胀，多无寒热，患肢胀痛，扪之尤甚，活动加重。皮色青紫或紫暗。舌质暗紫或有瘀斑瘀点，舌苔白腻或黄腻，脉缓迟涩兼见。

3. 阴虚瘀阻型

患肢肿胀，沉重，扪之疼痛。皮色暗紫，遇热加重，形体瘦弱，肌肤不荣，或下肢浅表脉络迂曲，显现或皮溃肉烂，脓水清稀，口渴不喜饮。舌体瘦，兼见紫斑，少津无苔，脉细涩数。

五、治疗

（一）中西医结合治疗深静脉血栓形成的原则

下肢深静脉血栓形成是常见的下肢深静脉阻塞性疾病。发病早期，由于深静脉血栓阻塞，发生静脉血流回流障碍。后期虽然深静脉血栓可以机化再通，但静脉壁失去弹性，瓣膜被破坏，深静脉主干形成僵化的、直通的管道，以及交通支静脉瓣膜破坏，发生深静脉血液倒流，出现下肢深静脉血栓形成综合征（下肢静脉功能不全），使肢体处于病废状态。因此，下肢深静脉血栓形成的早期诊断、早期中西医结合治疗是取得疗效的关键。唐祖宣运用中西医结合治疗下肢深静脉血栓形成，主要有临床辨证论治、溶栓疗法、降纤疗法、抗凝疗法、解聚疗法、药物动脉注射疗法、外治疗法、手术治疗和西医学的其他治疗方法等。总的原则如下：

（1）促使血栓消溶，控制病情发展。急性下肢深静脉血栓形成发病7天以内，以中药清热解毒、活血通络为主治疗，以及使用溶栓疗法与降纤疗法、解聚疗法，迅速促使血栓消溶吸收，控制血栓伸延、扩张，恢复静脉回流。

（2）促进侧支循环，消除下肢瘀血状态。对下肢深静脉血栓形成综合征，以中药清热利湿、活血通络法为主治疗，并使用降纤疗法、解聚疗法、扩张血管药物，以及与外治疗法配合应用，促进侧支循环建立，改善血液循环，消除下肢瘀血状态。

（3）保护患肢，防止并发症。下肢深静脉血栓形成，肢体常处于瘀血状态，应尽量减少长时间站立和行走，抬高患肢，穿弹性袜，使用熏洗疗法，促进静脉血液回流，减轻下肢瘀血。同时，防止患肢外伤感染和发生下肢慢性溃疡。

（二）中医内治

在辨证中，唐祖宣主要考虑到静脉血栓形成的主要矛盾是血栓，故临床中大量运用活血化瘀药物，力争收到溶化血栓的效果。临床中虽取得一些疗效，但对于初发病机属湿热蕴毒者运用无效，有的病情反而加重。临床体会到，辨证和辨病均有所长，亦有其短。只注意中医传统的辨证，往往易忽视主要矛盾——血栓。只注意辨病，易忽视次要矛盾——湿热瘀结的症候表现。

在总结经验和教训的同时，我们注意到辨证和辨病相结合，在辨病情况下，将其临床表现分为三个类型，灵活施治，疗效有所提高。

临床实践中，唐祖宣认为病初期宜"祛湿清热"为主，忌用"祛风温燥"之法。初治时曾视其肢体色呈苍白，误以为风寒为患，投以祛风温燥之剂，致使湿不能去，热反炽盛，病情加重。后来认识到本病初发之时，肢体肿胀，灼热疼痛，变色发热，舌苔黄腻，脉象滑数等症。其病机属湿热之邪所致，投苍术、黄柏、薏苡仁、防己等以清热祛湿，银花、玄参、连翘、公英以解其蕴毒，共奏湿祛热清之效。

"化瘀"必须结合"祛湿""清热""养阴""益气"等法才能取效。肢体变色，色暗紫，舌紫瘀斑，脉象滑涩等一派瘀血的表现，在急性期消退的情况下接踵而来。唐祖宣选用了桃仁、红花、丹参、赤芍、乳香、没药等活血化瘀之品，配以清热、利湿、益气之药以达到活血通脉，消除瘀浊的目的。活血药物对静脉血栓确有一定效果，但运用时必须根据其病情变化灵活运用才能有效。唐祖宣在病机属湿热蕴毒型的血栓形成的患者中运用活血化瘀的药物，病情反而加重，这使他体会到，在炎症进展的情况下不宜运用活血化瘀药物，以免使炎症扩散，病情加重，必须在炎症消退之后出现瘀血的症状时运用活血化瘀药物才能有效。

疾病的发生发展是极其复杂的，临床中不能孤立地对待，必须在辨证的基础上结合其他的治则运用才能取得更好效果。若合并表浅游走性静脉炎者，可加虫类走窜之品，引瘀而行。若肢体酸困肿胀、苔腻而黄、脉缓而涩者，祛湿化瘀合用，既辨病又辨证，多能奏效。

（1）湿热蕴毒型

治则：清热解毒，化湿行痹。

方药：黄芪、板蓝根、薏苡仁、玄参、当归各 30g，金银花 60g，苍术、黄柏、连翘、水蛭各 15g，甘草 12g。

用法：水煎服，每日 1 剂。

（2）湿热瘀阻型

治则：清热祛湿，活瘀通络。

方药：红花、甘草各 12g，金银花、黄芪各 30g，丹参、黄柏、苍术、赤芍、当归、玄参、水蛭各 15g，蜈蚣 3 条，全蝎 10g。

用法：水煎服，每日 1 剂。

（3）阴虚瘀阻型

治则：清热养阴，益气活血。

方药：黄芪 45g，白芍、当归、丹皮、生地、水蛭各 15g，蜈蚣 3 条，红花、全蝎各 10g，水牛角、金银花各 30g。

（三）中医外治

1. 溻渍疗法

通过汤液热敷患部的机械和物理作用，以促进血液循环，起到疏通络脉，调节气血，促进经脉通畅的作用。

适应证：深静脉血栓形成各期。

药物：红花、元胡、川椒、苍术、金银花、赤芍、黄柏、羌活、牛膝、白芷、土茯苓各 20g。

用法：纱布包裹上药，水煎至药性入汁，以布巾蘸药液溻渍患处 20 分钟，每日 2 次。

注意：药液以 40~50℃为好，以防烫伤。

2. 熏洗疗法

可活血化瘀，去腐生新；消除肿胀，祛除病邪。

适应证：上下肢深静脉血栓形成各期。

药物：丹参、红花、桑皮、独活、川芎、赤芍、鸡血藤、桑寄生、桂枝、当归各 50g，加水 2000ml 煎沸。

用法：将患肢置于药盆上方，边用药汽熏，边用巾布蘸药液洗患肢，每日 1 次。

注意：药液洗患肢时温度要适宜，防止烫伤。

（四）西医疗法

西医的抗凝疗法、溶栓疗法、解聚疗法、降黏疗法及其他辅助治疗，也可根据不同时期的不同症状选择运用。

六、预防与调护

1.急性期护理

首先要让患者绝对卧床，急性期患者应绝对卧床 14~21 天，患肢抬高，高于心脏水平 20~30cm，并注意保暖。床上活动时避免动作过大。严格禁止按摩患肢，以防血栓脱落造成肺动脉栓塞。注意保持大便通畅，多饮水，以稀释血液。

注意观察患肢皮肤温度变化，每日测量并记录患肢不同平面的周径，并与以前记录和健侧周径相比较，以判断治疗效果。

抗凝或溶栓治疗期间，每日按时检查凝血指标，观察有无出血倾向。经静脉使用抗凝、祛聚或溶栓药物时，最好选择患肢远端的静脉。注意有无过敏症状。高度警惕肺动脉栓塞的可能。若出现胸痛、呼吸困难、咳血、血压下降等异常情况，应立即平卧，避免做深呼吸、咳嗽、剧烈翻动，同时给予高浓度氧气吸入。

戒烟，进食低脂且富含纤维素的饮食。下床活动后，正确使用减压袜。鼓励恢复期患者逐渐增加行走距离和下肢肌肉的活动量，以促进下肢深静脉再通和侧支循环的建立。

手术治疗者，应按相应的规范进行护理。

2.慢性期的功能锻炼

深静脉血栓形成的患者，在急性期过后，应积极进行锻炼。锻炼的目的是增加小腿肌肉运动，加强小腿肌肉对静脉的挤压作用，从而促进静脉血液的回流。应重视静脉泵的作用。静脉泵由骨骼肌、肌肉内的静脉窦及浅、深静脉组成。当骨骼肌收缩时，肌肉内和周围静脉中的血流被挤向心脏。由于静脉泵的作用，下肢相应区域的静脉内压降低，静脉充血缓解，水肿减轻。

腓肠肌内的静脉泵最发达，相应部位的深静脉窦是巨大的泵室。腓肠肌的收缩可以产生 >200mmHg（26.7kPa）的压力，这足以在直立时排挤出肌肉内的静脉血。不同的肌肉交替作用，将血液泵向心脏。因此深静脉血栓的患者进行锻炼要重点进行小腿肌肉的锻炼。如足趾关节的运动，下蹲，向后踢腿等运动。

3.正确使用减压袜

深静脉血栓形成后，或因静脉回流障碍，或因静脉瓣膜破坏都会引起静脉高压。而静脉高压则会进一步引起多种并发症，如静脉曲张、色素沉着甚至溃疡。使用减压袜的目的是以外部压力抵消各种原因所导致的静脉压力增高，防止深静脉血液经交通支逆流入浅静脉，促进静脉血回流，达到控制和延缓病情发展、改善局部皮肤营养不良、减轻水肿、预防溃疡形成，或促进溃疡愈合的目的。

减压袜的选择包括压力的选择和大小长短的选择。在压力方面，应起到能支持静脉抵消增加的静脉压，又不能压力过大限制静脉回流或动脉血供。在大小方面，应仔细测量患肢情况，按照患肢的实际需要选择大小长短。

4.深静脉血栓形成的预防

对高危人群的监测是重点。长期以来，临床均采用抬高患肢和术后早期活动作为预防下肢深静脉血栓形成的方法。

长期卧床的患者是下肢深静脉血栓形成的高发人群，故凡各种术后、骨折需卧床者及产后妇女，应采取积极的预防措施，以降低其发病率。卧床期间应定时变化体位，鼓励患者进行深呼吸及咳嗽。卧床期间应定时做下肢的主动或被动运动。如膝、踝及趾关节的伸屈活动、举腿等活动，尽早下床活动。应用气压式循环驱动治疗仪进行空气加压治疗，可以减少静脉血栓的形成。需长期输液或经静脉途径给药者，应避免在同一部位、同一静脉反复穿刺，使用对静脉有刺激性的药物时，尤应注意防止静脉壁损伤。若患者站立后有下肢沉重、胀痛感，应警惕有下肢深静脉血栓形成的可能，及早就诊。

七、病案举例

1.湿热蕴毒型

裴某，男，50岁，农民，1996年10月5日初诊。

[主诉] 右下肢肿胀，灼热疼痛10天。

[病史] 患者于10天前突发右下肢突发红肿，灼热疼痛，步履困难，在

某医院检查确诊为"深静脉血栓形成"，曾用激素及多种抗生素等中西药物，疗效不佳。于今日来院求诊于唐祖宣。患者表情淡漠，心烦少寐，纳差，大便不畅，小便短赤。

[检查] 形体肥胖，面色萎黄。右下肢腹股沟至足趾端部呈凹陷性水肿，下肢皮肤色泽潮红，腓肠肌可触及两条硬性索状结节，按压疼痛，膝以下35cm至足背部浅表静脉曲张，内觉灼热，昼轻夜重，舌质紫，苔黄腻，脉滑数。白细胞计数 17.5×10^9/L，中性粒细胞0.65，淋巴细胞0.31，单核细胞0.01，嗜酸性粒细胞0.03，红细胞计数 4.3×10^{12}/L，血红蛋白150g/L，血小板计数 110×10^9/L，血沉2mm/h。甲皱微循环检查：管袢轮廓尚清晰，血管排列紊乱，管袢数目6根，其中正常管袢2根，异型管袢4根，管袢口径短而扩张，血色暗红，袢顶有瘀血，血流速度明显减慢，血液流态呈絮状，静脉淤涨程度严重。

[西医诊断] 右下肢深静脉血栓形成。

[中医诊断] 股肿（湿热蕴毒型）。

[治则] 清热解毒，活瘀通络。

[处方] 苍术、黄柏、公英各15g，当归、玄参、金银花、黄芪、薏米各30g，全虫6g，蜈蚣2条，水蛭、甘草各10g。

医嘱：卧床休息，抬高患肢。中药每日1剂，水煎，日服三次。

二诊：10月15日，下肢水肿凹陷程度、灼热疼痛均已减轻，但活动后仍有肿胀，皮肤色泽改变，食欲增加，大小便正常。

三诊：11月30日，患肢膝以下肿胀及灼热疼痛消失，皮肤色泽好转，腓肠肌硬性索状结节已消失，但膝以下活动后有轻度浮肿，行走时自觉有沉困感，仍继续服用上方，加重黄芪用量。

四诊：12月20日，肿痛酸困症状消失，皮肤色泽基本恢复正常，患肢行走后无任何阳性反应，复查血红细胞计数 4.5×10^{12}/L，血红蛋白145g/L，白细胞计数 6.2×10^9/L，中性干状核粒细胞0.02，中性粒细胞0.67，淋巴细胞0.26，单核细胞0.01，嗜酸性粒细胞0.04，血小板计数 130×10^9/L。甲皱微循环检查，管袢轮廓清晰，血管排列整齐，管袢口径由短变长，扩张形态消失，袢顶宽增为 $40\mu m$，血流速度 $500\mu m$/s，血液流态由絮状转变为虚线状，血管运动计数12次/s，治疗后微血管有明显改善，霍夫曼征试验、Neuhof征试验及血压表充气试验均无阳性反应。

随访一年未见复发。

体会：本案病例以湿热内郁，气血凝滞为主要病机。所以在治疗此病取得疗效的基础上，筛选出清热祛湿，益气活血化瘀的当归、二花、玄参、苍术、黄柏、薏米、水蛭、全虫、蜈蚣、黄芪、甘草等11味药物组成清热通瘀汤，取得了一定疗效。方中金银花清热解毒，对于毒未成者能散，毒已成者能消；玄参能治脏腑热结，直走血分而通脉，外行经隧而散痈肿，药检发现其含皂苷，有显著的溶血和扩张外周血管的作用；黄柏苦寒，凡湿热为病的下肢水肿，诸痛痒疮用之多效；苍术燥湿，走而不守，与黄柏配伍能逐下焦湿热所致的水肿，若和清热解毒的药物合用则热可清而湿自去；薏苡仁利水，凡湿盛在下而引起肿痛者最宜用之；当归味甘而重，为补血上品，气轻而辛，又能行血，补中有动，行中有补，癥瘕结聚，痈疽疮疡每多用之；蜈蚣、全蝎为虫类走窜之品，内而脏腑，外而经络，凡气血凝滞之处多能开之，因湿热毒引起的疮疡亦能解之；妙在水蛭破血通络，其性迟缓而善入，迟缓则生血不伤，善入则坚积易破，药检证实，水蛭素能阻止凝血酶对纤维蛋白的作用，扩张毛细血管，阻碍血液凝固；黄芪益气，利水消肿取其气行则血行之意；甘草和中解毒，痈疽疮疡用之多效。共组成清热解毒，化湿和中，益气化瘀之剂，使热可清湿自去，气运行，瘀血散，发挥其单味药所不能起到的作用。

2. 湿热瘀阻型

李某，男，35岁，干部，1997年5月20日初诊。

[主诉] 左下肢肿胀，酸困疼痛5天。

[病史] 患者于15天前患感冒，治愈后发现臀部痉挛性疼痛。5月15日早上起床后觉左下肢肿胀，发热，小腿肚困痛，腹股沟以下至足踝部皮肤色泽潮红，呈凹陷性水肿，不能着地，伴见脸面潮红，大汗淋漓等症状，住本地医院静脉滴注低分子右旋糖酐，交替运用抗生素治疗5日无效，左下肢肿胀酸困疼痛明显加重，活动受限，遂到我院求诊于唐祖宣。患者精神疲惫，表情痛苦，心烦不宁，虚汗淋漓。既往身体健康，有吸烟史10年，无家族传病史及外伤史。

[检查]形体肥胖，面色潮红，体温39℃，呼吸急促。左下肢扪之灼热，困痛，不得眠，大便干，小便短赤，口唇干燥，舌质红降，苔黄腻。左腹股沟至足背水肿，按之凹陷，皮肤色泽紫红，膝以下散见深褐色瘀斑，髂股部淋巴结肿大，左下肢内侧可触及硬性索状物。甲皱微循环检查，管袢轮廓模糊，排列不规则，管袢总数8根，其中异形管袢占6根，袢顶有陈旧性出血点渗出，血色暗红，血流速度减慢，血液流态呈断线流。心电图：窦性心律不齐。多普勒彩超检查提示：左下肢髂股静脉栓塞。

　　[西医诊断]左下肢髂股静脉栓塞。

　　[中医诊断]股肿（湿热瘀阻型）。

　　[治则]清热养阴，益气活血。

　　[处方]金银花20g，当归、丹参、赤芍、苏木各30g，水蛭、玄参各15g，川芎12g，红花、大黄各10g。

　　医嘱：卧床休息，抬高患肢。中药每日1剂，水煎，日服3次。

　　二诊：6月5日，患肢疼痛肿胀明显减轻，但仍有散见瘀斑，髂股部淋巴结肿大，左小腿肚内侧仍触及硬性索状物。

　　三诊：6月20日，配合外洗后，患肢肿胀疼痛明显减轻，可扶杖下地活动，但活动后仍有轻度凹陷性水肿，触之硬性索状物消失，患肢扪之有发热现象，皮肤色泽已改变。

　　四诊：7月5日，患肢左下肢腹股沟至足趾端水肿凹陷水肿消失，左下肢小腿内侧触及硬性索状物已散，并能下地活动。

　　五诊：7月25日，左下肢疼痛肿胀消失，皮肤色泽明显改善，硬性索状物消失。甲皱微循环检查：管袢排列整齐，管袢总数增多，畸形管袢减少，管袢扩张袢顶陈旧性出血点消失，血流速度及血液流态明显改善。随访2年未见复发。

　　体会：本案例患者，平素体健，发病时间短暂，一派邪实征象。依据脉症，为湿热蕴结，脉络瘀阻而起，故治疗中应掌握"邪去正自安"的治则，拟定清热除湿、活血化瘀为法。方中金银花、玄参、大黄清热除湿，其中大黄有双重作用，一方面清热解毒，另一方面祛瘀生新；当归、红花、丹参、川芎、赤芍、苏木共奏活血化瘀之效。瘀血散、湿热清，其症自然向愈。

3. 阴虚瘀阻型

李某，女，45岁，1979年8月17日临院治疗。

[主诉] 双下肢肿胀，右下肢溃破已3个月。

[病史] 1977年春，原因不明，突发双下肢红肿灼痛，午后加重，步履艰难，误以丝虫病引起的下肢肿胀治疗无效。后赴某医院检查，确诊为深静脉血栓形成，给以中西药治疗，病势时轻时重，1979年7月，病情加重，下肢水肿明显，皮色潮红，小腿有紫斑及硬性索状物，右下膝以下溃烂。

[现症] 形体消瘦，面虚浮，色青黄，精神萎靡，表情痛苦，口渴少饮，小便短赤，纳差，心烦不安，失眠多梦，易惊，舌苔少津，脉细数，双下肢色紫红，汗毛脱落，按之凹陷。右小腿肚呈脓性溃疡，创面6cm×12cm，肉芽暗红不鲜，有青色脓性分泌物流出，伤口疼痛，入夜加重。霍夫曼征、Neuhof征及血压表充分试验均为阳性。患肢触之发热，双下肢动脉搏动正常。

[西医诊断] 深静脉血栓形成。

[中医诊断] 股肿（阴虚瘀阻型）。

[治则] 清热养阴，益气活血。

[处方] 黄芪45g，白芍、当归各30g，丹皮、生地、水蛭各15g，玄参50g，防风20g，蜈蚣3条，红花、全蝎各10g。每日1剂。

外科处理：初用中药外敷无效，后用一比膏、消炎松等，每日换药1次。

[结果] 服上方28剂，患肢肿胀消失，伤口基本愈合，上方加丹参30g，红花10g，服20剂后，皮肤色泽好转，伤口愈合，诸症消失而出院。

体会：股肿一证，属于周围血管病中的一种常见病。临证时必须细审脉证，辨寒热虚实、气血阴阳。具体本案，乃由阴虚内热，瘀阻脉络而致，湿热内蕴为本，故治疗宜清热养阴，益气活血。方中清热养阴之品中佐以活血祛瘀之水蛭、蜈蚣，以改善血脉瘀阻症状。对患肢发凉者，疼痛有瘀者，应益气活血，使气鼓而血充，每用黄芪百克，促进血液循环，进一步起到溶化血栓的目的。病到后期，阴血耗伤，采用养阴化瘀，使血充而瘀化。除蕴热期外，始终运用黄芪是有益的。

附 肺栓塞

中医学文献中无肺栓塞病名的记载，但根据其临床表现，应属于中医的"咳血""胸痛""喘证"等范畴。《灵枢·经脉》曰："肾足少阴之脉……咳唾则有血，喝喝而喘"，此即咳嗽痰中带血之证。引起咳血的病因较多，热伤肺络所致者，则见心悸气喘，胸闷刺痛，口唇青紫等。《景岳全书·喘促》有："气喘之病，最为危候，治失其要，鲜不误人，欲辨之者，亦惟二证而已。所谓二证者，一曰实喘，一曰虚喘也"，《临证指南医案·喘》曰："在肺为实，在肾为虚"，均论述了喘乃急危证候，应责之于肺肾。肺栓塞初起喘促气短，胸闷胸痛之证，则为痰瘀阻肺，肺气不利，治当祛邪利气为主；若喘咳气急，不能平卧，伴有心悸、四肢厥冷，则为肾气不固，阳气欲脱，当补肾纳气，回阳固脱。"胸痛"一症，病因复杂，胸属上焦，心肺二脏居于胸中，故胸痛为上焦心肺疾病的表现之一。可见于多种疾病中，亦有虚实之分，虚证可因气虚、阳虚所致，实证多因瘀血痹阻所致。气虚可见心悸气短自汗；阳虚则见肢冷畏寒、冷汗淋漓；瘀血可有胸痛剧烈、固定不移，治疗上应针对病机，采用益气固本、回阳救逆、活血通络等法则。然而由于肺栓塞起病突然，病情危重，急则当以治标为主，待病势稳定，则应详细辨证，以治本之法施治。

西医学认为，肺栓塞是由于肺动脉的某一支被栓子堵塞而引起的严重并发症，最常见的栓子是来自静脉系统中的血栓。当栓塞后产生严重供血障碍时，肺组织可发生坏死。

肺栓塞是急性肺部疾病的常见原因。目前美国每年发病率约60万人以上，在临床死亡原因中居第三位。50岁以下者，男性的发病率高于女性，死亡者中有色人种多于白人，发病者中约11%死于发病后1小时内。及时做出诊断及治疗可使肺栓塞患者的死亡率大大降低。据报道生前能被确诊者不足50%，因此早期正确诊断肺栓塞至关重要。近年来肺栓塞检出率在我国有逐渐增多的趋势。

一、病因病机

（一）中医

肺栓塞属中医内科急症，其主要诱因为六淫七情、饮食劳倦、久病卧床、手术或外伤等，致使痰湿内聚，瘀血阻络。瘀阻于肺，则哮喘咳嗽；瘀阻于心，心脉不畅，胸阳不振则心前区疼痛、胸闷、心悸、唇色紫绀；闭阻阳气或阳气暴脱，不能温煦则四肢厥冷、冷汗淋漓，甚则形成脱证；瘀阻于胁肋肝经，则肝气郁结引起两胁疼痛或胸痛而为悬饮；病甚亦可伤及脾胃，使胃气衰败，受纳无权，可致呕恶不食；气化失司，水道不利可引起尿少、尿闭等症候。总之，痰瘀阻滞脉道、气血逆乱、脏腑气血功能损伤是本病主要病因病机。

（二）西医

最常见的肺栓子为血栓，约90%左右是由于深静脉血栓脱落后随血循环进入肺动脉及其分支的。原发部位以下肢深静脉为主。其他栓子如脂肪栓、空气栓、羊水、骨髓、寄生虫、胎盘滋养层、转移性癌、细菌栓、心脏赘生物等均可引起肺栓塞。

1. 病因

（1）肺血栓栓塞：PTE的栓子大多数来自周围深静脉脱落的血栓，其中90%左右来自下肢深静脉血栓形成，其他来自盆腔静脉、下腔静脉、肾静脉、上肢静脉或右心房等。下肢深静脉血栓开始形成时，多源于腓肠肌静脉丛，向心性增长至腘、股静脉主干，有时可达髂静脉。其游离端悬浮于静脉腔中，一旦部分或整个血栓脱落，栓子随血流进入右心室而到达肺部，造成肺栓塞。心脏病患者，其中心房纤颤、心力衰竭和亚急性心内膜炎者，心腔内附壁血栓脱落也有可能造成肺栓塞。

静脉血栓脱落的原因可能与静脉内压力急剧升高或静脉血流突然增多（如长期卧床后突然活动、用力挤压患部肌肉等）有关。

（2）脂肪肺栓塞：下肢骨折多见，有时可发生于心肺复苏术后、体外循环过程中、烧伤、肾移植和新生物等。骨髓常为脂肪栓的来源，脂肪栓一般可通过肺循环进入人体循环。

（3）空气肺栓塞：如静脉输液、颈及胸部开放性损伤、流产、人工气胸或气腹、腹膜后充气造影等，大于100ml的空气栓可阻塞右心室流出道而致死。但较小的气泡亦可使衰弱者死亡。

（4）羊水栓塞：因妊娠子宫内膜破裂、宫颈撕裂或外科切口使羊水进入子宫静脉进而造成肺栓塞，可因对羊水的过敏反应等致死。

（5）癌栓：肺、胰腺、消化道和生殖系统的新生物极易发生肺栓塞，其次为白血病和淋巴肉瘤。

（6）其他：体内凝血机制异常，肺动脉内原位血栓形成；赘生物，来自右心，尤其瓣膜上；或来自脓性病灶的菌栓；虫卵栓，急性血吸虫病时大量虫卵进入肺循环，亦可导致肺栓塞。

2. 病机

肺栓塞常见为多发及双侧性，下肺多于上肺，特别好发于右下叶肺。肺组织的供氧来自三方面：肺动脉、支气管动脉及局部肺野的气道。上述两个以上的来源受严重影响时可发生梗死。当患有慢性肺疾患、右心衰竭时，即使小的栓子也易发生肺梗死。栓子的大小可以分：①骑跨型栓塞：栓子完全阻塞肺动脉及其主要分支；②巨大栓塞：40%以上肺动脉被栓塞；③次巨大栓塞：不到两个肺叶动脉受阻塞；④中等栓塞：即主肺段和亚肺段动脉栓塞；⑤微栓塞：纤维蛋白凝块、聚集的血小板等进入深部的肺组织。当肺动脉主要分支受阻时，肺动脉主干扩张，右心室扩大，静脉回流受阻，右心衰竭。若能及时去除肺动脉的阻塞，可恢复正常。如没有得到正确治疗，并反复发生肺栓塞，肺血管进行性堵塞，以致形成肺动脉高压，继而出现慢性肺源性心脏病。肺梗死时，显微镜下可见肺泡壁有凝固性坏死，肺泡腔内充满红细胞及轻微的炎性反应，一般1周后胸部X线片可显示出上述浸润性梗死阴影。不完全性梗死时，肺泡腔内有渗出的红细胞，便没有肺泡壁坏死，因此胸片上显示的浸润阴影约2~4天即可消失，也不留瘢痕。肺梗死时约30%左右的患者可产生血性胸膜腔渗出。

据上所述，肺栓塞可分为急性肺栓塞和慢性肺栓塞。当血栓通过深静脉、右心腔到达肺部时，由于血管阻塞部位、面积、肺循环原有储备力和肺血管痉挛程度不同，对肺循环的影响有明显的差异，这些差异是区分急、慢性肺栓塞的主要标志。

（1）急性肺栓塞：由于大块的血栓突然阻塞到肺总动脉处或阻塞在左右肺动脉分叉处，有时阻塞在右心腔和肺动脉瓣处，还有多数栓子阻塞在左右肺动脉，总阻塞面积 >40%，肺循环阻力明显增加，肺动脉压急剧增高，右心室扩大充盈，左心室缺血，导致心律失常、休克、猝死。急性肺栓塞发病急骤，病程很短，肺脏内很少有梗死灶，在心内膜下心肌常有多发性坏死灶。若患者经过抢救渡过休克以后，往往又可引起右心室扩张和急性右心衰竭。因此，急性肺栓塞常为致命性肺栓塞。

（2）慢性肺栓塞：多发的、较小的血栓分别阻塞在左右肺动脉或部分双侧分支动脉，逐渐出现肺动脉高压，造成右心室肥厚和右心功能衰竭。慢性肺栓塞病情较轻，发展稍慢，常为非致命性肺栓塞。

3. 病理

血栓栓塞时，栓子周围的血管因炎性细胞浸润、炎性介质的释放可出现炎性反应，偶尔出现坏死。栓子除了自发碎裂外，其溶解主要靠纤维蛋白溶解机制和血栓的机化。一周左右，成纤维细胞、巨噬细胞等开始侵入栓子，栓子出现收缩，其表面有扁平细胞覆盖。2~3 周后，栓子内有毛细血管生长，并粘连于血管内膜。约在 6 周左右栓子可全部溶解，原阻塞部位的血管内膜有结缔组织形成。在肺栓塞的第 1 周内，由于栓子的收缩，部分血流可通过栓塞部位。如血栓较小则大多数病例的栓子能够消溶而通畅，肺功能可保持良好状态。但也有反复发生肺栓塞，可因血管内膜增厚引起管腔狭窄和堵塞者，导致肺动脉高压和肺源性心脏病。

肺脏受双重血流（肺循环和支气管动脉）供应，还可直接通过肺泡供氧，因此，栓塞后的肺梗死较少，尸检中仅占 10%~15%。当栓子阻塞到左右分支动脉的中等以下动脉时易于出现梗死。因此，肺梗死多出现在外围肺组织，尤其是肋膈角附近的肺下叶，病灶常呈楔形、片状或不均匀，楔形的底部在肺的表面，略高于正常肺组织，边界清楚。显微镜下见肺泡壁破坏，正常肺泡结构消失，充满血液。当累及胸膜时可引起胸膜渗出性反应而有血性或浆液性胸膜渗液。在愈合过程中，随着新生血管的生长，梗死的组织常被逐渐吸收，而不留疤痕或仅留小量条状疤痕组织。

约 10% 的肺栓塞可有肺部严重感染、化脓，引起组织坏死，坏死的肺组织一般都因纤维化而痊愈，肺组织被挛缩的疤痕组织所代替，功能丧失。

（1）肺泡死腔增加：被栓塞的区域无血流灌注，使通气-灌注失常，故肺泡死腔增大。

（2）通气受限：栓子释放的 5-羟色胺、组胺、缓激肽等，均可引起支气管痉挛，通气降低。

（3）肺泡表面活性物质丧失：表面活性物质主要是维持肺泡的稳定性。当肺毛细血管血流中断 2~3 小时，表面活性物质即减少；血流完全中断 24~48 小时，肺泡可变形及塌陷，出现充血性肺不张，临床表现有咯血。

（4）低氧血症：当肺动脉压明显增高时，原正常低通气带的血流充盈增加，通气-灌注明显失常。心功能衰竭时，由于混合静脉血氧分压的低下均可加重缺氧。

（5）低碳酸血症：为了补偿通气-灌注失常产生的无效通气，产生过度通气，使动脉血 $PaCO_2$ 下降。

（6）血流动力学改变：发生 PTE 后，引起肺血管床的减少，使肺毛细血管阻力增加，肺动脉压增高，急性右心室衰竭，心率加快，心输出量猝然降低，血压下降等。

（7）神经体液介质的变化：新鲜血栓上面覆盖有多量的血小板及凝血酶，其内层有纤维蛋白网，网内具有纤维蛋白溶解原。当栓子在肺血管网内移动时，引起血小板脱颗粒，释放各种血管活性物质，它们可以刺激肺的各种神经，包括肺泡壁上的 J 受体和气道的刺激受体，从而引起呼吸困难、心率加快、咳嗽、支气管和血管痉挛、血管通透性增加。同时也损伤肺的非呼吸代谢功能。

二、临床表现

肺栓塞的临床症状及体征常常是非特异性的，且变化颇大，与其他心血管疾病难以区别。症状轻重虽然与栓子大小、栓塞范围有关，但不一定成正比，往往与原有心、肺疾病的代偿能力有密切关系。

（一）症状

1.呼吸困难

是肺栓塞最常见的症状，约占 69%~84%。呼吸困难以活动后为著，呼吸频率增快，可达 40~50 次 / 分，呼吸困难的程度和持续时间与肺栓塞的范围有关。呼吸困难严重且持久者往往栓塞较大。

2.胸痛

常突然发生，分为胸膜性和非胸膜性两类。前者占约 75%，多因较小的栓子位于周边，引起肺梗死、肺不张，累及胸膜出现纤维素性炎症所致。非胸膜性胸痛常为钝痛或呈紧缩感，栓子较大时常位于胸骨后，有时呈剧痛，并向肩部、心前区放射，酷似心绞痛发作。

3.咳嗽

多为干咳，或有少量白痰，并可伴喘息。

4.咯血

约占 30%~40%，多在梗死后 24 小时内发生，量不多，鲜红色，数日后可变成暗红色。

5.晕厥

发生率为 13%~19%，主要是由于大块肺栓塞引起的，为时短暂，与脑供血不足有关，也可能是慢性栓塞性肺动脉高压唯一或最早的症状。多数还伴有低血压、右心衰竭和低氧血症。

6.腹痛

部分有腹痛，或有恶心、呕吐，可能与膈肌受刺激或肠缺血有关。

（二）体征

巨大肺栓塞可引起休克，甚至猝死。根据体征可分：

1.一般体征

50% 左右出现呼吸急促。其次为发热，大多在 37.5~38.5℃，持续一周左右，发热可因肺栓塞、血管炎症、肺不张或继发感染所引起。大块肺栓塞引起休克时，可见面色苍白、大汗淋漓、四肢厥冷、血压下降等。紫绀多由低氧血症引起。

2. 心血管体征

多在巨大栓塞导致急性肺心病时出现。心底部肺动脉段浊音区增宽，并有局部的明显搏动和胸骨抬举感。肺动脉瓣区第二心音亢进伴分裂，并有响亮粗糙的收缩期喷射性吹风样杂音。心前区可闻及第三心音和第四心音奔马律、过早搏动、阵发性心动过速、心房扑动或颤动等各种心律失常。右心衰竭时，心浊音界可扩大，三尖瓣区可闻及收缩期吹风样杂音。偶可闻及肺部血管杂音，常局限于胸骨左缘第2~4肋间，多呈收缩期吹风样性质。

3. 肺部体征

肺部可有干、湿性罗音。肺栓塞后小支气管反向性痉挛、间质水肿、肺不张可导致哮鸣音。胸膜受累可导致胸膜摩擦音或胸腔积液。一侧肺叶或全肺栓塞可使纵隔、气管移向患侧，膈肌上移。若局部肺组织坏死破溃可形成气胸。

4. 其他体征

右心衰竭时可见颈静脉怒张、肝肿大、压痛、下肢水肿，偶有黄疸和脾肿大。也可有血栓性浅表静脉炎体征和下肢静脉曲张等。

复发性 PTE 因多次血栓栓塞、呼吸困难等表现反复出现或进行性加重，逐渐形成 PTE 少见但严重的并发症——慢性血栓栓塞性肺动脉高压，导致慢性肺心病和心力衰竭。

三、辅助检查

1. 血常规及酶谱

血液化验时，血小板减少，白细胞计数可正常或增高，血沉增快。血清谷草转氨酶及肌酸磷酸激酶可升高。48 小时后乳酸脱氢酶增高，有助于 PTE 与急性心肌梗死的鉴别诊断。血胆红素和纤维蛋白原降解产物（FDP）增高。近年来发现 D- 二聚体能反映体内纤维蛋白的溶解，但其升高可见于各种血栓栓塞性疾病。临床研究表明，血浆中 D- 二聚体水平正常或轻度升高有助于排除 PTE。尿液化验有 FDP 增加。当有肺梗死时，血白细胞及血沉可增高。

2. 可溶性纤维蛋白复合物和 FDP

可溶性纤维蛋白复合物提示最近有凝血酶产生，FDP 提示纤维蛋白溶酶活动，在肺栓塞中的阳性率为 55%~75%。当两者均为阳性时，有利 PTE 的诊断。但 FDP 的水平受肝、肾、弥漫性血管内凝血的影响。血浆中游离 DNA 于发病后 1~2 天即能测得，持续约 10 天。本试验法较快速，可增加诊断的特异性及敏感性。但当患者有血管炎或中枢神经系统损伤时也出现阳性。

D-Dimer 为肺栓塞必备的筛查方法。其具体应用为：D-Dimer $< 500\mu g/L$ 可完全地除外肺栓塞。对于急诊患者可采用半定量乳胶凝集法，但住院患者宜采用 ELISA 法测定精确值，因为 D-Dimer 精确值不仅具有诊断价值，而且能评价治疗疗效。

3. 动脉血气分析及肺功能

动脉血氧分压（PaO_2）可提示栓塞的程度。肺泡 - 动脉血氧分压差 $\left[P_{(A-a)}O_2\right]$ 的测定，较 PaO_2 更有意义。因发生栓塞后，患者常有过度通气，因此二氧化碳分压（$PaCO_2$）下降，肺泡气的氧分压（PAO_2）增高，$P_{(A-a)}O_2$ 应明显增高。死腔气 / 潮气量比值（VD/VT）在栓塞时增高，当患者无限制性或阻塞性通气障碍时，比值大于 40% 提示 PTE 可能，小于 40% 又无临床栓塞的表现可排除肺栓塞。

4. 心电图检查

肺栓塞时大多有心电图异常改变，主要表现为急性右心室扩张和肺动脉高压。显示心电轴显著右偏，极度顺钟向转位，右束支传导阻滞，并有典型的 $S_1Q_{II}T_{III}$ 波型（I 导联 S 波探、III 导联 Q 波显著和 T 波倒置），有时出现肺型 P 波，或肺 - 冠反射所致的心肌缺血表现，如 ST 段抬高或压低的异常。上述变化常于起病后 5~24 小时内出现，大部分在数天或 2~3 周后恢复。只有26% 的患者有上述心电图变化。因此心电图正常，不能排除本病。另外，心电图检查也作为与急性心肌梗死鉴别的手段。

5. 心电向量图检查

显示 QRS 环起始部指向左略向前，以后 QRS 环主体部主要向上（相当于 Q_{III}），有明显向右的终末附加环（相当于 S_I），但多无传导延迟表现，偶尔终末附加环运行缓慢。P 环更垂直，振幅增大。T 环向后、上，并向左移。

6. 超声心动图

超声心动图检查若能发现明确的右心房、右心室或近端肺动脉血栓，则可明确诊断。另外，它可用来除外由心肌梗死、室间隔破裂和其他病因引起的慢性肺动脉高压。经食管的超声心动图有助于除外主动脉夹层的动脉瘤。

7. 胸部 X 线表现

由于肺栓塞的病理变化多端，所以 X 线表现也是多样的。怀疑肺栓塞的患者应连续作胸部 X 线检查，约 90% 以上的患者出现某些异常改变。

8. 肺灌注显像和肺通气 / 灌注显像

肺的放射性同位素灌注显像（以 99mTc 标记的巨聚蛋白颗粒静注后扫描显像）简便安全，提高了肺栓塞的诊断正确性。当肺动脉某一支被阻塞，该支的灌注显像显示出肺叶或肺段的放射性缺损。但它不是高度特异性，如慢性气管炎、肺气肿、支气管哮喘、支气管扩张、支气管癌、肺炎、胸水等均可产生肺灌注显像的缺损。因此需结合同位素 99mTc 气溶胶显像、局部通气功能检查，以提高正确性。

9. 肺动脉造影

选择性肺血管造影是目前诊断 PE 最准确的方法，阳性率达 85%~90%，可以确定阻塞的部位及范围。若辅以局部放大及斜位摄片，甚至可显示直径 0.5mm 血管内的栓子，一般不易发生漏诊，假阳性很少，错误率 6%。有时因栓子太小不易检出，因此可产生灌注显像阳性，而肺动脉造影阴性。作为肺栓塞诊断依据，肺动脉造影的 X 线征象，必须见到肺动脉腔内有充盈缺损和血管中断。其他具有提示意义的征象如局限性肺叶、肺段的血管纹理减少，或血流缓慢及血量减少等。

肺动脉造影可同时测量右心房、右心室和肺动脉压力、肺毛细血管楔压和心排出量。

肺动脉造影有 4%~10% 发生并发症，如心脏穿孔、热原反应、心律失常（多见房性和室性期前收缩）、支气管痉挛、过敏反应、血肿等。偶有死亡发生，死亡率 0.4%。因此选择性肺动脉造影必须结合临床、胸片及肺显像。

10. 电子计算机体层扫描（CT）和磁共振成像（MRI）

对于肺动脉及其较大分支的栓塞显示较清。应用螺旋 CT 可清楚地显示段和亚段水平的肺栓塞，其诊断肺栓塞的敏感性和特异性分别可达到 95% 和 97%。Telgen 等用螺旋 CT 检查 60 例肺栓塞并与肺动脉造影对比，前者的敏感性达 65%，特异性达 97%，阳性率 91%，能检查出肺动脉 2~4 级分支栓塞，认为此肺核素扫描敏感性和特异性高。Sinner 报告应用 CT 检查肺栓塞可有 4 种影像表现：①部分充盈缺损，动脉内有部分血流通过；②完全充盈缺损，表现为动脉截断现象；③双轨征。血栓机化再通后，有血流沿血管壁通过；④附壁缺损。血栓机化附着在血管壁上，缺损呈不规则状态。磁共振（MRI）检查可显示位于叶支以上肺动脉的栓塞，如果应用磁共振造影（MRPA）则可显示至第 4 级肺动脉分支。故对放射性核素肺扫描中等可能性者，应用螺旋 CT 和 MRPA 都有做出正确诊断。

四、诊断与鉴别诊断

1. 诊断

呼吸困难、气短、胸闷、胸痛（包括胸骨下疼痛、胸膜痛）、咳嗽、咯血、晕厥等症状的患者，有低热、呼吸次数增加、心动过速、发绀、P2 亢进、胸骨左缘第二肋间收缩期杂音、三尖瓣反流性杂音、胸膜摩擦音等体征的患者，对于近期有外伤史、手术史及长途旅行史，既往患有深静脉血栓形成、深静脉炎的患者，应考虑是否存在肺栓塞。

心电图、胸片、血气检查和 D-Dimer 联合作为肺栓塞诊断初步筛选手段，可以减少肺栓塞漏诊。

对于基本检查提示有肺栓塞可能的患者，行超声检查并选择进行无创性确认检查。超声检查包括超声心动及下肢深静脉超声检查。肺栓塞的无创性确认检查方法包括核素肺通气–灌注显像、CT、MRA 等。

对于上述检查仍不能明确诊断者，需行有创性确诊检查——肺动脉造影，注意对造影征象的鉴别诊断。

肺栓塞的诊断确定后，具体的诊断内容应包括疾病的临床类型、栓塞面积、栓子性质、栓塞部位、合并的危险因素、是否合并其他病症等。

2.鉴别诊断

（1）急性心肌梗死：基本症候为胸痛、心力衰竭、休克，酷似肺栓塞。详细地询问病史，并结合心电图动态观察以及心肌酶谱检查分析，则容易鉴别。

（2）肺炎、胸膜炎、气胸：各病皆有胸痛，但肺炎临床可见明显发热、咳嗽，咯铁锈色痰，血白细胞显著增高，胸部 X 线可见到肺部炎性浸润阴影。胸膜炎临床多有夜间盗汗，低热，胸腔积液，胸膜粘连，结核菌素试验阳性等。气胸的 X 线可见肺脏被压缩阴影，患侧呼吸音减弱等胸部的特殊体征。

（3）主动脉夹层动脉瘤：胸主动脉夹层动脉瘤可有胸痛，也可突然发生，但患者常有高血压病史。X 线可见到上纵隔阴影增宽，主动脉变宽而延长，常由于高血压而心电图表现为左室高电压及左室劳损，偶见继发性 ST-T 改变，以此可以鉴别。

五、辨证

1.虚阳欲脱型

四肢厥冷，面色苍白，冷汗淋漓；心悸气短、胸痛气促、烦躁不安、脉微欲绝。

此为阳气不达，气血骤闭，脉络不通。

2.气滞血瘀型

胸痛、胸闷、咳嗽痰少或咳痰带血，心悸、气短。舌红有瘀斑、瘀点，脉细数或结、代。

气血瘀滞，肺失所养，失其清润肃降之机，故有胸痛、咳嗽痰少；热伤肺络，则咳痰带血；心肺气虚，则心悸、气短。舌红有瘀斑，脉细数或结、代，为气虚血瘀之征。

3. 痰湿阻肺型

咳嗽痰多，喘促不能平卧，心悸、气短、乏力、纳呆。舌质淡，苔白腻，脉沉弦。

脾虚失运，痰湿阻肺，肺失肃降，故见咳喘不能平卧，痰多；肺虚不足以息，则心悸、气短；脾气虚，则乏力、纳呆；舌淡、苔白腻，脉沉弦为脾肺气虚之象。

六、中医辨证施治

由于肺栓塞的临床表现复杂而凶险，急性者往往表现为厥证、脱证；慢性者可表现为气滞血瘀、脏腑功能失调等证，更有与下肢深静脉血栓形成并存者，故治疗应本着"急则治其标，缓则治其本"的原则。

1. 虚阳欲脱型

治则：回阳救逆，益气固脱。

方药：黄芪、茯苓各 30g，红参 15g（另煎），熟附片（先煎半小时）、干姜、炙甘草各 15g。

2. 气滞血瘀型

治则：益气养阴，活血化瘀。

方药：百合、黄芪各 30g，沙参、麦门冬、瓜蒌、当归、赤芍各 15g，桑白皮、桔梗、川贝母、五味子、川芎各 12g。

3. 痰湿阻肺型

治则：健脾祛湿，宣肺化痰。

方药：瓜蒌、紫菀各 15g，竹茹、枳壳、白术、杏仁、陈皮、桔梗、麦冬、款冬花各 12g，半夏、茯苓各 10g，麻黄 6g。

七、预防

肺栓塞发生常有原发性疾病存在，为防止肺栓塞的发生，减少发病率和死亡率，乃至肺栓塞发生获得救治后防止其再发生，均需行预防治疗。

1. 易形成静脉血栓病

慢性疾病长期卧床，腹部或肢体手术后，老年肥胖、产褥期等。应采用活血化瘀和外治疗法治疗，如口服阿司匹林、双嘧达莫片、烟酸占替诺片，静脉滴注复方丹参注射液、曲克芦丁片、蕲蛇酶、蝮蛇抗栓酶、东菱克栓酶等。外治主要是采取主动或被动运动。促进肢体血流通畅，防止血栓发生。

2. 对已形成肢体血栓者

在应用低分子右旋糖酐、复方丹参注射液、曲克芦丁片等祛聚药物治疗同时，应用尿激酶溶栓；同时保持肢体适当活动，应用通便药防止大便干燥等。若行手术方法取深静脉血栓者，最好同时行下腔静脉置网术。

3. 对已发生肺栓塞采取肺动脉手术取栓者

为防止其再发 PTE，在肺动脉取栓同时最好应用下腔静脉置网术，或安置特制的伞形滤器，手术后积极进行抗凝或溶栓治疗，预防肺栓塞再发。

方药心得

经方是"医方之祖"，后世中医学家称《伤寒杂病论》为"活人之书""方书之祖"，赞誉张仲景为"医圣"。古今中外的中医学家常以经方作为母方，依辨证论治的原则而化裁出一系列的方剂。经方的特点可概括为"普、简、廉、效"。唐教授在运用经方过程中，紧密结合自己的临床经验和实践体会，赋予经方新的运用经验，既把张仲景经方运用自如，又在古人的基础上，发扬创新，令人耳目一新。

第一节　经方新用

一、真武汤

真武汤由茯苓、芍药、白术、生姜、附子5味药物组成。功能温阳利水。是治疗肾阳衰微、水气内停的方剂。

真武汤用于太阳和少阴两篇。太阳病所用是由于太阳病误汗，转入少阴。为救误而设。少阴病是治疗肾阳衰微，水气不化而用。阳衰而不用四逆，由于内中挟水。水盛而重用温阳，本于肾中阳衰。

由于肾阳虚不能温化水温，脾阳虚不能运化水湿，肝虚不能疏泄水湿，是形成水湿的关键所在。故方用大辛大热之附子归经入肾，温肾阳化气行水，茯苓、白术健脾渗湿，白芍入肝，辅肝之体而助肝之用，使肝脏发挥起疏泄水湿之功。生姜味辛性温，既可协附子温阳化气，又能助苓术和中降逆。共组成温肾健脾补肝、温阳利水之剂。

1. 疔毒

本方所治之疔毒乃肾阳不足，不能温化水湿所致。临床辨证中常兼见：创面污黑，多痒少痛，疔周扪之坚硬，流水无脓，或剧痛难忍，舌白有津，脉弦紧。若加麻黄其效更佳。

案 张某，男，54岁，修鞋工人，1962年6月21日诊治。

使用疫死牲畜之皮，右手食指尖部起小疱疹，继则溃破，色呈黑暗，多痒少痛，周围扪之坚硬。

现症见：发热无汗，骨节疼痛，舌白多津，继而患部由痒变为剧痛，患部流水无脓，脉象弦紧。

辨证：疫毒侵于人体，证属阳虚水泛，不能发泄于外。

治则：温阳发汗利湿。

方药：茯苓30g，白术、白芍各15g，附子（炮）、麻黄（先煎去渣）各24g。

上方服2剂后，汗出热退，疼痛减轻，伤口流出暗黄色毒水，继服上方去麻黄加黄芪30g，疔出而愈。

体会：疔毒之病。历代医家多认为属于脏腑蕴热，火毒结聚。故治疗多以清热解毒为主。此案症见流水无脓，剧烈疼痛，恶寒无汗，《灵枢·痈疽》说："热盛则肉腐，肉腐则为脓"，今不能成脓，乃是阳微而寒盛，不能腐肉为脓。阳微不能鼓气血畅流，则疔伏于筋骨之间，坚硬而痛，盖阳证疮疡多红肿高大，此病色晦暗的原因也就在于肾中真阳不足，水湿郁结，故暗而不泽。流灰黄黑之毒水也属于寒水之盛，故用真武汤加味。附子芍药同用，刚柔相济，既可温经，又能开血痹止痛，苓术同用可燥脾祛湿，妙在麻黄大剂运用，使寒从表解，毒随汗出，以达"毒在血中蕴，温化邪自除"的目的。此方治疗疔毒每取卓效，无汗加用麻黄10~30g；若有汗加葛根30~60g；服后疮部毒水外出者可加用黄芪30g。

2. 手术后伤口不愈

本方所治疗之伤口不愈乃阳气耗伤，阳虚不能温化水湿，导致寒湿侵袭，故伤口久不能愈。临床辨证中常见：伤口晦暗，淡而不泽，不红不肿，脓水色淡，疼痛入夜尤甚，四肢厥冷，少气懒言，舌淡多津，脉沉细无力，若加黄芪、苍术，其效更佳。

案 刘某，男，53岁，农民，于1961年11月24日诊治。

患急性阑尾炎住院手术治疗，虽经运用多种抗生素合并外治，3月余手术伤口不能愈合，继服中药清热解毒药物和阳和汤无效而来院就诊。

现症见：右少腹部伤口晦暗，不红不肿，淡而不泽。流淡灰色脓水，疼痛，入夜尤甚。经常腹中肠鸣隐痛，大便溏薄，日三四次，腰背酸痛而凉。面色青黑，精神萎靡，少气懒言，舌淡多津，四肢逆冷，脉沉细无力。

辨证：手术之后，高龄正虚，阳气耗伤，寒湿郁结。

治则：温肾复阳，燥湿托毒。

方药：茯苓、白术、黄芪、苍术各30g，附子（炮）15g。

上方服5剂后，泄止痛减，先后共用30剂，伤口愈合。

体会：药物的取效，是通过人体而起作用的，此案虽用大剂中西药物不能取效是由多种原因所形成的。高龄体弱，手术治疗，耗伤气血，由于正气衰微，经脉失于温煦，阴阳不能和合，所以药物不能发挥其作用，故伤口不能愈合。

西医学的炎，往往认为炎者热也，故投以大剂清热解毒药物。疾病发展的过程并非固定不变，每一种病在不同的时期、不同情况下和不同人体相互作用后可产生不同的症状。此病初期属阑尾炎，但手术后，其病缠绵不愈，症见一派阳虚症状，不问寒热虚实，对准炎就用清热解毒，阳虚之证用苦寒之剂，焉有取效之理。

阳和汤是治疗阴疽的主方，功能温补和阳，散寒通滞。观此案临床反应，肠鸣下利，肢冷脉沉，一派寒湿之象，阳和汤方中熟地补而太腻，肠胃益受其滋腻之弊，虽有姜炭温中，麻黄肉桂温经散寒，病重药轻，杯水车薪，药不胜病，鹿角胶虽为血肉有情之品，生精补髓，养血助阳，服后反使肠胃增加负担，所以不能取效。

真武汤能温经散寒，去芍药之酸敛滑腻，加苍术之燥脾祛湿，由于久病正虚，故加黄芪以益气固正，共组成温阳燥湿、固正托毒之剂，使阳复而湿去，正复则炎消，故得到较好的效果。

3.脱疽（血栓闭塞性脉管炎）

本方所治之脱疽乃肾阳衰微，脾湿肝郁所致。临床辨证中常见：肢端发凉麻木，跛行，疼痛，入夜尤甚，痛时内觉发凉，患肢苍白，暗红或紫红，破溃后伤口流清稀脓液，肉色不鲜，舌质淡白，脉沉细。若加干姜、黄芪、桂枝、潞党参、川牛膝，其效更佳。

案 刘某，男，37岁，工人，于1966年5月31日入院治疗。

双下肢凉痛已3年，左足趾溃破已5个月。因工涉水，寒冷刺激而诱发此病。初起跛行，延及1964年3月，左下肢突发肿胀跛行距离缩短，疼痛加重，下肢麻木，合并游走性表浅静脉炎，足趾变紫，温度下降，彻夜不能回温，误以风湿诊治无效。于1965年先后经县医院和省中医学院附属医院确诊为"血栓闭塞性脉管炎"。先后注射硫酸镁，内服扩张血管药物和中药四妙勇安汤及四妙活血汤无效，由于足趾溃烂，病情恶化，于1966年5月31日入我院住院治疗。

既往史：身体素健，未患过任何传染病，平时有烟酒嗜好。

现症见：膝以下冰冷，剧烈疼痛，整夜不能入眠，剧疼时内觉发凉，暖之稍减，踝以下暗红，五趾紫黑，抬高患肢苍白，下垂暗紫，左大小趾溃烂已5个月，左大趾伤口3cm×2cm，小趾3cm×1cm，色暗紫，无脓，足背、胫后、腘动脉搏动均消失，股动脉微弱，小腿肌肉萎缩，左腓肠肌33.5cm，右腓肠肌34.5cm。趾甲增厚不长，汗毛脱落，皮肤枯槁。面色青黄，舌淡白多津，腰背冰凉，小便清长带白，脉细无力，体温正常，血压：90/60mmHg。

辨证：肾阳衰微，脾湿肝郁。

治则：温肾阳，燥脾湿，疏肝木。

方药：真武汤加味。炮附片、茯苓、黄芪、潞党参各30g，白术、桂枝、白芍、干姜、甘草、川牛膝各15g。

上方加减服用，共住院91天，服药91剂，能步行2500m无跛行感，温度、颜色基本恢复正常，趾甲汗毛开始生长，足背动脉微能扪及，腘动脉恢复良好，但胫后动脉仍无。左腿肚35.8cm，右腿肚36cm，伤口愈合，经追访12年未复发。

体会：西医学认为此病的病理机制属于四肢周围血管内皮细胞增生，血管腔狭窄而继发血栓形成。由于外周组织缺氧缺血，出现四肢逆冷、变色，肌肉萎缩，脉变细或消失等一系列阳虚寒盛的病理反映。病理解剖认为血管腔有炎，此例患者在治疗过程中用了大剂量的四妙勇安汤等（当归、玄参、银花、甘草）未能取效。

血液通过心脏的舒缩推动而灌注四肢，这种动力中医称为阳和正，正气强盛，阳气鼓动，则气血周流，今正气衰微，阳气不能鼓气血之行，所以出现了一系列的虚寒证。由于病机属肾阳衰微，故采用大剂量温经散寒的方剂加减治疗。服后四肢转温，耐寒力增加，脉搏从沉、细、迟向浮、大、快好转，这说明真武汤可强心通脉，改善微循环，使外周血管在血流灌注上、质量上、动力上得到改善而取得疗效。由于患者症状改善，抗病力增加，炎症自然消失了，温热药能治疗炎症已成了临床的事实。

4.慢性脓胸

本方所治之脓胸乃肾阳衰微，水寒不能化气所致。临床辨证中常见：形体消瘦，胸闷气短，动则喘促，咳吐清痰，自汗恶寒，舌质淡苔白腻，脉沉细。本方加陈皮、半夏、干姜、郁金，其效更佳。

案 饶某，男，61岁，于1974年4月8日来院就诊。

1973年12月患右侧急性脓胸，经用青、链霉素及其他抗生素治疗，并先后3次抽脓共1600ml，病虽减轻，但脓腔不能彻底清除，逐渐加重，于1974年4月7日拍胸片和超声检查，右侧胸膜增厚与膈肌粘连，右下肺叶显示大片状薄阴影。超声波检查右侧第8肋间肩胛线近2.5mm，深3.0cm平段。由于胸闷气短而喘，服西药无效，上级医院建议手术根治脓腔，由于患者身体极度虚弱不愿手术治疗，来我院服中药治疗。

现症见：形体消瘦，面㿠少华，精神疲惫，舌腻有津，质淡，右胸廓萎陷，肋间隙变窄，疼痛，胸闷气短，动则喘促，自汗恶寒，四肢冰冷，心中烦闷，咳吐清痰，小便清长，脉搏沉细，体温36℃，脉搏82次/分，血压80/67.5mmHg，白细胞计数15.0×10^9/L，中性粒细胞0.72，淋巴细胞0.28，血红蛋白142g/L。

诊断：慢性脓胸。

辨证：素有痰湿，郁热内蕴，化为脓胸，经治疗之后，郁热稍除，痰湿尚存。

治则：治痰饮者当以温药和之。

方药：苓桂术甘汤，合泻痰行水、下气平喘之葶苈大枣泻肺汤。云苓

30g，白术、炒山药各21g，甘草6g，白参、木香、杏仁、贝母、桂枝各9g，陈皮、半夏、郁金、桔梗各12g，葶苈子4.5g，大枣10枚。

上方服10剂后，胸闷、疼痛减轻，吐痰好转，但仍自汗厥逆，脉细便清，短气不足以息，此肾阳衰微，水寒不能化气，治宜温阳利水。

方药：白术、山药各21g，云苓30g，附片（炮）、白芍、干姜、半夏、条参各15g，陈皮、郁金各12g，木香6g，大枣10枚。

上方服5剂后诸症减退，服60剂，自觉症状完全消失，胸部脓液吸收，X线拍片仅余胸膜增厚。能工作，追访3年没有复发。

体会：仲景在《金匮要略·痰饮咳嗽病脉证并治》篇中说："饮后水流在胁下，咳吐引痛，谓之悬饮。"脓胸临床表现症状，似属"悬饮"的范畴，此病由急性脓胸，迁延为慢性脓胸，虽用大量抗生素而收效甚微，其原因在于高龄体弱，正虚阳衰。

饮属于水，水不化源于阳衰，仲景垂法"温药和之"的道理也就是治人为主，治病为辅。正气来复，病邪自去。由于此病一派阳衰寒盛、水气结聚的现象，故用真武汤加味治疗，临床之所以能奏效，可能是真武汤通过机体的改善，使水去而邪除，有效机制就在"温"和"利"上。

5. 水肿

本方所治之水肿乃肾阳衰微，水气不化所致。临床辨证中常见：面白少华，精神萎靡，腰背酸痛，四肢厥逆，全身浮肿，舌淡苔白多津，脉沉细无力。若加桂枝、干姜、半夏、腹皮，其效更佳。

案 王某，男，23岁，工人，于1975年11月19日来诊。

腰痛、浮肿半年，呕吐、尿闭10余日。半年前因感受风寒而患急性肾炎合并尿毒症，经抢救好转，自此后时轻时重，尿蛋白经常在（+++）至（++++）之间，经多方治疗亦无效果，后因服泻下药物，病情加重，尿闭，全身浮肿，气喘无力而求治于我院。

现症见：面白少华，结膜苍白，精神萎靡，舌质淡，苔白多津，腰背凉痛，全身浮肿，四肢厥冷，恶心呕吐，饮食不进，脉沉细无力，血压157.5/90mmHg，小便每日约200ml。尿常规检查：蛋白（++++），红细胞（+++），白细胞（+），颗粒管型2~3个/Hp。

诊断：肾小球肾炎。

治则：清热解毒，活血化瘀。

方药：川芎、赤芍各 15g，红花、桃仁各 9g，丹参、益母草、银花、白茅根、公英各 30g。水煎服，每日 1 剂。

服上方 4 剂后，呕吐仍重，尿少肢冷，无任何效果。综观诸症，属肾阳衰微，水气不化，治宜温阳利水。

方药：白芍、白术、云苓、炮附片、生姜、腹皮、葫芦各 30g，桂枝、干姜、半夏各 15g。

服后呕吐减轻，肢冷好转，小便通利，继服 10 剂肿消，30 剂时化验尿蛋白阴性，血压：130/70mmHg，尿量每天 2000ml 以上。但出现口渴、脉大等热象，改服真武汤加清热活瘀药物而治愈，参加工作，追访 2 年未复发。

体会：此案临床表现高度浮肿，四肢厥冷，面白少华，脉象沉细，舌白多津，一派脾湿肾寒、阳气衰微之象。仲景在《金匮要略·水气》篇中说："大气一转，其气乃散"，水得阳气的温煦则化为气，气得阴则化为水。今阳气衰微不能蒸化水气，留滞而为水肿，故用真武汤温阳利水为主，加燥湿温中之干姜和渗利之品，组成了一个大剂温热方剂，服后肿消而血压降，尿蛋白亦很快消失。

四肢厥冷，脉象沉细，是由于外周血流灌注欠佳所引起，高血压由于肾素的分泌外周小血管收缩所形成。服温热药有效的机制可能是扩张了外周血管，促进了循环，抑制了肾素分泌的原因。外周血管的扩张，血管的压力相继减低，所以使血压下降。

当肾小球有炎症时，血管受炎症的浸润以及血管的痉挛，导致血栓形成是肾炎的重要机制，所以炎症的修复，痉挛的解除，血栓的溶化，是治疗中的关键。真武汤加减治疗而获效，可能原因是使肾小球血管的痉挛解除，促进血液循环的同时也促进肾脏侧支循环的建立，且温热药能使血流量和血流速度增加，使血栓溶化再通，物质沉浊随着循环的改善而吸收。由于肾小球功能恢复，血管通透性好转，故尿蛋白亦随之消失。血液循环的好转，肾小球内压力相对减低，使滤过恢复而水肿消退。

二、抵当汤

抵当汤由水蛭、虻虫、桃仁、大黄4味药物组成，方中水蛭直入血络，其作用与虻虫相似，逐恶血，行瘀攻结，通瘀破积，故两味常并施；桃仁亦破血行瘀，兼润燥滑肠，有祛瘀生新之功；大黄荡涤热邪，推陈致新，导瘀下行。四味共组成行血逐瘀之峻剂。仲景于《伤寒论》"太阳""阳明"两篇和《金匮·妇人杂病》篇都用此方，以证运用范围之广，据仲景所论，如其病机属瘀血内结，病深而重，全无下通之机，则不用重剂难起沉疴。四味相合，实有斩关夺隘之功，虽奇毒重疾，多能获效。对于病情较轻、不可不攻而又不可峻攻、其证势深而缓者，仲景灵活地减轻分量，改汤为丸而为缓攻之剂。由于其药物峻猛，医家慎用。兹将临床辨证运用此方剂的点滴体会简介于下。

1. 如狂、发狂

"发狂"为乱说乱动、弃衣而走、登高而歌、逾墙越壁等狂妄表现，"如狂"则是指还没有达到"发狂"的程度，两者轻重不同而已。抵当汤证的"如狂"和"发狂"与阴阳离决之"躁扰不安"有着本质的区别。本汤证的发狂乃瘀血所引起，临床常兼见面色晦暗或红赤，舌苔黄而少津，舌质紫绛或有瘀斑，大便干或不畅，脉多沉涩等症。

案 程某，男，53岁，教师。1973年8月12日诊治。

患者有头痛眩晕病已10余年，血压经常持续在172.5~97.5/90~67.5mmHg，头痛恶热，得凉稍减。久服清热祛风、潜阳养阴之剂，病情时轻时重。因炎夏感受暑热，加之情志不舒而晕倒，昏不知人。住院服中西药治疗无效，邀唐教授诊治。

症见：形体肥胖，面色晦暗，昏不知人，骂詈不休。舌黄少津，质有瘀斑，少腹硬满，疼痛拒按，大便不通，脉象沉弦。血压：160/82.5mmHg。此素有血行不畅，又值暑热内侵，加之情志不舒，遂入血分，热与血结，瘀血攻心，致使神志昏迷。治宜通瘀破结，泻热通便。

方药：酒大黄（后下）、桃仁、白芍各15g，水蛭12g，虻虫4.5g。

上方服后，泻下硬而黑晦如煤之便，腹痛减轻，神志清醒。续服2剂，又泻下 4 次，血压降至 142.5/70mmHg，诸症好转，继以他药调治而愈。

2. 喜忘

喜忘亦称健忘、善忘、多忘、好忘，指前事易忘。喜忘之病因颇多，大多因思虑过度、脑力衰弱所致。随着年龄的增长，精神渐衰，记忆减退亦常多见。林羲桐说："人之神，宅于心，心之精，依于肾，而脑为元神之府，精髓之海，实记性所凭也。"仲景于蓄血证论述的喜忘一症，病机为宿瘀与邪热相合，心气失常而致喜忘。所以瘀血是病源，喜忘是病症。周连三先生生前论述此方证时说："治喜忘用滋养心肾者较多，对于瘀血之证易被忽略。人身清阳之气和气血之精微皆上荣于头，今脉络瘀滞，浊邪填于清阳之位而致喜忘。抵当汤证之喜忘临床常兼见面色晦暗或紫黑，毛发干枯而少光泽，眼眶青紫，口唇紫绀，舌紫或有瘀斑，漱水不欲咽，脉多弦大，大便不爽者居多。只要有以上见症，对于便色漆黑有泽、少腹硬满之症不必悉具。"周先生生前还讲到本方能治喜忘阳事易举之症，服之多效，近年来用以治疗脑动脉硬化所致的善忘失眠之症，也取得了较好的疗效。

30 年前治一已婚青年，由于相火偏旺，阳事易举，房事过度，善忘失眠。服滋阴补肾药多剂无效，失眠日甚，喜忘加重。诊其面色晦暗，眼眶青紫，肌肤觉热，舌有瘀斑，脉象弦数，诊为瘀血之证，投抵当汤。服后泻下黏如胶漆之便，遂夜能成眠。后改汤为丸，服月余而愈。

3. 脉象的辨识

《伤寒论》中运用"脉沉细""脉微而沉"等脉象来辨别病邪的深浅和决定治疗的先后。盖脉为血府，脉中水谷之精气流布经络，灌溉脏腑，游行四肢，贯注百骸。若气血脏腑发生病变，其脉必受影响。脉沉说明其病邪部位在里。脉结者，气血流动缓慢，示涩滞之状。沉结相兼，瘀血在里。脉微而沉者，沉滞不起之状，系气血壅阻所致。当沉而有力与沉而无力，本于精虚者有别。唐教授常以本方加减辨治血栓闭塞性脉管炎、静脉血栓形成、无脉症和冠心病等属瘀热在里而见脉沉、微、结、数或脉消失之患者，多获效。

案 杨某，男，56 岁，教师。于 1979 年 9 月 26 日住院治疗。

患者因左上肢动脉搏动消失合并头昏、头痛、眼花、心跳、胸闷而赴北京某医院检查，确诊为大动脉炎。后因休克频发曾两次住院，计 2 年余，服

国医大师 唐祖宣

补益气血中药及用西药治疗均无效。既往有结核病史，1967年患过结膜炎。

症见：形体消瘦，面色青黑，唇口紫暗，精神萎靡，少气懒言，舌质紫暗，夹有瘀斑，苔黄厚腻，常觉低热。少腹部硬满，扪之疼痛，大便干燥，小便正常。左上肢腋、肱、尺、桡动脉消失，血压测不到，肌肉萎缩、麻木、酸胀，皮肤厥冷；右上肢及双下肢动脉搏动正常，右寸口脉沉数。

辨证：瘀热阻于血脉。

治则：通瘀泻热。

方药：水蛭、大黄、红花、桂枝各15g，虻虫6g，桃仁10g，云苓30g。上方服后，泻下黏黑如胶之便（扪之不碎），少腹硬满减轻。应患者要求继用此方，先后共服80剂，苔黄腻转薄黄，舌质瘀斑去，左上肢腋、肱动脉搏动恢复，尺、桡动脉已能触及，但仍沉细，血压已能测到，右寸口脉沉细，继以活血养阴药物调治，诸症减轻。

4. 少腹硬满

少腹硬满系指脐以下部位坚硬胀满的症状。盖冲任奇经属少腹，大肠、小肠、膀胱以及妇女胞宫都藏于此。若冲任不调，月经错杂，肠道失运，膀胱郁热，以及外邪内传，热与血结蓄于下焦，均可导致少腹硬满之症。潮热谵语、腹满绕脐痛而不能食者为阳明腑实，小便不利为蓄水。本方证的少腹满除有喜忘、发狂、小便自利的兼症外，临床还需掌握面垢不泽，或两目唇口暗黑，苔黄或燥，舌紫或有瘀斑，口干而不喜饮，但欲漱，大便干或不畅，脉沉涩或弦数等症。

以本方治疗慢性阑尾脓肿所致的右少腹硬满，与薏苡附子败酱散合用，每取卓效。治结肠炎所致的少腹硬满加川黄连、乌梅。治膀胱炎之少腹硬满或急结之状加金钱草。至于妇女经行腹痛、月经错杂等病所致的少腹硬满之症，只要辨准其确系热与血结之病机，投之能收异病同治之效。现摘痛经验案。

案 郭某，女，37岁。1963年8月14日诊治。

患者有痛经病10余年。经前腹痛，连及腰背，经色紫暗，夹有瘀块，淋漓不畅，少腹硬满，脉象弦数，诊为气血瘀滞。治以调气活血、行瘀止痛，投血府逐瘀汤，但未能见效。处方几经变化，病情仍无转机，请周先生指教。周先生辨其面垢唇黑，苔黄少津，质有瘀斑，小腹部硬满拒按，认为此瘀血重证，草木之属难以胜任。仲景谓"妇人经水不利下，抵当汤主之"。嘱处：水蛭、大黄、桃仁各15g，虻虫4.5g。

上方服后，下瘀紫之血，少腹硬满疼痛减轻，继服4剂，诸症好转，此后行经疼痛消失。

5. 发黄

发黄者，皮肤黄染之症也，脾胃湿热蕴蒸能引起黄疸；血液停瘀，郁积生热，致伤其阴，荣气不能敷布亦能导致发黄。湿热发黄多有小便不利，尿黄而浊，色黄鲜明如橘子色，脉滑而数或濡数。本汤证之发黄则多兼见两目暗黑，形瘦面黄，黄色如熏，肌肤烦热，腹满食少，大便干燥或不畅，小便自利，尿色不变，脉象沉涩或沉结等症。唐教授每于临床以抵当汤治疗劳伤疾患见面黄如熏，证似正虚，而内挟瘀血之疾者，用之多效。对于肝脏疾病见体表发黄，辨其属瘀热之证者，亦能收到较好的效果。

案 丁某，男，49岁。1977年6月13日诊治。

患者半年前患传染性黄疸型肝炎。黄疸消退后，形瘦面黄，身黄如熏，查黄疸指数在正常范围，服补益气血药多剂无效。

症见：两目暗黑，肌肤微热，五心烦热，失眠多怒，腹满食少，大便不畅，小便自利，时黄时清，脉沉涩，舌瘦有瘀斑。

辨证：瘀热于内。

治则：宜化瘀泻热。

方药：水蛭、桃仁、大黄各90g，虻虫30g。共为细末，蜂蜜为丸。每服3g，日3次。

上方初服泻下黑便，饮食增加，心烦止。继服夜能入眠，身黄渐去，药尽病愈。

三、葛根芩连汤

葛根黄芩黄连汤由葛根、黄芩、黄连、甘草4味药物组成。方中葛根轻清升发，解肌止利；黄芩、黄连苦寒，以泄里热；甘草甘缓和中，协和诸药，共同组成解表清里之剂。

1. 治下利

此方证所治之下利乃湿热内蕴，协热下利。临床辨证中常见：腹痛下利，大便呈黄褐色，肛门灼热，小便黄赤，兼见口干渴，舌质红绛或发热恶寒，若加薏苡仁，其效更佳。

案 史某，男，24岁，1977年6月18日就诊。

腹泻已半年，日行四五次，脘闷不舒，粪便带有不消化的食物。曾服多种抗生素无效，又服中药桂附理中汤、香砂六君子汤等温燥之剂亦无效果。

症见：形体消瘦，面色暗黄，精神疲倦，舌质红绛、苔腻而黄，腹痛下利，每日四五次，粪色黄褐灼肛，发热恶寒，午后渐重，口干渴，小便黄赤，脉滑数。

辨证：湿热内蕴。

治则：宜清热利湿。

方药：葛根15g，黄连、黄芩、党参各9g，薏苡仁30g，甘草3g。服3剂后，热退泻止，继服上方4剂而愈。

体会：过服温燥之品，津液耗伤，热郁肠胃，所以粪呈黄褐，灼肛。湿热蕴蒸，所以小便黄赤。其辨证的关键是口干渴和舌质红绛，乃热伤津液之证，外有微热，是内热重的表现，故而协热下利。用葛根芩连汤，治表以葛根之辛，治里以芩连之苦，由于内湿，故加薏苡仁，稍加党参，表里同病，采用两解之法，使湿热分消，热利自止，故能取效。

2. 治喘利兼作

此方证所治之喘利乃寒邪束表，肺气不宣，蕴热而喘，临床辨证中常见：面色红赤，恶寒汗出，呼吸急促，腹痛下利，渴不喜饮。本方加麦冬、半夏、白芍其效更佳。

案 孔某，女，1岁半，1978年8月12日就诊。

素有蕴热，又感风寒，所以利喘兼作。曾被诊为肺炎，先用青、链霉素无效，又投中药宣肺清热剂，病情仍不减。

症见：面色红赤，精神疲困，舌质红、苔黄，恶寒、汗出，呼吸急促，下利每日十余次，有下坠及灼肛感，渴不欲饮，四肢热，小便短少而赤，脉细数。

辨证：寒邪束表，肺气不宣蕴热而喘。

治则：清热解表。

方药：葛根、白芍、炒麦芽各9g，黄连、黄芩各4.5g，甘草3g。服2剂后热退利止，喘亦减轻，上方加麦冬、半夏，继服3剂，喘止病愈。

体会：利而挟喘，服宣肺清热之剂其治在肺，故不能愈。因其先利而后喘，喘是由于阳扰于内，里热偏盛，邪热上迫所致。无汗而喘为寒在表，喘而汗出为热在里。若邪气外盛，壅遏不解，其寒在表，则汗出而喘，治当宣肺平喘。此例患者喘而汗出为热在里，"肺与大肠相表里"，治宜葛根芩连汤，才取得较好的疗效。

3. 治痢疾

此方证所治之痢疾乃湿热蕴蒸，内外合邪，临床辨证中常见：腹痛下利，寒热往来，大便脓血，肛门灼热，里急后重，舌红苔黄，脉细数。本方中加入白芍、生山楂等其效更佳。

案　冯某，女，70岁，1978年7月23日就诊。

久患头晕心悸（高血压），感受暑热，加之饮食不节，而发腹痛，便脓血，里急后重，脉搏数而时停（促）。曾服抗生素及中药固正涩肠剂，病反加重。

症见：面色红赤，腹痛下利，寒热往来，大便脓血夹杂，每日20余次，肛门灼热，里急后重，小便黄赤，舌质红，苔黄，体温39℃，血压182/101mmHg，脉搏116次/分，脉象促。

辨证：湿热蕴蒸，内外合邪。

治则：清解蕴热，略兼益气。

方药：葛根（先煎）30g，黄芩、黄连、白芍各9g，甘草、人参各6g，生山楂21g。

服2剂后，热退痢止，苔黄已减，血压160/95mmHg，脉搏90次/分，但仍间歇。此热邪已去，正虚亦露，上方合生脉散（麦冬15g，五味子12g），服3剂后脉间歇止，临床治愈。

体会：久患头晕心悸，加之脉搏停跳，一般多从固正论治。此例患者，由于腻邪已去，一派热盛之象，此乃邪束于表，阳扰于内。遵内经"急则治其标"的原则，用葛根芩连汤投之，葛根解肌止利，芩、连苦寒以清内热，甘草和中兼治脉搏之结代。先煎葛根而后煎其他药，解肌之力缓，而清中之气锐，加白芍敛阴而缓急止痛，人参固正，山楂消积，使内热除而表热解，正气固而痢止。现代研究证明，葛根具有增加脑血流量和冠状动脉血流量的作用，配伍甘草其效更为显著。

4. 治呕吐

本方证所治之呕吐乃津亏内热、胃气上逆之故。临床辨证中常见：口燥咽干，饮食不下，呕吐频作，四肢厥冷但手足心发热，心烦而悸，舌红无苔，此方中加入麦门冬、生姜、半夏，其效更佳。

案 李某，女，35岁，于1978年6月7日就诊。

久患低热。阴液耗伤，饮食生冷，停滞不化，呕吐频作，曾服藿香丸好转但未愈，形体消瘦，脘腹胀满，被诊为脾胃虚寒，又服温燥药物，呕吐加重，四肢厥冷。

症见：面色苍白，精神困倦，舌质红绛、无苔少津，呕吐频作，饮食不下，口燥咽干，四肢厥冷但手心热，大便不畅，小便黄赤，心烦惊悸，脉促。

辨证：津亏内热，胃气上逆。

治则：清热解表，降逆止呕。

方药：葛根（先煎）、生姜各15g，黄连、黄芩、大黄各9g，甘草6g，半夏、麦冬各12g。

服3剂后，热退呕止，大便通利，四肢转温。继以上方去大黄，减芩连之量，服4剂而愈。

体会：阴虚之体，阴液耗伤，过服温燥，蕴热于内。四肢厥冷而手心热，此乃热深厥深之征。大便不畅，下部壅塞，故上逆而呕吐频作。葛根芩连汤治协热而利，加大黄通其腑实，通利大便，胃气自降，内热消除，故能取效。以下治上，妙在通便，此方不仅治利，病机属内热协外邪者，用之多取卓效。

四、大青龙汤

大青龙汤由麻黄、桂枝、炙甘草、杏仁、生姜、大枣、石膏7味药物组成。方用麻黄汤增麻黄峻发表邪；石膏清热除烦；姜枣和中气而调和营卫。共奏发汗解表、清热除烦之功。

1. 无汗

无汗者，有内伤外感之不同，亦有阴虚阳虚之别。阳虚无汗，多因阳虚不能鼓邪外出，必伴恶寒、脉反沉等症；阴虚无汗，则津亏不能作汗，多兼心烦、口渴咽干等症；本证之无汗，为伤寒表实，卫阳闭郁，虽发热而汗不出，加之阳热之邪郁于内，无汗出常与烦躁并见，病机为寒邪袭表，邪热内郁。

临床辨证中常兼见：恶寒发热，无汗烦躁，头晕疼痛，肢体酸困，渴喜饮水，舌红苔黄，脉浮紧等症。

唐教授常以本方加减治疗眩晕头痛，外兼风寒表证者，多能获效，但麻黄需用 6~15g 之间，增大石膏用量为 45~60g 为宜，既可解表，又能清里，表解热退，其病自愈。

案 李某，女，63 岁。于 1975 年 10 月 15 日诊治。

素有高血压病史，3 日前因天气骤变而感寒发热，头晕头痛，服用解热药物症状缓解，次日发热又作，并觉心中烦躁，又以他法调治，诸症不解，头晕头痛加重，来院门诊。

症见：恶寒无汗，烦躁口渴，头晕疼痛，肢体酸困，舌红苔黄，脉浮紧，体温 38.5℃，血压 160/100mmHg。

据症凭脉，大青龙汤证无疑，但其血压偏高，忧麻黄有升压作用，疑虑之间，唐教授谓："麻黄桂枝相伍，辛散之力更著，若配石膏则变辛温为辛寒，有散而不热、凉而不敛之功。"证属风寒袭表，阳热内郁。

治则：解表散寒，清热除烦。

方药：麻黄 15g，石膏 45g，寒水石 24g，桂枝 9g，甘草、杏仁、生姜各 6g，大枣 5 枚。嘱其频服得汗即止。

1 剂后汗出热退，体温 37℃，血压降至 130/82.5mmHg，余症均减轻，恐其发汗太过，遂以原方减麻黄为 6g，服 2 剂，血压：125/75mmHg。

2. 烦躁

烦为自身感觉，内热不安；躁为他觉所察，外热而不宁。六经皆有烦躁，杂病亦多常见。本方烦躁，其病机为：风寒之邪外束于表，火热之邪郁闭于里所致。临床辨证中常见：发热心烦，口渴喜饮，恶寒无汗，头身疼痛，舌质红苔薄白或微黄，脉浮紧或浮数等症。

本方安内攘外，实有清内热、解外寒之功，唐教授常以本方加减治烦躁为主症时，石膏需用 30~60g 为宜。

案 雷某，男，58 岁，于 1980 年 9 月 3 日诊治。

因患静脉血栓形成住院治疗。既往患咳喘 20 余年，每年大发作一至两次，短则一月，长则数月；一日之内，夜卧脱衣加重，每次发作必伴烦躁，西医学曾诊断为过敏性哮喘。昨日起突发咳喘，烦躁不安，服西药消炎、止咳、平喘、抗过敏药物无效。

症见：咳喘气促，痰黄黏稠，渴喜冷饮，面赤发热，无汗烦躁，舌红苔黄，脉滑数。

辨证：外寒浮动，内热壅肺。

治则：宣肺清热，止咳平喘。

方药：麻黄、杏仁、甘草、桂枝、生姜各 10g，石膏 60g，桔梗 15g，大枣 7 枚。

服 5 剂后，汗出烦解，咳喘减轻，继服上方 10 剂，20 余年咳喘竟获痊愈。

3. 身痛

本证身痛乃寒邪外束肌表，经络闭阻，营卫凝涩，太阳之经气不能畅行，郁于经络之间所致。临床中常兼见：身痛无汗，烦躁不宁，口渴喜饮，脉浮紧或浮缓，舌苔黄腻等症。

周先生生前在论述此方辨证运用时说："仲景之言'身痛'，乃求其执简驭繁，临床辨得内寄郁热，非石膏不除；外有可汗之机，无麻黄难胜其任，何受身痛束缚，肢痛、体痛亦应大胆使用。"基于此说，周先生每遇风寒热痹活动期，体质尚强者，必用之。唐教授用于风湿性关节炎和类风湿关节炎，多获满意效果。临床辨证不为身痛脉浮紧所限，对于湿重者重用麻黄 10~24g；若内兼寒湿者，酌加白术、附子；热重者重用石膏 30~90g 为宜。

案 李某，男，26 岁，于 1980 年 7 月 23 日入院治疗。

3 个月前始感双下肢麻木，关节肿胀，经检查确诊为风湿性关节炎，给予消炎及激素类药物治疗，时轻时重，治疗无效。

症见：双下肢步履困难，关节发热疼痛，腿肚时觉挛急，髋以下肿胀，膝周较著，身热无汗，口渴烦躁，舌红苔黄，脉滑数。（化验：血沉 88mm/h；白细胞计数 18.4×10^9/L；中性粒细胞 0.86；淋巴细胞 0.14）。

辨证：寒湿外侵，郁久化热，病称热痹。

治则：清热宣痹，疏散风寒。

方药：麻黄、杏仁、甘草各 10g，石膏、白术各 30g，桂枝、生姜各 12g，大枣 7 枚。

服药 5 剂，热退，关节疼痛逐步缓解（化验：血沉 14mm/h，白细胞计数 5.6×10^9/L，中性粒细胞 0.7，淋巴细胞 0.30）。渐能下床跛行，诸症好转，继则出现寒象，加炮附子 30g，继服 15 剂而愈。

4. 发热

发热之症颇多。有"壮热""灼热""恶热""发热恶寒""寒热往来"等，描述其发热程度及性质的不同，此证之发热是风寒束其表，外寒未解入里化热。临床辨证中常见：无汗烦躁，高热寒战，肢体困痛，舌红苔黄，脉浮数，或兼见呼吸增快，痰声辘辘，咳嗽喘憋。

我们常用此方加减治疗肺炎多取卓效，但石膏需 3 倍以上于麻黄、桂枝，方可制其辛温。

案 彭某，男，13 岁。于 1978 年 3 月 25 日诊治。

身体素健，2 日前因感受风寒遂致高热寒战，躁扰不安，经治无效，来我院诊治。

症见：高热寒战，无汗烦躁，咳喘憋闷，痰声辘辘，呼吸增快，鼻翼煽动，舌红苔黄，脉沉数。化验：白细胞计数 16.0×10^9/L，中性粒细胞 0.80，淋巴细胞 0.20。体温 40.2℃。

辨证：寒邪袭表，肺热内郁。

治则：清热宣肺，解表透邪。

方药：麻黄、杏仁、桂枝、生姜各 9g，石膏 60g，甘草、桔梗、黄芩、浙贝母各 12g，大枣 3 枚。

服上方 2 剂后，汗出热减，体温 38℃，白细胞计数 11.0×10^9/L，中性粒细胞 0.74，淋巴细胞 0.26，继服上方 5 剂而愈。

5. 脉象辨识

仲景论中运用了"脉浮紧"及"脉浮缓"等脉象来辨别衡情施治，盖脉为血府，流布经络，灌溉脏腑，游行四肢，贯注百骸，若气血、脏腑、经络等发生病变，其脉必受影响。

脉浮：以示病邪在表；脉紧，主病寒邪，周先生生前讲到脉象辨识时说："久病体虚脉沉、微、细、涩之人则在禁忌之列，方中麻黄，其气辛温，用之得当，表随寒解，用之不当，大汗阳亡，危症蓬生。"现举临床教训一案：

案 马某，男，56岁，1980年9月25日诊治。

素有气管炎病史，近日天气渐凉，喘证加重，心胸憋闷，痰声辘辘，唇口黎黑，舌淡苔白，恶寒无汗，脉细数。遂处以大青龙汤。

石膏30g，麻黄6g，杏仁、贝母、桂枝各10g，半夏、生姜各12g，大枣10枚。

服药2剂后气喘减轻，因久病缠绵，患者愿遵原方继服，唐教授乃让学生照处原方，而误将麻黄开为16g。

服1剂后，大汗淋漓，四肢厥冷，小便清长，心胸憋闷，气喘加剧，舌淡苔白，脉沉微。

此属汗出亡阳，以回阳救逆为急务，处真武汤合茯苓四逆汤1剂汗止阳回，症状缓解，继以他药调治而愈。

五、甘草干姜汤

甘草干姜汤药虽两味，仲景辨治厥逆，咽中干，烦躁吐逆之症，又于《金匮要略》疗肺痿之疾。方取甘草、干姜辛甘合用，能复中焦胃脘之阳，又温肺中寒冷之疾，方小药峻，辨证确切，用量得当，投治适时，能挽危重之病，又治沉痼之疾。著名老中医周连三先生生前对此方运用有独到阐发，现将周先生运用经验和我们临床体会简述于下。

1. 咳嗽遗尿案

甘草干姜汤证的咳嗽遗尿之病机为肺中虚冷，阳气不振，失去通调水道之功所致。临床辨证中常兼见：咳嗽吐痰，痰多稀白，形体消瘦，面色萎黄，舌淡苔白，咳即遗尿，脉沉细或虚数等症。

此方治疗脾胃虚寒，肺中虚冷伴发的肺结核、气管炎、肺心病而见遗尿者，多能获效。尤对老年性哮喘伴发咳即遗尿投之多效，甘草用量必大于干姜一倍。

案 宁某，女，58岁，1968年11月25日诊治。

久有肺结核、气管炎病史，经常低热、盗汗、咳嗽，近3年来，气喘加重，入冬尤甚，经检查确诊为肺源性心脏病，久病缠绵，时轻时重，由于咳即遗尿而诊治。

症见：形体消瘦，咳吐白痰，自觉痰凉，咳即遗尿，浸湿棉裤，胸闷气喘，不能平卧，四肢欠温，舌质淡苔白腻，脉沉细。

辨证：肾阳虚衰，气虚下陷。

治则：温补肾阳，益气固正。

方药：熟地24g，山萸、山药、陈皮、半夏各12g，丹皮、茯苓各9g，黄芪30g，白术15g，桂枝、附子各4.5g。3剂。

服药后，咳喘稍减，但饮食欠佳，余症同前，乃求治于周先生。

先生观其脉症，谓："此乃中阳虚衰，运化无权，土不生金则肺痿，肺痿失去肃降之力，不能通调水道，故咳而遗尿。病机为肺中虚冷，阳气不振，上虚不能制下也，乃甘草干姜汤证无疑。"

方药：甘草、干姜各30g。

服煎3剂，遗尿、咳嗽均减轻，二诊时，原方增甘草为60g，3剂，症状基本控制，继用肾气丸加减调治而愈。

2. 吐血案

吐血之证属热者常有，而属寒者亦非少见，此方证之吐血乃脾胃虚寒、脾失统血所致。热证之吐血常见：面色微赤，神气充实，舌边尖微红，表情烦躁，呼吸粗壮，口干便秘，脉弦数有力等症。而此方证之吐血常见：精神萎靡，呼吸均匀，口润，便调，面色苍白，吐血暗红，痰涎清稀，舌淡苔白，脉沉细或微弱无力等症。

周先生常以此方治疗脾胃虚寒之吐血证。疗效甚捷，我们常以此方加青柏叶、半夏治衄血亦有较好疗效，易干姜为君，用量在15~30g为宜。

案 孙某，男，46岁，1981年元月23日诊治。

久有胃病史，1975年胃病发作，吐血近1000ml，就诊于唐教授，以甘草干姜汤治愈。昨日因食生冷突发胃疼，旋即吐血近500ml，色呈暗红，急诊于唐教授。

症见：形体消瘦，面色苍白，腹胀，胃中觉冷，短气懒言，咳嗽吐涎沫，晨起至今又吐血3次，每次20~30ml，饮食不下，四肢欠温，舌淡苔白多津，脉沉细无力。

观其病状，以止血为急务，急处仙鹤草针、高渗葡萄糖静脉滴注，三七参5g冲服。

用药1天，症状未见明显改善，仍时时吐血，气短声微。患者述上次吐血多方治疗无效，后以处方5剂，服3剂而愈，今又吐血，是否以原方一试，追问乃甘草干姜汤，脉症合参，现症亦属胃阳虚寒，乃处：干姜、青柏叶各30g，甘草、半夏各15g。

服药1剂，血止阳回，四肢转温，食纳增加，精神好转，继以上方加减调治而愈。

3. 胃痛便血案

此方证所治之胃脘痛乃胃阳不足、阴寒凝结所致。临床辨证中常见：不思饮食，遇寒加重，口吐涎沫，大便溏薄，色呈暗紫，舌淡苔白多津，脉沉迟。

我们常以本方加灶心土治疗胃痛便血亦取得满意效果。

案 许某，男，23岁，1974年10月21日诊治。

患胃痛10年，经钡餐透视确诊为十二指肠溃疡，化验血：白细胞计数14.8×10^9/L，中性粒细胞0.82，淋巴细胞0.18，血红蛋白90g/L，先后服药近千剂，多处求治无效，近日来胃疼加重，大便下血，色呈暗紫，化验大便潜血(++)，以清热解毒合并服西药胃疡平等药，病情仍无转机，遂求治于我院。

症见：面色黧黑，形体消瘦，胃中冷痛，遇寒加重，口吐酸水，食纳欠佳，二便清利，大便下血，手足厥冷，便色紫暗，舌淡苔白，脉沉迟无力。

辨证：脾胃虚弱，中阳不足。

治则：温中健脾，益气摄血。

方药：黄芪30g，白术、潞党参、当归、桂圆肉、茯苓各15g，甘草、枣仁各 12g，远志、木香各 6g。4 剂。

服药后少效，详审脉症，患病日久，中阳虚衰。

方药：甘草、干姜各 30g，灶心土各 60g。

服药 3 剂，胃疼减轻，大便下血减少，上方加半夏、陈皮各 15g，服 30 余剂而愈。

六、桃花汤

桃花汤由赤石脂、干姜、粳米 3 味药物组成。方中赤石脂涩肠止血，干姜温中逐寒，粳米益气健脾。赤石脂配干姜，温中止血，粳米、干姜相伍，益气温阳，粳米、赤石脂同用，补脾涩肠，共组成温中固涩、补脾回阳之剂。凡辨证属脾肾虚寒、下元失固之证均可以此方加减施治，现将临床辨证运用本方的体会，简述于后。

1. 下痢脓血

此方证之下痢脓血乃中焦虚寒，下焦失固，脾肾阳衰，统摄无权所致。临床辨证中常见：下痢脓血，色多暗淡，赤白夹杂，不能自禁，腹痛绵绵，喜暖喜按，口淡不渴，舌淡苔白多津，脉沉细无力等症。

我们常以本方加减治疗细菌性痢疾、肠炎转为慢性便脓血者，尤以纯色白之痢，病机为脾肾阳虚之证，下利脓血多能收敛。临床中若四肢厥冷者加参、附，若红多兼微热者稍加黄连。小便黄者加茯苓。

案 马某，女，63 岁。1981 年 4 月 12 日诊治。

有糖尿病史 10 余年，尿糖经常持续在（+++）至（++++）之间。10 日前，因服生冷诱发呕吐、泄泻、腹痛肢冷，服中药（葛根、黄芩、川黄连、甘草、半夏、生姜）无效，在输液中并发休克，血压下降，脉搏消失，面色苍白，四肢厥冷，下痢脓血，急送医院住院救治，休克纠正，但下痢不止，遂输氯霉素不效，后改用青霉素每日 600 万单位静脉滴注，作皮试无过敏反应，但在输液时突发心烦，全身起紫泡，昏迷不醒。停药后，仍烦躁欲死，下痢脓血，色呈暗紫，不能自禁，病家请求停用西药，用中药治疗。于 10 日下午诊其昏迷不醒，舌质紫，舌苔黄厚腻，脉细数，体温 38.8℃，全身红紫，大便失禁。处清热益气、化湿解热之剂无效，病情又加重，躁扰不安，不省人事，下痢不止，诊其舌淡苔白多津，脉虚数，四肢厥冷，此正虚阳败之危候也，以回阳救逆为急务，处四逆加人参汤1剂，服后四肢转温，诸症好转，但次日晨旋即如故，又邀唐教授诊治。

症见：面色青黄，昏迷不醒，下痢脓血，色如柏油，不能自禁，身起紫斑，周身微肿，呼吸微弱，腹部发凉，舌淡苔白多津，脉虚数。实验室检查：白细胞计数 42.4×10^9/L，中性粒细胞 0.95，淋巴细胞 0.05，血红蛋白 90g/L，血糖 26.84mmol/L。胸透：心尖向左下延伸，搏动增强。尿常规：尿糖（++++），蛋白（++），脓球（++），红细胞（+），颗粒管型（+）。

辨证：中阳虚衰，下元失固，固摄失权。

治则：温中益气，涩肠健脾。

方药：赤石脂、黄芪各30g，干姜15g，粳米60g，潞党参20g，三七参（冲服）1.5g。

上方服1剂，吐血量减少，腹痛减轻，3剂时吐血止，上方去三七参加白术15g、半夏12g，6剂后吐泻止，继以益气健脾之剂调治而愈。

3. 腹痛

此方证之腹痛为脾阳虚衰、阴寒内盛所致。临床辨证中常兼见：面色青黄，气短声微，腹痛绵绵，喜暖喜按，大便溏薄，不能自禁，精神萎靡，舌淡苔白多津，脉沉细无力等症。

我们以本方加减治疗脾肾阳衰、阴寒内盛、下利不止引起的腹痛多能收效，气虚者酌加黄芪、人参、云苓，阳虚甚者加附子，其效更佳。

案 王某，女，52岁，1981年4月21日诊治。

久有慢性肠炎病史，经常大便溏薄，腹痛绵绵，1981年农历正月初四因食油腻，下利不止，如水倾泻。服土霉素、氯霉素、呋喃唑酮等药后泻痢稍减，但便出白色脓样黏冻，腹部冷痛，久治不愈，就诊于唐教授，先后服乌梅汤、理中汤等药多剂，处方几经变化，病情仍无转机。

症见：面色青黄，精神萎靡，腹部冷痛，气短声微，四肢发凉，小便不利，大便日十余行，泻痢白色脓样黏冻，口淡不渴，舌淡苔白多津，脉沉细无力。

此属脾阳虚衰，阴寒内盛，下元失固。诊病之余，患者告之，周连三先生生前治我村患泻利十余年的患者，服药2剂而愈，询其所服之方，已回忆不起，只知该方有一药色呈赭红，细思之，似与桃花汤相似，盖桃花汤主治有下利便脓血之症，此病有脓无血，焉可再用，再思《伤寒论》："伤寒，服汤药，下利不止……医以理中与之，利益甚。理中者，理中焦，此利在下焦，赤石脂禹余粮汤主之。"遂处此方，药房无禹余粮，改投桃花汤以观动静。

方药：赤石脂30g，粳米60g，干姜15g。

服药2剂，便次减少，患者喜告曰："数年之疾，2剂竟可收功，上方继服2剂，腹痛消失，大便已转正常。"

七、四逆加人参汤

四逆加人参汤由附子、炙甘草、干姜、人参4味药物组成。方中以四逆汤温经回阳，人参生津益血，共奏回阳复阴之功。

仲景组方颇多巧妙之处，姜附同用，回阳补火；甘草干姜相伍，温中逐寒；妙在人参益气生津，可救津气之暴脱，又制姜附之燥烈，能使"阳得阴助而生化无穷，阴得阳升而源泉不竭"。若单用人参，虽益气生津，无姜附之助则难复其阳；参附共投虽能回阳救脱，缺姜草则无生津益气之功。仲景论述虽简，以药测证，实际包括了四逆汤、干姜附子汤、甘草干姜汤、参附汤等方剂的功能。实践体会：对于阳虚寒盛、津血暴脱所致的四肢厥逆、汗出津脱、吐利脉微、恶寒虚脱等急危重症，投之能收立竿见影之效。现将周先生生前论述及我们临床运用的体会简述于后。

1. 吐利

吐利病因颇多，此方证之吐利则为阳亡于上、阴竭于下、阴阳俱衰所致，因有脉微亡津之证，故又别于阳气大衰、阴寒内盛之四逆汤证。此方证临床常兼见：呕吐清水，下利清稀，面色苍白，腹部冷痛，四肢厥逆，气短声微，身热口渴而喜热饮，烦躁不安，眼眶凹陷，脉微数或沉细无力等症。

周连三先生和段彩庭先生生前常以本方抢救因吐利而致的生命垂危者多获卓效。尤其对于输液亦无效者，用此方多能挽命于垂危，尝谓"有一分阳气，就有一分生机，无姜附不能回其阳，非参草不能复其阴"。现将先生生前答辨之理摘录于下。

问："吐利之证多见口渴烦躁，脉数身热，证属阳热，《素问·至真要大论》说'暴注下迫，皆属于热'，既然属于阳热之病机，焉能用姜附治之？"

答："吐泻之后，津液暴脱，阳亡欲竭，不能蒸水化气则口渴；阴阳离决，烦躁乃生。其脉数必数而无力或微数，乃本根欲脱、阳欲飞走、回光返照之象，和《内经》暴注下迫之症的病机和症状有着根本的区别。西医学用输液纠正水与电解质紊乱，抢救了很多吐利患者，病到后期，阳欲败绝，不能吸收。今投此方温阳补津，使阳复阴生，尚有生机。实践证明：津亡而阳不虚者，其津自能再生；阳亡而津不亡者，其津亦无继。本方用于阳亡固脱未尝不可；用于阳虚而津液虚者，当更为确切。"

案 周某，女，56岁，于1972年11月6日诊治。

素有心悸、气短之症。经检查确诊为高血压心脏病，血压经常持续在170~150/130~90mmHg之间，常服降压药物，症状时轻时重，昨日食生冷后突发恶心、呕吐、下利、视力模糊，血压骤降，入院治疗。

症见：呕吐清水，下利清稀，面色苍白，四肢厥逆，腹部冷痛，气短声微，身热烦躁，渴喜热饮，眼眶凹陷，两目乏神，视力模糊，头晕心悸，舌淡无苔，脉细数无力。血压80/50mmHg。

辨证：阳亡阴伤。

治则：益气扶阳，回阳固脱。

方药：炮附子、干姜、炙甘草、半夏、红参各15g，川黄连6g。

水煎频服，2剂后吐利止，四肢转温，血压升至170/90mmHg，吐利治愈，继服原方加减20余剂，心脏病亦显著好转后出院。

2. 大汗出

六经皆有汗出，杂病亦多常见，若阳气亢盛，内蒸外越，汗出必多，阳气衰微，卫阳不固，汗出亦多。阳盛之大汗多伴蒸蒸发热、口干舌燥、烦渴引饮、舌红苔燥、脉洪大或数等症。此方证之大汗出是由于真阳将绝，阴翳充斥，卫阳不固，浮阳外越所致。临床辨证常兼见：汗出发凉，四肢逆冷，皮肤苍白，指端紫绀，烦躁欲死或神识昏迷，舌淡少津，脉细弱或虚数等症。

唐教授常以此方加味救治冠心病、高原性心脏病、风心病等循环系统疾病所致的休克期的冷汗淋漓多能获效。实践体会：参附汤抢救休克患者人所共知，但不如此方回阳止汗之速，此方有干姜之辛燥，炙甘草之甘温，比参附汤效速而持久，并有使血匣迅速回升之功能。但仍以参附重用，大量浓煎，频服，其效更捷。

案 海某，女，41岁，于1968年10月16日诊治。

患者素有咳嗽病史，遇寒即发，并常感心悸，活动后加重，因天气骤然变冷又致咳嗽发作，心悸气短，经检查确诊为肺源性心脏病，服宣肺清热止咳药物治疗无效而出现大汗淋漓、四肢厥逆、喘息不得卧之症，病已垂危，急邀诊治。

症见：大汗淋漓，四肢厥逆，面色苍白，两目无神，气短息促，痰声辘辘，不能平卧，唇色青紫，苔薄白多津，脉细促。脉搏144次/分，血压80/40mmHg。

辨证：真阳欲脱，气阴两伤，大汗亡阳。

治则：回阳救逆，益气固正。

方药：炮附子、干姜、炙甘草、红参各15g，嘱浓煎频服。

服后汗止阳回，精神好转，血压90/60mmHg，脉搏108次/分，药既中鹄，乃守原意，继以上方服用12剂，血压升至110/80mmHg，脉搏72次/分，临床治愈，追访10年来健康如常。

3. 四肢厥逆

四肢厥逆者，四肢冰冷过肘膝之症也。伤寒论中论述此症病因颇多，有寒厥、热厥之分。热厥者，阳气独亢，热邪深伏，阳气郁结，不得通达于四肢，虽四肢厥逆，而胸腰灼热，烦躁不眠，甚则神昏谵语，或恶热日渴，舌干苔燥，脉沉实有力等症。本证四肢厥逆乃阳气衰微，阴液内竭，不能通达四肢所致。临床辨证常兼见：四肢厥逆，无热恶寒，精神萎靡，渴喜热饮，脉沉迟或微细欲绝等症。

唐教授于临床以此方加减治疗心脏疾病和血栓闭塞性脉管炎、动脉栓塞、雷诺病等外周血管疾病所致的四肢厥逆，服后多能四肢转温，附子用15~30g之间，干姜9~15g之间为宜。

案 赵某，男，51岁，于1974年8月12日诊治。

久有头晕、心悸、心前区闷痛病史，因情志不舒和气候变化频繁发作，多次晕倒，多次输氧以缓解症状，常用低分子右旋糖酐和能量合剂治疗，并必常随身携带亚硝酸甘油等药物以缓解心绞痛症状。半年前并发下肢麻木、厥逆、疼痛、色苍白、动脉搏动消失，经中山医学院检查确诊为冠状动脉粥样硬化性心脏病和血栓闭塞性脉管炎。经介绍入我院住院治疗。入院后先后服益气温阳、活血化瘀药物，症状缓解，由于情志不舒加之因骤然降雨，气温降低，突然晕倒。

症见：四肢厥逆，面色苍白，舌淡苔白，呼吸微弱，精神萎靡，两目乏神，冷汗淋漓，血压 80/50mmHg，脉细数无力，130 次 / 分。

辨证：阳亡津脱。

治则：回阳救逆，益气生津。

方药：炮附子、干姜、炙甘草、红参各 15g，五味子 12g。

上方急煎，浓汁频服，半小时后四肢转温，汗止阳回，血压 90/60mmHg，休克纠正，继用上方加黄芪 30g，25 剂后下肢温度明显上升，心前区疼痛减轻，亚硝酸甘油、双嘧达莫已停服，又以上方加减服用 32 剂，心前区、双下肢疼痛消失，四肢温度正常，双下肢胫后动脉微能触及，血压恢复到110/70mmHg，临床治愈出院。

4. 脉象的辨识

脉为气血流行的通道，脏腑病变和气血的盛衰直接反映于脉，今阳气衰微，精液亏虚，脉道鼓动无力，不能充盈，故出现极细极软，按之欲绝，似有似无之脉象。周先生生前讲述此脉证时说："脉微乃此方的主症之一，临床中对脉微欲绝、脉沉微、脉浮迟、脉细数无力等象，病机属阳衰阴竭者均可投此方治之。"尤以细数之脉，仲景虽未提及，但我们临床中屡见不鲜，此乃阴竭于内、阳亡于外、回光返照、残灯复明的一种假象，但必数而无力。

唐教授常以此方加味治疗循环系统疾病，辨其病机为阳衰阴竭所致的脉沉、脉微、脉沉微，脉微欲绝或脉细数无力之证可投此方治之，尤其血栓闭塞性脉管炎、雷诺病、急性动脉栓塞等疾病所致的脉搏消失或变细，投之多能获效。

案 毕某，男，45 岁，于 1979 年 8 月 11 日诊治。

原有心悸慌跳，关节疼痛病史，经地区医院检查确诊为风湿性心脏病，因盛暑劳动，汗出过多，突发左脐腹部疼痛，胸闷气短，双下肢剧烈疼痛，发凉，下肢紫绀苍白间见，当时护送我院就诊。

症见：面色苍白，剧痛眉皱，舌质淡多津，心悸慌跳，四肢逆冷，脉促无力，110 次 / 分，血压 90/60mmHg。双下肢苍白、发凉，剧痛不能行走，双足背、胫后、腘动脉搏动消失，股动脉搏动微弱，下肢血压测不到。

西医诊断：心源性动脉栓塞。

中医诊断：脱疽。

辨证：心阳衰微，瘀阻脉络。

治则：回阳救逆，益气活络。

方药：炮附子、干姜、炙甘草、红花各15g，潞党参、黄芪、桂枝各30g。

二诊（8 月 25 日）：服上方 10 剂，下肢疼痛明显减轻，温度上升，夜能入眠，心悸慌跳已得改善，汗止阳回，肤色红润，血压随之上升，左 100/60mmHg，右 97.5/62mmHg。

共服药 26 剂，下肢痛基本消失，已无心慌气短，双下肢腘动脉能触及，胫后足背动脉仍无，趾端仍有缺血体征，已能参加轻体力劳动。

体会：此案由于就诊及时，用药对证，使腘动脉恢复，血液循环好转，避免了肢体坏死，1 年后追访，已能参加体力劳动。

八、麻黄细辛附子汤

麻黄细辛附子汤由麻黄、细辛、附子 3 味药物组成。方中附子温经助阳，麻黄发汗解表，细辛温经散寒，可内散少阴之寒，外解太阳之表，成为表里双解之法。仲景组方颇多巧妙之处，附子配麻黄助阳解表，使邪去而不伤正；细辛伍附子温通经络，增强气化，通达上下，温利冷湿；麻黄、细辛合用，温散太阳经腑，使经气通利，邪自表解，水道通调，寒湿自去。细辛、麻黄虽为发汗解表通调水道之峻品，今改附子为君，则无忧过汗亡阳，尿多伤阴之弊，三味配伍，可温可散，可表可里，可通可利，可升可降，以药测证，对于阳虚寒盛、水不化气、表寒湿阻等证，投之多能取效。现将周连三先生生前论述以及我们临床运用本方的体会简述于后。

1. 发热

六经皆有发热，杂病亦多常见。本证乃寒邪外侵，肾阳不足，寒客脉络，阴阳相争所引起的发热。此方证之发热临床中常兼见：低热无汗，恶寒蜷卧，面色㿠白，精神萎靡，口淡不渴，苔白多津，四肢欠温，脉沉细或浮而无力等症。

我们常以此方加减治疗阳虚发热，尤对年老体弱，感受寒邪，用之多能取效。实践体会：病邪在表，内挟阳虚，麻桂柴胡之方不宜解其外；入里而不深，外兼表邪，真武四逆之法不能温其内，所以此方发表温经最为合适。附子、麻黄需用9~15g为宜，临床运用甚多，从没有出现过麻黄发汗亡阳之反应，服药仅为微汗出。

案 李某，女，49岁，1978年6月15日诊治。

患者素体虚弱，近半年来右半身似有虫行皮中感，10日前突然晕倒，舌謇语拙，右半身偏瘫，初见喉中痰鸣，给予温胆汤加味治疗，症状改善，但遗留低热不退，继处小柴胡、银翘散、藿香正气散等中药和西药治疗，发热仍未好转。症见：低热无汗，形体消瘦，面色㿠白，精神萎靡，右半身偏瘫，言语不利，吐字不清，恶寒无汗，四肢欠温，口淡不渴，苔白多津，舌体右斜，脉迟细无力，血压110/60mmHg，体温37.8℃。

此为肾阳虚衰，寒客脉络。盖全身气血的运行靠阳气的推动，由于素体阳虚，寒邪外侵，导致气血凝滞，痰湿内生，用化痰祛湿之剂其湿痰稍减，但阳虚仍不能鼓气血之行，寒湿之邪留滞经络，郁发低热，用清热和解、解热等药不效的原因也就在于外不能祛其寒，内不能壮其阳。观其脉症，思仲景"少阴病，始得之，反发热，脉沉者，麻黄细辛附子汤主之"，投此方试服。

方药：黄芪30g，炮附子12g，细辛4.5g，麻黄6g，当归15g，嘱其频服。

上方服2剂，身微汗出，体温正常，出人意料的语言清楚，能自述病情，继以上方加活血益气药物调治服30余剂，能弃杖行走，生活自理，参加劳动，2年后追访一如常人。

2. 疼痛

疼痛一证，仲景论中虽未提及，实践验证此方有较好的止痛功能，再从药物分析，亦属本方常有之症，盖麻黄有解表散寒止痛之功；细辛有温经止痛之效；附子有助阳镇痛之力，三药合用，有阳回痛止的功用。本方证之疼痛乃肾阳衰微，机体失于温煦，寒邪束表，卫阳不固，气血运行不畅，脉络受阻等原因所致。临床辨证中常兼见：痛有定处，夜晚尤甚，喜暖喜按，气候变化，遇冷加剧，面色青黄，恶寒无汗，舌淡苔白，脉沉细或浮迟等症。

临床中常用此方治疗头痛、身痛、四肢关节疼痛等症，对于西医学诊断的肢端动脉痉挛症和血栓形成引起的疼痛、风湿性关节炎等有较好的疗效。临床体会，治痛其药量要大，附子用 15~30g 之间，麻黄、细辛 9~15g 之间为宜，对于牙痛兼有热者加石膏；风湿性疼痛加白术、防风、大剂黄芪；对于血管性疼痛加川芎、当归、红花；病在上肢加桂枝，病在下肢加川牛膝。

案 杨某，女，30 岁，于 1980 年 11 月 11 日诊治。

患者半年前原因不明始感双手指呈针刺样疼痛、发凉、麻木，色呈苍白，服中药多剂无效，诸症日渐加剧。自感前途无望，忧愁欲死，经人介绍求治于我院。

症见：精神萎靡，表情痛苦，双手冰冷，色呈尸体样苍白，剧烈疼痛；夜难入眠，疼稍止即沉困麻木，桡、肱动脉均消失。上肢温度：左手 21℃，右手 22℃。舌淡苔白多津。

此属肾阳不足，寒邪外侵，卫外功能低下，风寒袭于脉络，导致气血不通，疼痛乃作，用发汗祛邪则阳气愈虚，以温肾壮阳则邪不外解，非助阳解表之剂，难建回阳祛邪之功。

方药：麻黄、细辛各 9g，炮附子、桂枝各 15g，黄芪 30g。

二诊：上方服 2 剂，疼痛减轻，温度上升，双手微汗出，夜能入眠，继服上方加当归 15g。

此方共服 8 剂，疼痛消失，温度升高，色变红润，肱、尺、桡动脉均能触及，但尺、桡微弱。皮肤温度：室温 17℃，左手 27.5℃，右 27.5℃，临床治愈。

3. 脉象辨识

"夫脉者血之府也"，血行脉中，发挥其营运濡养作用，若发生病变，其脉必受影响。

周连三先生生前论述此脉时说："论中立'脉沉'以示阳气虚衰，阴寒内盛。今有发热之症，证明寒邪将离太阳之表，而未离太阳之表；将入少阴之里，而未入少阴之里，故脉亦可现浮，但必浮而无力，临床应不拘脉之沉、浮，但见发热恶寒、四肢酸冷、身困乏力、面白唇淡、舌淡苔白等症，即可大胆使用。"

我们常以此方加减治疗血栓闭塞性脉管炎、无脉症等外周血管疾病和病态窦房结综合征等病变所致的迟、结、代脉多能取效，麻黄须用 9~15g 之间，附子 15~30g 之间，并酌加黄芪、甘草、桂枝，其效更著。

案 孙某，男，25 岁，1980 年 11 月 12 日诊治。

冷水作业，受寒冷刺激，诱发左手发凉麻木、沉困疼痛、色苍白，由于尺、桡动脉消失，而来我院求治。

症见：面白唇淡，表情痛苦，左手冰冷，色呈苍白，疼痛麻木，入夜加重，舌淡苔白，尺、桡动脉消失，右脉沉迟无力，皮温计测试，左手温度比右手相差 2.5℃。

辨证：肾阳不足，寒袭脉络。

治则：发散寒湿，温通经脉。

方药：麻黄 10g，炮附子 15g，细辛 6g。

服药后即感左上肢发热，汗出，温度升高，原方共服 5 剂，温度正常，双手相等，色变红润，尺、桡动脉恢复，疼痛消失，临床治愈。

4. 水肿

水肿乃体内水液潴留，全身浮肿之证。此方证之水肿乃本虚标实，病机为肾阳虚衰，阴盛于下，膀胱气化无权，水道不利；又复感寒邪，寒水相搏，使肿势转甚。论中虽未提及，但从药物协同分析，本方有发表散寒、温阳利水之功能，投之可内外分消，水肿自去。临床辨证常兼见：全身微肿，腰痛酸重，小便量减，四肢酸冷，恶寒无汗，发热嗜眠，神疲萎靡，口淡不渴，舌质淡胖，苔白，脉沉细等症。

我们常以此方加减治疗急、慢性肾炎，心脏病所致的水肿，尤以立冬节气交替和气候骤变加重的病例而伴发热恶寒无汗者多能获效。但附子须用 15~30g，细辛 9~15g 为宜，挟喘者加杏仁，肺有热者酌加石膏，并根据"少阴负趺阳为顺"之理，每于方中加白术 30g，健脾利水，其效更佳。

案 刘某，男，47 岁，于 1978 年 11 月 7 日诊治。

1966 年患急性肾炎，经中西医治疗好转，但余留面目微肿，时轻时重，给服健脾祛湿、化气利水中药肿势稍减，继服无效，又服西药利尿之品，其效亦不明显，体弱不易接受，每至冬季和感寒常发作，由于衣着不慎，感寒发热，病情加重，肿喘发作。

症见：全身微肿，腰以下较甚，腰痛酸重，小便不利，伴恶寒无汗，发热而喘，胸闷不舒，四肢厥冷，神疲乏力，面色㿠白，口唇色淡，舌质淡胖，苔白，脉沉细，化验检查：尿常规：蛋白（+++），红细胞（+），白细胞（+）。

辨证：阴盛阳衰，复感于寒，水湿横溢。

治则：解表散寒，温阳利水。

方药：炮附子 24g，麻黄、细辛各 15g，白术 30g，杏仁 12g。

服药 2 剂汗出热解，水肿亦减，继服温阳益肾、健脾利湿之剂以善后，阳气得复，寒水得化，小便得利而水肿消失。化验尿蛋白阴性，临床治愈。2 年来只在气候交替时服药预防，已参加工作。

九、桂枝芍药知母汤

桂枝芍药知母汤由桂枝、芍药、知母、防风、麻黄、附子、白术、甘草、生姜 9 味药物组成。方中桂枝、麻黄、防风散湿于表，芍药、知母、甘草除热于中，白术、附子祛湿于下，生姜降逆止呕，共组成通阳行痹、祛风逐湿、和营止痛之剂。现将临床运用简介于后。

1. 历节（类风湿关节炎）案

此方证所治之历节乃寒湿之邪流注经络所致。临床辨证中常兼见：四肢关节强直，肿胀疼痛，得热痛减，遇寒加重，天变阴冷后痛势更剧。若加黄芪、苍术、黄柏、薏苡仁，其效更佳。

案 刘某，男，38 岁，于 1974 年 10 月 18 日诊治。

两手关节对称性肿胀，强直，疼痛已 4 年余。多处求治，均确诊为类风湿关节炎，久治无效，疼痛日渐加重，屈伸不利，不能工作，住我院治疗。初投燥湿祛风之剂无效，后改用清热化湿之品合并西药激素类药物，病情时轻时重。停用激素病情如故。历数前服之剂，处方几经变化，病情仍无转机，于 10 月 18 日查房。

症见：面色青黑，痛苦病容，舌质淡，苔白腻，四肢关节强直，肿胀疼痛，两手尤甚，得热痛减，遇寒加重，天阴疼痛更剧，脉沉细。

此为风寒湿之邪流注经络，治当温阳散寒，祛风除湿，阅仲景《金匮要略·中风历节》篇中说"诸肢节疼痛，身体尪羸，脚肿如脱，头眩短气，温温欲吐，桂枝芍药知母汤主之"，试投此方，以观动静。

方药：桂枝、白芍、知母各18g，防风、苍术、黄柏、炮附子各15g，麻黄、甘草各9g，白术、生姜各12g，薏苡仁、黄芪各30g。

上方服4剂后，疼痛减轻，病有转机，守前方继服48剂，疼痛消失，关节屈伸自如，肿胀消除，临床治愈出院，5年来随访未复发。

体会：风寒湿之邪侵袭，流注关节经络，气血运行不畅，故关节拘急疼痛。本方温阳散寒，祛风除湿。加苍术、黄柏、薏苡仁加强除湿之力，黄芪尤有妙用，既能助桂枝通阳化气，又能配附子温阳固表，寒重于湿，应加大桂枝、附子用量，共奏温阳散寒、祛风除湿之功。

2.下肢水肿（深静脉血栓形成）案

本方证所治之水肿乃寒、湿、热内郁所致。临床辨证中常见：肢体色呈潮红，抬高患肢减轻，下垂加重，肢体冷痛，气候变化遇冷加重，常感恶寒发热，四肢无力。若加苍术、黄柏、银花、薏苡仁，其效更佳。

案 董某，男，27岁，于1977年元月25日入院治疗。

因腹部手术，合并大量输液，引起左下肢肿胀热痛，不能行走，经上级医院确诊为髂－股静脉血栓形成，服抗生素和中药活血化瘀及清热解毒药物无效，经介绍入我院治疗。

症见：形体较胖，面色微黄，舌质淡，苔黄腻，左下肢全腿肿胀，色呈潮红，抬高患肢减轻，下垂严重，不能行走，凉痛，气候变化遇冷加重，身常觉恶寒，四肢无力，脉象滑数。

辨证：寒湿热内郁。

治则：温阳化湿，清热祛风。

方药：白芍、知母、防风各30g，白术、桂枝、防己、炮附子、黄柏各15g，麻黄、生姜、甘草各9g。

上方服10剂后疼痛减轻，温度好转，下肢肿胀减轻，但舌仍黄腻，脉滑数，此寒湿好转，热仍内郁，于上方加苍术15g、薏苡仁60g、银花30g，服

10剂后舌苔退，脉变缓涩，腿肿全消，已能行走，寒热俱减，改用活血化瘀，上方先后加桃仁、红花、苏木、刘寄奴、乳香、没药等药物调治而愈，现已参加工作，追访3年未复发。

体会：此病由于术后输液而诱发，病由瘀血阻于脉络，营血受阻，水津外溢，聚而为湿，肿胀乃作。苔腻面黄，脉滑数者，湿热内郁；但肢肿而冷，身觉恶寒者，阳气衰也。尤以气候变冷加重是其辨证的关键，故用此方发散寒邪，温经散寒，表里之湿可去。知母、芍药清热和营，加黄柏、防己以清热利湿，使寒湿去而气血行，湿热除而肿胀消。寒湿热俱减，加化瘀药物疏通其瘀阻之经脉，故能取得较好的疗效。临床体会：脉搏的快慢是卜其病进退的标准，脉搏快是阳热甚，慢则易使气血凝滞，快者重用清热解毒之剂，若脉搏慢者可重用附子、桂枝、麻黄。

3.漏肩风（肩关节周围炎）案

此方证所治之漏肩风乃寒湿内侵，湿热郁蒸所致。临床辨证中常见：肩胛疼痛，向颈项部放射，麻木酸胀，活动呆滞，畏冷怕热，夜间尤甚，气候变化加重，舌质紫，苔黄腻，脉滑数，若加黄芪、黄柏其效更佳。

案 吕某，男，53岁，于1977年8月10日入院治疗。

睡卧时右肩露出感受风寒，诱发右肩剧烈疼痛，扩散到颈部，经上级医院诊断为肩关节周围炎，服中西药及针灸治疗无效，住我院治疗。

症见：形体稍胖，精神疲惫，面色淡黄，右肩胛疼痛向颈项部放射、麻木酸胀，活动呆滞，肩臂不能上抬，畏冷怕热，夜间痛甚，气候变化加重，舌质紫，边有齿印，苔黄腻，脉滑数，此寒湿所侵，湿热郁蒸。

治则：祛风散寒，清化湿热。

方药：桂枝、白芍、炮附子、白术各15g，知母、防风各30g，麻黄、甘草各9g，黄芪45g，黄柏12g。

上方服5剂后，疼痛减轻，舌苔从黄腻转为薄白，但舌质紫，脉细而涩，治兼活血化瘀，上方加桃仁、红花、乳香、没药各9g，服12剂后，临床治愈。

体会：此病由于营卫不固，腠理不密，寒湿之邪乘虚而入，流注经络关节，痹阻于血脉，气血流行失常，里热为外邪所郁，气血失于宣通所致。用此方麻桂防风发表行痹，芍药、知母、甘草和阴清热，术附温阳祛湿，使寒除而湿去，热清而炎消。寒则气收，使经脉缩倦，气血运行被阻，寒瘀并见，故于活血祛瘀以善其后。

4.腰痛（坐骨神经痛）案

此方证所治之腰痛乃风寒外侵，湿热内蕴所致。临床辨证中常见：腰部冷痛重着，转侧不利，气候变化加重，舌红苔黄腻，脉滑数，方中加黄芪、黄柏、薏苡仁、苍术，其效更佳。

案 常某，男，45岁，1977年10月20日诊治。

感受寒湿，内有郁热，湿寒稽留而诱发腰痛。

症见：形体消瘦，精神疲困，面色青黑，舌红苔腻，腰部冷痛重着，转侧不利，气候变化加重，痛向双下肢放射，腓肠肌时发抽痛，足背及趾端有麻木感，脉滑数。

辨证：风寒外侵，湿热内蕴。

治则：祛风散寒，清热祛湿。

方药：桂枝、麻黄、黄柏、白术、炮附子各15g，黄芪、薏苡仁各30g，白芍、知母、防风各24g，甘草、苍术各9g。

上方服10剂后，疼痛减轻，黄腻之苔去，但腰部仍酸软无力，脉象沉细。此湿热已去，肾阴阳俱虚，于原方去苍术、薏苡仁、麻黄、黄柏，合肾气汤加减服30余剂而愈。

体会：寒湿之邪，侵袭腰部，留着经络，阴雨寒冷则寒湿更盛，故气候变化其痛更甚，素体湿热内盛，加之寒湿蕴积日久，郁而化热，故苔黄而脉滑数。寒湿热杂至，用此方温经散寒，清化湿热，湿热去后，肾中阴阳相继而虚，故用肾气汤以善后。临床中用此方治腰痛辨其湿热重者，重用知母，加苍术、黄柏、薏苡仁，寒湿重者，重用麻黄、桂枝、附子，有瘀者加桃仁、乳香、没药，若肾虚者，减麻黄之量；合肾气汤治之。

5.痹证（风湿性关节炎）案

此方证所治之痹证乃寒湿之邪流注经络，郁久化热所致。临床辨证中常见：四肢关节发凉疼痛，关节重着，手足沉重，屈伸不利，得暖稍缓，气候变化其痛更甚，舌红苔黄腻，脉滑数，若加防己、黄芪、石膏，其效更佳。

案 滕某，男，47 岁，于 1980 年 5 月 2 日诊治。

野外工作，常卧湿地渐感四肢关节沉重，发凉疼痛，下肢尤甚，经某医院确诊为风湿性关节炎，用西药激素合并中药治疗近半年，病情时轻时重，渐至不能行走，就诊于我院。

症见：精神疲惫，面色青黑，舌质红，苔黄腻，自觉四肢关节发凉疼痛，关节重着，手足沉重，屈伸不利，得暖稍缓，气候变化其痛更甚，膝以下不能汗出，脉滑数，血沉：60mm/h。

辨证：寒湿之邪流注经络，郁久化热。

治则：祛风散寒，清热化湿。

方药：桂枝、白芍、白术、炮附子、防己各 15g，知母、防风、石膏、黄芪各 30g，麻黄 6g，甘草、生姜各 10g。

服上方 4 剂后，关节疼痛减轻，能骑自行车来就诊，继服上方 30 剂，血沉：6mm/h。临床治愈。

体会：寒湿之邪侵袭，流注经络而致气血运行不畅，郁久化热。本方加石膏以加强清热之力；加防己使湿从小便而出，视其凉痛，不得汗出；加重桂附用量，取其温经散发之功；黄芪一味，有气行血行之用，共奏热清湿除、邪去寒散之功。

十、芍药甘草附子汤

芍药甘草附子汤，药仅 3 味，方中芍药、附子相伍，回阳敛液；甘草、附子同用，益气温经；芍药、甘草共投，酸甘化阴，共组成扶阳益阴之剂，现将临床辨证运用的体会简介于下。

1. 虚喘（心肾阳衰型）

此方证所治之虚喘乃阳从汗泄，阴气损耗所致。临床辨证中常见：呼吸喘促，恶寒身倦，汗出稍减，四肢不温，腹中觉冷，舌淡苔白，脉细弱无力，我们常以本方加五味子、防风、红参、黄芪治疗支气管炎，心肾阳虚之虚喘疗效显著。

案 毛某，男，72 岁，1981 年 3 月 24 日诊治。经常胸闷、咳嗽气急已 10 余年，每次外感，症状加剧。

症见：形体消瘦，面色青黄，恶寒身倦，汗出稍减，旋即如故，呼吸喘促，舌淡苔白，腹中觉冷，四肢不温，脉细弱无力，体温36℃，血压：90/60mmHg。

辨证：阳从汗泄，阴气损耗。

治则：回阳固表，益气养阴。

方药：炮附片、白芍各15g，炙甘草、防风各12g，黄芪30g。

服药2剂后，恶寒减轻，又服4剂后，恶寒消失。上方加五味子，红参各10g，继服6剂，心悸喘促症状明显好转，追访3个月身冷恶寒未再复发。

2. 腹痛（肾阳不振型）

此方证所治之腹痛乃肾阳不足，营血虚寒所致。临床辨证中常见：腹部冷痛，恶寒蜷卧，四肢发凉，舌质淡、苔薄白，脉细数等症，我们常在方中加薏苡仁等品以祛其湿，其效更著。

案 陈某，男，40岁，1981年3月15日诊治。

2个月前患急性化脓性阑尾炎住院手术治疗，术后伤口不能愈合，腹部冷痛，用大量抗生素治疗无效。面色青黄，形体消瘦，表情痛苦，腹部发凉，疼痛，伤口色淡而不泽，四肢发凉，恶寒蜷屈，舌淡苔白，脉细数。化验检查：血红蛋白98g/L，血红细胞计数3.80×10^{12}/L，白细胞计数28.0×10^9/L，中性粒细胞0.70，淋巴细胞0.30，血小板计数72.0×10^9/L。

辨证：阳虚阴耗，木郁不舒。

治则：温阳散寒，和中缓急。

方药：炮附片（先煎）、白芍各30g，甘草15g，薏苡仁90g，嘱其浓煎频服。

服药1剂，腹痛减轻。原方又服5剂，腹痛止，伤口缩小，红润。继服5剂后，伤口愈合。复查：血红蛋白120g/L，血红细胞计数4.50×10^{12}/L，白细胞计数9.8×10^9/L，中性粒细胞0.68，淋巴细胞0.32，血小板计数120×20^9/L。

我们常以本方加减治疗其他疾病引起之腹痛，行经腹痛加玄胡、三七、香附；阑尾炎加薏苡仁，绕脐痛兼便干者加大黄；下利腹痛加黄连、茯苓；疝气腹痛加胡芦巴。

3. 脱疽（阳虚血瘀型）

此方证之脱疽乃阳虚血瘀型之脱疽，为肾阳不足，筋脉失养，气血瘀滞所致。临床辨证中常见：肢体苍白，发凉，麻木，跛行，疼痛，腓肠肌痉挛不舒，肌肉僵硬，汗毛脱落，趾甲增厚不长，溃破后流清稀脓液，舌质淡苔白，脉细数，方中加入当归、黄芪、川牛膝、潞党参，其效更佳。

案 徐某，男，42 岁，1979 年 10 月 15 日诊治。

1974 年冬因寒冷刺激诱发左下肢血栓闭塞性脉管炎。

现症：形体消瘦，表情痛苦，左脚五趾紫暗，剧烈疼痛，夜难入眠，腓肠肌痉挛，酸胀麻木，肌肉萎缩，汗毛脱落，趾甲增厚不长，舌淡苔白，脉细涩。查：双下肢足背、胫后动脉搏动消失，腘动脉搏动微弱；肢体血流图：左下肢 0.051 欧姆，右下肢 0.137 欧姆，双下肢血流量明显减少，左下肢尤重，血管壁弹性受损。

辨证：肾阳不足，筋脉失养，气血瘀滞。

治则：温阳益气，濡筋活瘀。

方药：白芍、炮附片、当归、川牛膝、潞党参各 30g，黄芪 60g，甘草 15g。

服药 5 剂，疼痛减轻，服 15 剂时，静止痛消失，腓肠肌挛急减轻。继服 15 剂，痉挛基本消失，行走 1000m 无不适。复查血流图：左下肢 0.079 欧姆，右下肢 0.179 欧姆。肢体血流量有改善；继以丸药善后至愈。

4. 痹证（营虚寒盛型）

此方证所治之痹证乃营卫虚衰，寒邪内侵所致。临床辨证中常见：周身疼痛，关节尤重，四肢欠温，步履维艰，腰部酸楚，舌苔淡白，脉细无力等症。以本方加减治疗类风湿关节炎加防风、木瓜，坐骨神经痛加红花、川牛膝，肩关节周围炎加桂枝，骨质增生加乳香、没药。

案 汤某，男，72 岁，1981 年 4 月 12 日诊治。

患风湿性关节炎已 3 年，症状时轻时重，近因气候变化，周身疼痛，关节尤重，步履维艰，四肢欠温，形体消瘦，面色青黄，腰部酸楚，舌淡苔白，脉细无力。血沉：68mm/h。

辨证：营卫虚衰，寒邪内侵。

治则：温阳益气，和阴缓急，祛风除湿。

方药：炮附子（先煎）、白芍、黄芪各 30g，甘草 12g，防风、木瓜各 15g。服 3 剂后，疼痛消失，血沉降为 12mm/ 分，治愈后追访 4 个月没复发。

十一、麻子仁丸

麻子仁丸由麻子仁、杏仁、芍药、厚朴、枳实、大黄、蜂蜜7味药物组成。方中厚朴、枳实、大黄泻满坠实，通便破结，芍药、蜂蜜润燥止痛，养血柔肝，妙在麻仁、杏仁相伍，能润大肠之燥，可降肺气之逆，共奏润燥通便、生津养血之功，实为泻而不峻、润而不腻之剂，现将临床辨证运用本方的体会简介于后。

1.大便难

此方证之大便难乃脾阴不足，大便干燥所致。临床辨证中常兼见：面色晦暗，舌质红绛，舌苔黄燥，食纳减少，胸胁痞闷，郁郁微烦，大便秘结，小便频数，脉沉涩等症。

我们常用此方治疗糖尿病、冠心病、不完全性肠梗阻引起的大便难，多能取效。麻子仁用15~30g之间为宜，酌加玄参、麦冬以清热养阴。

案 姚某，男，58岁，干部，1980年8月30日诊治。

有冠心病史已10余年，患糖尿病5年余，经常胸闷、心前区疼痛，曾因心绞痛晕倒数次，尿糖持续在（+++）至（++++）之间，常以西药降糖类药物，及扩张冠状动脉药物治疗，兼服中药活血化瘀、益气养阴之剂。近几个月来经常大便不通，服润肠药物后，尚可暂解一时之苦，停药后旋即如故，7日前因劳倦过度，使心前区疼痛加剧，大便不通，小便频数，饮食减少，心胸烦闷，作灌肠输液，先后经3次灌肠，大便干如羊屎，坚硬如石，继则又恢复原状，秘结不通。患者拒绝再作灌肠通便，要求用中药治疗。

症见：形体消瘦，面色萎黄，大便不通，心中烦闷，胸痛彻背，饮食减少，自汗出，小便频数，舌质红绛，边有瘀斑，苔黄燥，脉细数，心电图提示：冠状动脉供血不足。化验：尿糖（++++）。

辨证：脾阴不足，燥热内结。

治则：泻热逐瘀，润肠通便。

方药：酒大黄、厚朴各15g，杏仁10g，枳实12g，白芍20g，火麻仁、蜂蜜（冲服）各30g。

服上药1剂，大便通畅，余症明显好转，继用益气养阴之剂以善后，心绞痛次数减少，尿糖（＋）。于 1981 年 6 月 24 日又大便干，仍以上方，服后即愈。

2. 噎膈

此方证所治之噎膈乃浊阴不降，津液不能输布所致。临床辨证中常兼见：形体消瘦，面色晦暗，肌肤枯燥，吞咽困难，胸膈痞闷，大便干，小便频数或黄赤，舌质红少津，脉细数等症。

我们常以本方加减治疗贲门痉挛、慢性咽炎、幽门梗阻等病，改厚朴为君，用量在 15~30g 之间，酌加旋覆花、赭石。非占位性病变所致的噎膈服后多能收效，对于占位性病变服后亦能缓解症状。

案　高某，男，48 岁，于 1980 年 8 月 19 日住院治疗。

久有大便秘结病史，每四五日一行，服泻下之剂，病情稍有缓解，但旋即如故。近年来由于精神刺激，加之胸部外伤，遂感食道哽噎不顺，吞咽困难，因怀疑食管癌，先后作放射线钡餐透视、食道拉网检查，排除占位性病变，住院后先后服行气化痰、疏肝宽胸之剂无效，于 8 月 31 日再次查房。

症见：形体消瘦，面色晦暗，精神抑郁，唇燥咽干，吞咽困难，胸脘痞闷，饥不欲食，大便秘结，小便黄赤，舌质红，苔黄燥，脉弦数。

患者述每次排便后始感症状减轻。仲景有"知何部不利，利之则愈"的教导，周连三老先生生前有"二便通利，噎膈自除"的经验，故投用润燥通便之剂以试之。

方药：白芍、蜂蜜（冲服）各 30g，火麻仁 20g，厚朴、枳实各 15g，杏仁 12g，大黄（后下）10g，旋覆花（包煎）3g。

本方先后共服 12 剂，大便通利，咽部哽噎消失，余症均除，临床治愈出院。

3. 哮喘

此方证的哮喘，乃津液耗伤，肺失宣降，大肠失其濡润，虚热内停所致。临床辨证中常兼见：面色潮红，胸胁痞闷，食欲不振，咽干口燥，咳喘痰少，大便不通，舌质红，少津，苔薄黄或腻，脉细或数等症。

我们常以本方加减治疗肺心病，高血压心脏病之喘咳及老年支气管哮喘伴有大便不通之症者多能取效，杏仁用量以 10~15g 之间，蜂蜜需 30~60g 为宜，酌加麦冬、沙参、桔梗以养阴清热。

案 马某，男，74岁，于1981年6月18日诊治。

患肺心病已10余年，常感胸闷，咳喘气短，常服止哮平喘、益气温阳之剂，症情时轻时重，近半年来，大便秘结，咳喘加剧，夜难入眠，用止咳化痰药物多剂无效，服可待因只能维持片刻。

症见：形体消瘦，面色潮红，咽干口燥，头晕气短，胸胁痞闷，喘咳痰少，大便秘结，舌质红，少津，苔薄黄，脉细数。

辨证：阴液耗伤，宣降失职，虚热内停，大肠失其濡养，大便闭瘖，邪无出路，壅遏于上，肺与大肠相表里，浊气上逆则喘咳。

治则：宣肺养阴，润肠通便。

方药：杏仁、麦冬、厚朴、枳实、白芍各15g，大黄（后下）12g，蜂蜜（冲服）60g，火麻仁30g。

服上方2剂，大便通畅，饮食量增加，又服5剂，胸闷咳喘减轻，继以他药调治，肺心病症状明显减轻。

4. 烦躁

此方证之烦躁，乃阴液耗伤，邪郁化热，大便不通所致。

临床辨证中常兼见：面色潮红，心烦口苦，甚则烦躁不安，胸满厌食，大便不通，舌质红，苔黄少津，脉细数等症。

我们常以本方加减治疗老年精神病，重用火麻仁、蜂蜜、白芍15~30g。治疗脑血栓形成后的大便不通，改以大黄为君，用量在9~15g，多能取效。

案 岳某，男，66岁，于1974年10月25日诊治。

久有心烦失眠之症，常觉头晕目眩，近1年来大便干结，小便频数，时昏不知人，骂詈不休。经上级医院诊断为老年性精神病，即予以清热泻火、安神之剂，病情稍有减轻，旋即如故，经多方治疗，病仍不瘥，大便不通病即发作。

症见：大便干结已5日不通，口苦心烦，急躁易怒，时昏不知人，骂詈不休，胸胁痞闷，舌红少津，边有瘀斑，苔薄黄，脉弦细。此乃津液不足，大肠干燥，肝胆失于条达，肺失宣降，瘀热上犯，上蒙清窍所致。

治则：泻火逐瘀，润燥滑肠。

方药：大黄（后下）9g，杏仁、白芍、火麻仁、枳实、厚朴各15g，蜂蜜（冲服）60g。

服上方3剂，泻下干硬、黑晦如煤之便，烦躁减轻，神志清楚，继服2剂，又泻3次，诸症好转，用上方改汤为丸，调治而愈。

十二、在柴胡加龙骨牡蛎汤中用铅丹的经验

柴胡加龙骨牡蛎汤，方中铅丹一药，系有毒之品，历代多作外用，内服者甚少，有的畏其有毒而以他药代之；中药学亦嘱其内服时"一次量一般不超过五分，以防中毒"，实失仲景原意。临床中此药与龙骨、牡蛎相伍，有坠痰镇惊之力；和桂枝配合，有通心阳、安心神之效。若弃之不用，殊为可惜，用量过小，亦不能起药到病除之效。周连三先生生前治疗惊狂、癫痫等症，选用此方必用铅丹，收效甚捷，现举临床治验。

案1　唐某，男，23岁。1964年10月25日诊治。

患者几日来因忙于准备结婚，晨起外出突觉遇有异物，惊呼一声，旋即神志昏迷，适逢唐教授在该村探亲，乃邀诊治。

症见：面赤气促，神志昏迷，语无伦次，喉中痰鸣，辘辘有声，以手捶胸，烦躁不安，舌质红，苔黄腻，脉滑数。其家人苦诉，求处一妙方，尽快康复，免误新婚之喜。

辨证：痰火上蒙清窍。

治则：祛痰清热，镇惊安神。

方药：柴胡、茯苓、黄芩、龙骨各15g，半夏、生姜、桂枝各12g，大枣12枚，牡蛎30g，大黄18g。

次日家人来告，患者取药后稍减轻，由于家属求愈心切，遂求教于周连三先生，先生观所处之方少铅丹一味，大笑说："方中铅丹重而性沉，坠痰催吐之要药，有故无殒，无忧其毒矣。"嘱于上方加铅丹12g，搅煎频服，服后呕吐痰涎碗余，神志清醒，烦躁悉除，但觉气弱无力，又处甘麦大枣汤一剂而愈，结婚时一如常人。

案2　彭某，男，32岁。1963年11月27日诊治。

患者在1959年运动中被错划为右倾机会主义分子，遭轮番批斗和毒打数十场，导致精神失常，狂躁妄动，打人骂人，久治不愈，住精神病院多方治

疗无效，请周先生前来会诊。

症见：面红目赤，狂躁妄动，打人骂人，毁坏器物，撕衣裸体，目光炯炯，少睡少食，哭笑无常。舌质红苔黄腻，脉洪数。

辨证：肝郁化火，痰火上扰。

治则：疏肝利胆，祛痰泻火。

方药：柴胡、黄芩各24g，半夏21g，生姜、铅丹各15g，茯苓、龙骨、牡蛎各30g，桂枝9g，大枣12枚，大黄18g。

上方服后，涌吐痰涎二碗余，泻下风沫，夜能安睡，诸症减轻，后减铅丹为6g，大黄为9g，连续服用22剂，病情告愈。

体会：柴胡加龙骨牡蛎汤由柴胡、黄芩、半夏、人参、生姜、大枣、龙骨、牡蛎、铅丹、茯苓、桂枝、大黄12味药物组成，功能和解泻热，重镇安神，对惊悸不安、胸满谵语、癫痫等症，若辨证确切则如水投石，可收立竿见影之效。周先生生前此方应用较多，对铅丹一药体会尤深，尝谓："此方乃本方之主药，镇惊安神，多能收效，涌吐痰涎，可立殊功，若摄于有毒，畏而不用，乃失仲景原意，临床中体质强壮可用9~15g。"并谓："少用有止呕之效，量大有催吐之功，癫宜量小，狂宜重用。"

为避免中毒，必须和铅粉等药分开，以色红为准。想要提高疗效，必须掌握药物的煎服法，铅丹难溶于水，作煎剂时须边搅边煎，先煎半小时，再纳诸药，这样大剂频服，中病即止，则无中毒之忧。

十三、在小青龙汤中用麻黄、干姜的经验

小青龙汤，为外解表寒、内散水饮之剂。方中麻黄为发汗峻品，干姜为辛燥之药。故有"麻黄辛温专宜冬""麻黄用量不过钱"之说；干姜有温燥伤阴之弊，多畏其峻猛而以他药代之，实失仲景原意。麻黄有宣肺解表、平喘利水之功，干姜有回阳温中、温肺化饮之效，二药相伍，外解风寒，内散水饮，与细辛相伍，温化寒饮，通调水道，和桂枝合用，可上可下，通阳化气，同五味子、白芍同剂，酸甘化阴，制其辛燥。若弃之不用，殊为可惜，用量过小，则杯水车薪，药不胜病。周先生生前常用此方治疗哮喘、水饮等病，必重用麻黄、干姜，每收卓效，现举临床治验。

案1 马某，女，63岁。1962年12月25日诊治。

方药心得

患咳嗽气喘十余年，每感寒即发，近两年来随着年龄的增长，气喘逐渐加剧，今年入冬后即卧床不起，多次服药无效，近日饮食不下，气喘憋闷，喉中痰鸣，辘辘有声，咳逆喘促，张口抬肩，恶寒，体温:38.5℃，舌苔白滑，脉滑。

辨证：水寒射肺，脾土不运。

治则：温肺化饮，温中健脾。

方药：观前医所处之方，乃小青龙汤，细审方中麻黄改为苏叶；干姜易为生姜，畏其峻猛矣，周先生乃处原方，麻黄、细辛各9g，干姜、五味子、桂枝、白芍、半夏各15g，甘草6g。

家人观后谓："其方与前医之方药仅差二味，可否建功。"先生答曰："麻黄能散在表之寒邪：干姜可温在里之水饮，今若弃之，焉能建功。"所处之方服3剂，表解寒除，气喘减轻，仍遵原方加减服用6剂而愈。

案2 马某，男，36岁。于1962年1月12日诊治。

幼患哮喘，频繁发作，遇寒加重，入冬增剧，多方治疗，时轻时重，近日因衣着不慎感受风寒，咳喘加重，求治于我院。

症见：恶寒无汗，发热头痛，面目虚浮，咳喘气急，不能平卧，入夜加剧，痰多稀白，饮食不下，口吐清水，舌苔白滑，脉弦紧。

辨证：风寒束表，水饮射肺。

治则：解表温中，宣肺化饮。

方药：麻黄、干姜各4.5g，甘草3g，桂枝、半夏、五味子各12g，细辛、白芍各9g。

服上方2剂，咳喘稍减，仍面目浮肿，余症同前，患者求愈心切，请求周先生诊治，先生观所处之方谓："麻黄、干姜用量过小，药不胜病也，遂改麻黄、干姜为15g，余药同前，3剂而愈。"

体会：小青龙汤由麻黄、干姜、桂枝、白芍、甘草、细辛、半夏、五味子8味药物组成，麻黄、干姜相伍，温肺化饮，化气利水，使水饮从下而出，细辛一味更有奥妙，协麻黄发汗解表，宣肺平喘而利尿，助干姜内以温化水饮，外以辛散风寒，交通内外，开中有合，散中有敛，白芍、甘草酸甘化阴，则无过汗伤津亡阳之忧，对外有表邪或无表邪，内有水饮，喘促咳逆，倚息不得卧，水寒射肺之证，若辨证确切，多收卓效。

肺为贮痰之器，脾为生痰之源，肺主肃降，脾主运化，脾土受邪，土不制水，寒水射肺，诸症乃作，盖麻黄为宣肺解表峻药，干姜为温中散寒佳品，一入肺，一入脾，更有他药相助，外可宣散风寒，内可温化水饮，周先生生前对此二味药物体会尤为深刻，谆谆教诲："麻黄、干姜乃本方主药，温中解表，宣肺平喘，止咳化饮，靠二药建功，但需大剂运用，方可收效。干姜虽燥而属无毒之品，常食辛辣调味，有益无害，今属此药之治证焉有不用之理？"又谓："麻黄量小有解表发汗之力，量大则有宣肺平喘之功。"验于临床，实为经验之谈，我们曾治一气喘者，麻黄用9g，汗出而喘不愈，加至24g，喘热均愈。

要想提高疗效，尚需注意药物的煎服法，仲景论中谓："先煎一两沸，去上沫，纳诸药。"盖麻黄之性多在沫上，沫去其效亦减矣，临床中麻黄量大宜先煎，量小则宜后下为宜。

十四、竹叶石膏汤

竹叶石膏汤，由竹叶、石膏、半夏、麦冬、人参、甘草、粳米7味药物组成，功能清热和胃，益气生津。

仲景论述本方的适应证为：虚羸少气，气逆欲吐。此乃温热病后期，余热未清，肺胃津液俱伤，元气未复，故呈虚弱消瘦之体，少气不足以息之象。

方中竹叶、石膏清热除烦，人参、麦冬、粳米、甘草益气生津，半夏和胃降逆止呕。妙在石膏配半夏，清热而不凉，降逆而不燥。竹叶轻清解上，既可清热除烦，又能安神止痉。对温热病后期虚烦不眠，热伤气阴之发热烦渴，体虚受暑所致霍乱吐泻，只要辨证确切，用之得当，多能取效。现将临床运用本方的体会介绍于下。

1. 虚羸少气

虚羸少气者，虚弱消瘦，少气不足以息之象也。汗吐下后，胃阴受损，久病失治，邪留肺胃，高龄之人，误治延治，皆可导致虚羸少气之证。临床中虚羸少气病症颇多，胃阴不足，脾胃虚弱，肝阴不足，肾阳虚衰，心悸自汗等证，都可出现身体瘦弱，少气不足以息。

如脾胃虚弱的虚羸少气必兼有身困乏力、食纳欠佳、舌淡苔白、脉沉细等一系列脾阳虚弱之象。此病虽呈虚弱消瘦之体，但必以阴虚为本。常兼见：头痛发热，两颧发红，渴欲饮水，发热汗出，心烦少气，饮食欠佳，舌红无苔，小便短黄，脉细数或虚数等症。

本方益气生津，清热养阴，临床体会：潞党参用量需 15~20g，以增强益气之力，石膏于半夏须 3 倍以上，方可制其辛燥，现举临床治验。

案 朱某，男，68 岁。1980 年 2 月 18 日诊治。

体质素虚，4 日前天气变化衣着不慎而致感冒、头痛、发热，经服解热镇痛药物汗出热退，症状缓解，次日发热又作，服药后汗出热退，似此反复发作 3 次，体温持续在 38.5℃上下。

症见：形体消瘦，气短乏力，低热绵绵，午后加重，胸满而喘，心悸自汗，口苦咽干，不思饮食，两颧发红，舌红无苔，脉细数。

辨证：热邪伤津。

治则：益气清热，和胃宽胸。

方药：竹叶、半夏、潞党参各 15g，麦冬 30g，甘草、枳壳各 12g，粳米 20g，生石膏（布包先煎）60g。

2. 气逆欲吐

气逆欲吐者，乃胃气上逆，烦躁将吐之势也。盖气顺则平，气逆则病，肺胃之气，以降为顺，今余热未尽，燥热伤津，津气虚少，上干胃腑，胃失和降，虚气上逆，则见气逆欲吐之象。

临床中，发汗太过伤津耗气而致肺胃津液不足气逆欲吐者颇多，温热病后期燥热伤津气逆欲吐者亦复不少，不发汗所致者亦为常见，临床只要辨其证属阴液不足之病机，余症不必悉具。

临床辨证中多见面红目赤、呃逆连连、干呕烦渴、口苦咽干、虚烦不眠、舌红无苔、脉细数等症。

本方清热养阴则逆气自降。临床体会，加沙参则滋阴之力更强。半夏须用 15~20g 之间，方能降其逆气。现举临床治验。

案 雷某，男，58 岁，于 1980 年 1 月 16 日诊治。

因感受风寒，恶寒发热。以外感治疗，症状缓解，但低热绵绵，干呕噫气，呃逆连连，又以外感论治，诸症不解，复以和胃降逆之剂，症情如故，始邀诊治。

症见：形体稍胖，心悸自汗，低热不退，不思饮食，干呕噫气，呃逆连连，口苦烦渴，小便黄赤，舌红无苔，脉虚数。

辨证：热邪伤阴，胃气上逆。

治则：清热养阴，和胃降逆。

方药：竹叶、潞党参、半夏各15g，生石膏40g，麦冬20g，粳米、沙参各30g，甘草12g。

上方服4剂后，干呕减轻，呃逆次数减少，守前方继服4剂而愈。

3. 烦渴

烦渴者，烦热口渴是也。仲景论中虽未论述烦渴一证，但我们在临床中屡用此方辨证治疗烦渴，多能收效。盖外感、温热病后期、热邪伤阴、胃阴不足而致的干燥而烦、渴欲饮水，实为临床常见之症。

临床中，烦渴见症颇多，有因热邪入里与水湿互结，以致津不上承，心烦口渴者；有因阴盛阳衰，阳气不能蒸化津液，心烦口渴者。本证乃热邪伤津，律液不足所致。

临床辨证中常见心悸心烦、口渴欲饮、发热汗出、得凉则舒，或大便干、小便黄赤、舌红无苔或黄燥，脉虚数或细数等症。

竹叶石膏汤既有清热除烦之力，又有益气生津之效。我们常以本方加减治疗消渴，多能取效。但应去甘草之甜，条参、麦冬需用20~30g，以建津生热退之功。现举临床验案。

案 卢某，女，54岁，于1980年3月19日诊治。

患糖尿病近3年，尿糖经常持续在（+++）至（++++）之间，善饥多食，头晕心悸，大渴引饮，不分热冷，每日饮水5000ml以上。常服降糖之类药物，病情时轻时重，不能控制，就诊于我院。

症见：形体消瘦，面色青黑，善饥多食，大渴引饮，心悸心烦，口苦，失眠，低热绵绵，大便干结，小便多，尿中带白，舌红苔黄燥，脉细数，化验尿糖（++++）。

辨证：胃热亢盛，伤津耗气。

治则：清热养胃，益气生津。

方药：竹叶、粳米各 12g，半夏 10g，石膏、黄精、麦冬各 30g，条参 20g。

上方服 6 剂后，低热渐退，善饥多食、烦渴等症较前为轻，每天饮水 3000ml，守前方继服 26 剂，面色由青渐转红润，烦渴已除，食量稳定，化验尿糖（+），后以金匮肾气汤加减以善其后，已参加工作。

4. 发热

发热之症，有外感发热、阴虚发热、阳虚发热之别，本证乃热邪伤津，阴液不足，胃有燥热，虚气上逆，故见发热之象。仲景论中虽未提及发热一证，但以药测证，临床实践，发热诚属临床常兼之症。

仲景论中论述发热之证颇多，太阳病有发热恶寒，阳明病有发热谵语、身黄发热，少阳病有呕而发热，少阴病有手足厥冷反发热，厥阴病有发热而利，在程度上有其共同点，但在病机上则有本质的区别。本证乃热邪伤阴，胃失津液，余热未清而发热。

临床辨证中常兼见面红目赤、低热绵绵、午后加重、头晕头痛、心烦失眠、口干喜饮、得凉则舒，舌红苔薄黄，脉细数等症。

我们常用本方加减治疗肺结核之发热，多能取效。临床体会：竹叶用量在 15~20g 为宜。应酌加贝母、桔梗共组成益气生津、清热除烦、宣肺止咳之剂，现举临床治验。

案 张某，女，33 岁，于 1975 年 3 月 8 日诊治。

久有肺结核病史，经常低热不退，常服抗痨药物。半个月前因感受风寒，高热口渴，痰涎壅盛，经服宣肺平喘药物合并肌内注射青、链霉素，热势稍退，但仍持续在 37~38.5℃之间，解表，宣肺，平喘，退热，西药消炎合并抗痨药物，均未能使热退症解，观前服之剂，处方几经变化，仍无转机，于 3 月 8 日再次诊治。

症见：形体消瘦，两颧发红，头痛头晕，骨蒸痨热，体温：38℃，午后加重，咳嗽气喘，痰涎壅盛，心烦失眠，口苦咽干，渴欲饮水，饮食不佳，舌红苔薄黄，脉细数。

辨证：脉症合参，为热邪伤津，阴虚内热。

方药：前服之剂，均伤津耗气，致使热势持续不退，竹叶石膏汤中，有益气生津之品，清热除烦之药，试投此方，以观动静。

竹叶 18g，桔梗、粳米各 15g，生石膏 45g，半夏、贝母、潞党参、甘草各 12g，麦冬 24g。

上方服 3 剂后，热势稍退，头痛减轻，余症均有好转，守前方继服，先后加减服 32 剂，热退咳止，体温正常，肺结核病亦随之好转。

十五、附子汤

附子汤由炮附子、芍药、茯苓、白术、人参 5 味药物组成。方中参附同用，有益气回阳复脉之力，苓术相伍，有健脾利水之效，芍药有酸甘化阴之功，妙在附子用至 2 枚，可治在内之宿寒，又疗在外之冷湿，共组成温阳散寒、健脾祛湿之剂。现将临床辨证运用体会，简介于下。

1. 背恶寒

阳明、少阴皆有背恶寒证，盖阳明病之背恶寒为阳盛阴微，热邪内陷，必兼口燥咽干等症，本方证之背恶寒乃阴寒内盛，胸阳不振所致。临床辨证中常见：身倦背冷，胸疼彻背，背痛彻心，四肢发凉，舌淡苔白，多津不渴，脉沉细无力或细数无力等。

我们常以此方治疗冠心病等属于胸阳不振、阴寒内盛所致的背恶寒多能收效。临床中，舌苔有瘀斑者可加红花、丹参、赤芍等活血化瘀之品，四肢发凉者加桂枝，气虚者加黄芪，重用参附，挟痰者重用茯苓加薤白、半夏。现举临床治验：

案 唐某，男，51 岁，于 1980 年 6 月 24 日入院治疗。

平素伏案少动，熬夜频繁，经常失眠。血压持续在 190~170/120~100mmHg。1979 年冬季以来，常阵发心前区刺痛。1980 年 5 月 20 日，因劳累过度，加之情志不舒，骤发胸背刺痛，大汗淋漓，面色苍白，四肢厥冷，手足青紫，处于昏迷状态，急送某医院，诊以心肌梗死，经吸氧、输液等抢救措施，3 日后脱险。但仍神志模糊，稍一劳累，心绞痛即发作，于 1980 年 6 月 24 日入我院住院用中药治疗。先后用活血化瘀、祛湿化痰、育阴潜阳等法治之，症状时轻时重，1981 年 3 月 26 日，突发心绞痛。

症见：面色青黄，剧痛难忍，背冷恶寒，汗出不止，四肢发凉，色呈青紫，舌淡苔白多津，脉沉细。

辨证：阴寒内盛，胸阳不振。

方药：由背恶寒尤为突出，思仲景"少阴病得之一二日，口中和，其背恶寒者……附子汤主之"，投附子汤加味以观动静。

红参、炮附子各 10g，白术、川芎各 15g，白芍、茯苓、薤白各 30g，急煎频服。

服药须臾，汗止，精神好转，疼痛减轻，2 剂后背冷减轻，疼痛消失，以上方继服 40 剂，心绞痛未再发作，背冷消失，血压稳定在 150~103.5/100~90mmHg，能上班工作。

2. 沉脉、手足寒

脉沉者，阳气虚衰，升阳之气陷而不举矣。手足寒者，阳气不能充达四肢所致。临床辨证中常见：手足发凉，麻木疼痛，色呈苍白，潮红或青紫，恶寒身重，舌淡苔白多津，脉沉细或消失。

我们常以此方加减治疗外周血管疾病（如血栓闭塞性脉管炎、动脉栓塞、雷诺现象）、冻疮见手足寒和脉沉之症。在治疗雷诺现象时加水蛭、桃仁、红花等通经活血药物，年老、体弱者酌加当归、黄芪；肢寒甚者加细辛、桂枝。现举临床治验。

案 赛某，男，78 岁，1981 年 2 月 12 日入院。

久有气喘、咳嗽、心悸。半个月前突觉双下肢发凉、麻木、疼痛，入夜加重，剧痛难眠，3 天后，双脚变为紫黑色，以活血化瘀中药及西药复方三维亚油酸胶丸等，症状仍不能控制，病情急剧恶化，左脚大趾溃破，流清稀脓液，剧痛难忍。经介绍入我院治疗。

症见：面色青黑，表情痛苦，剧痛难忍，入夜加重，心悸气喘，下肢冰冷，色呈暗黑，双足背、胫后、腘动脉搏动均消失，股动脉搏动减弱，左足大趾伤口腐烂，流清稀脓液，舌淡苔白多津，脉沉迟无力，脉率 60 次/分。

中医诊断：脱疽。

辨证：寒凝气滞，络脉不通。

治则：温阳益气，活瘀通络。

方药：炮附子、潞党参、茯苓、黄芪各 30g，白芍、桂枝各 15g，白术 18g，细辛 10g。

服药 3 剂，疼痛减轻，夜能入睡 3~5 个小时，上方加当归 30g，服 20 剂后，伤口缩小，双脚黑色渐退，继服 32 剂，伤口愈合，静止痛消失，腘动脉已能触及。

3. 骨节痛

本方证之骨节痛，多在关节，痛有定处，为阳气虚衰、水湿浸入骨节之间，营阴滞涩所致。临床辨证中常见：骨节酸胀，发凉疼痛，固定不移，得暖则舒，遇寒加重，伸屈不便；步履困艰，甚则瘫痪，气短乏力，舌淡苔白，脉沉细无力。

我们常以此方加减治疗风湿性关节炎、类风湿关节炎之骨节疼痛，属阳虚寒盛者多能收效，上肢重者加桂枝，湿重者加薏苡仁，重用白术 30~60g，寒湿者重用炮附子 30~45g，在治疗类风湿关节炎时，加黄芪、乳香、没药等益气化瘀之品。现举临床治验。

案 王某，女，32 岁，1981 年 3 月 27 日诊治。

阴雨连绵，又居湿地，遂感四肢骨节沉困疼痛，经诊为风湿性关节炎，服激素药物。病情时轻时重，又服散寒祛风除湿等中药，症仍不解，遂来我院门诊。

症见：面色青黄，四肢骨节沉困疼痛，步履艰难，遇寒尤重，气短乏力，舌质淡苔薄白，脉沉细无力。

辨证：阳气虚衰，寒湿凝滞。

治则：益气温阳，除湿通痹。

方药：炮附子、潞党参、白芍、白术、茯苓各 30g，细辛 15g，黄芪 60g。

服上方 4 剂，凉痛减轻，可扶杖来诊，原方继服 12 剂，疼痛消失，可弃杖而行，能参加体力劳动。

4. 腹痛

仲景在《金匮要略》中有"妇人怀娠六七月，脉弦发热，其胎愈胀，腹痛恶寒者，少腹如扇……当以附子汤温其脏"治疗腹痛的论述，病机为阳气虚衰，阴寒内盛，不能透达所致。方中附子辛热有毒，堕胎为百药长，多畏而弃之。老中医周连三先生生前常以本方加减治疗妇人胎胀腹痛，尝谓："此方为温阳峻剂，附子又为有毒之品，辨证要点为：腹痛发冷，入夜痛甚，喜按喜暖，小便清长，恶寒身倦，胎胀脉弦，舌淡苔白多津等症，皆可以本方加减施治，附子乃扶阳止痛之佳品，有故无殒也。"周先生1957年治一孕妇，妊娠4个月，腹中冷痛，消炎药对症治疗，病情未能控制，患者腹痛难忍，弃而不治。周先生观患者四肢厥冷，少腹冷痛，处附子汤重用芍药，服后泻下脓液碗余，腹痛遂减，后加减调治而愈，后顺产一女婴。本方能治妊娠腹痛，不限于少腹，对腹中痛、上腹部痛，辨证属阳虚寒盛者多能收效。如西医诊为胃痉挛疼痛者加干姜；下利重用白芍，兼带红白夹杂者酌加黄连、黄柏；泻泄滑脱不止者去芍药，加赤石脂。现举临床治验。

案 木某，女，28岁。1963年10月12日诊治。

患者身体素健，妊娠6个月，感腹部冷痛，恶寒身重，先后服当归芍药散等方剂，腹痛仍未好转。

症见：面色青黄，小腹冷痛，恶寒身倦，入夜加重，胎胀脉弦，大便溏薄，舌淡苔白，并发低热。

辨证：里气虚寒，阴寒内盛。

治则：温脏回阳，益气健脾。

方药：炮附片、白术各24g，白芍、潞党参各15g，茯苓、黄芪各30g。

患者家属认为此方内附子辛热有毒、堕胎为百药之长，遂弃之不用，仅服余药2剂，诸症不解，二诊，余告之曰："附子为温阳散寒之佳品，本方之主也，弃而不用，焉能收效？"遂以原方，服药4剂，诸症消失，后足月顺产一男婴，健康如常。

十六、薏苡附子败酱汤

薏苡附子败酱汤由薏苡仁、炮附子、败酱草三味药物组成，温阳祛湿，清热解毒。唐教授用此方治疗肠痈（阑尾炎）脓未成、脓已成均取得较好疗效。现举临床治验。

案 白某，女，56岁，于1978年8月6日诊治。

由于饮食不节而诱发腹痛，发热呕吐，继则腹痛转至右下腹，就诊于我院。

症见：右少腹部持续疼痛，阵发性加剧，恶心呕吐，畏寒发热，体温：38.5℃，右少腹明显压痛，反跳痛及肌紧张，面色青黑，神采困惫，痛时四肢厥冷，舌黄有津，血白细胞计数：16.0×10^9/L，中性粒细胞：0.93，淋巴细胞：

0.07，脉滑数，脉搏：88 次 / 分。

西医诊断：急性化脓性阑尾炎。

中医诊断：肠痈。

中医辨证：寒湿郁结，郁而生热。

治则：温阳祛湿，清热解毒。

方药：炮附子（先煎）、银花（后下）、白芍、板蓝根各 30g，薏苡仁 90g。4 剂。

二诊（8 月 10 日）：上方服后腹痛减轻，继则呕吐止。3 剂后体温正常，血白细胞计数：11.0×10^9/L。中性粒细胞：0.75，淋巴细胞：0.25，上方继服 5 剂，诸症消除，血象正常而愈。

肠痈是内痈。痈者，气血为毒邪壅塞而不通也。若气血畅流，痈无由生，所以毒和邪是导致肠痈形成的根源。

由于肠道受损，运化失职，糟粕积滞，壅塞不通，邪无出路；毒邪郁蒸，化为痈脓，究其根源，毒和邪的宿主则由于湿盛，水湿内蕴，毒邪泛滥，诸症蓬生，湿和热是其主要病机，若湿化热清，邪有出路，其病自愈。

气血的运行，全凭着阳气的鼓动。气血之为性，喜温而恶寒，寒则泣不能流，温则消而去之。今湿盛邪郁，阳郁不达，气血不能畅流，痈脓自生。所以我们认为其病机主要是：寒、湿、热。临床表现亦多见，舌多黄腻，有津不渴，疼痛阵发，其脚蜷曲，疼痛时呈肢厥舌青，时呈面色潮红，四肢烦热。小便短赤，脉象多滑数。初以发热疼痛为主，后以脓肿多见，所以寒热兼见，湿热并存。

此方中薏苡仁健脾利湿，败酱草咸寒可清积热，使毒邪可清，水湿可利，邪有出路，毒邪自去。附子回阳补火，散寒除湿，能走肠中曲曲之处，湿淫腹痛用之多效，使气血畅流，疼痛自止。附子薏苡仁合用，温阳祛湿，使气血畅流，邪有出路；附子败酱合用，既温又清，阳鼓而使气血周流，热清使毒邪消退。药虽三味，毒邪可清，湿邪可化，寒邪可去，故用之每获捷效。

仲景用此方治疗肠痈脓已成属于慢性后期病证。我们认为，无论急、慢性阑尾炎，以及初期、中期和后期的患者，只要辨证正确，大胆运用，每取卓效。我们在治疗急性阑尾炎时，改散为汤，因为阑尾炎属急性病，汤剂较汤剂更易吸收，奏效较快，且可以随证加减，能够较周密的适应病情变化。

剂量的大小，是取得疗效的重要一环，阑尾炎属急性患者，量小则杯水车薪，药不胜病，所以必用大剂，以起急疴，方中薏苡仁其味甘淡而力缓，凡用之，须倍于他药，每以 100g 为宜。

附子性走而不守，有健悍走下之性，善祛在里之冷湿，大剂服用，有较好的止痛作用，而疗效迅速。更有服后血象下降之功。但是此病属炎症病变，现今有些临床医生受西医学"炎者热也"的影响，对炎症运用附子多望而生畏，见炎必用清热之药，庶不知疾病发展的过程并非固定不变，不同时期、不同情况下和不同人体相互作用后产生不同的症状，若不辨寒热虚实，对准炎证就用清热解毒，那就失去中医辨证的意义了。

附子大热有毒，禀雄壮之质，有斩关夺将之气，因服用不当而引起中毒者屡见不鲜，稍有疏忽，祸不旋踵。患者孙某，于 1977 年 8 月 14 日患急性阑尾炎，右少腹阵发剧痛，发热呕吐，血象升高，处以此方，嘱其频服，但三煎一次服下，少顷即出现口唇麻木、恶心心慌的中毒症状，待 2 小时后其症状自然缓解，而腹痛大减，继服上方 2 剂而愈，正所谓"药不瞑眩，厥疾弗瘳"，此例乃附子中毒之症状，但症状缓解后而阑尾炎治愈了，所以附子必大剂运用，才能取得较好的效果，也证明附子小量则有温经回阳之功，大量则有镇痛之效。

正确掌握煎服方法是提高疗效的关键，附子中毒的原因多与剂量过大。煎煮时间过短和机体对药物的敏感性有关。所以附子宜先煎半小时，成人 30g 为宜，以三煎混匀，分 3 次服，这样既能达到治病的目的，又不致中毒。

对此方剂的禁忌亦不能忽视，方中附子堕胎为百药长，薏苡仁妊娠禁用，败酱草有排脓破瘀之效。我们于 1977 年治一彭性患者，妊娠 3 个月而患阑尾炎，服此方后即流产，但阑尾炎亦相继而愈，所以验证此方有堕胎之弊，用时注意。

十七、吴茱萸汤

吴茱萸汤，由吴茱萸、人参、生姜、大枣 4 味药物组成，功能温中补虚，降逆止呕。仲景于阳明、少阴、厥阴三经之病都运用此方施治，以证此方运用范围之广。

阳明经统管胃肠，性质多属里热实证，但其症见食谷欲呕，这是由于胃家虚寒所致，盖脾与胃相为表里，"实为阳明，虚在太阴"，今中焦虚寒，健运失职，胃逆不降，故发生恶心呕吐，此方温胃降逆，补中泄浊，虽治胃肠而重在太阴。少阴属心肾，今中虚肝逆，浊阴上犯，则导致了吐利诱发烦躁欲死，厥冷乃作之证，用此方温中补胃，泄浊通阳，使吐利止而烦躁厥逆愈。厥阴属肝，性喜畅达，今寒伤厥阴，肝胃虚寒，下焦浊阴之气，上乘于清阳之位，以致产生干呕、吐涎沫、头痛等症状，此方以温中益气、降逆散寒，故能取效。现将临床中运用本方的辨证体会介绍于后。

1. 头痛

头为"诸阳之会"，三阳和厥阴经脉皆上会于头，五脏精气，六腑清阳之气亦上荣于头。故外感内伤皆能导致头痛。而吴茱萸汤证的头痛部位在额颠，因阳明经脉循于面额，厥阴经脉与督脉会于颠顶，还要结合其他临床见症，如舌淡瘦小，多津不渴，四肢欠温，呕逆吐沫，脉多弦滑或沉细迟，等临床见症，无表证临床见症。此方重在吴茱萸，能降肝胃之寒，肝胃之寒得降，阴寒之邪不上凌，经脉舒畅，头痛自愈矣。现举随师诊治病案。

案 罗某，男，35岁，于1963年8月13日诊治，初患外感，发热恶寒，无汗身痛，项背强直不舒，投以葛根汤加味，服后汗出热退，项强好转，但头痛不止，经三次会诊，辨为阳热之证，先后投大剂白虎汤和祛风清热药物无效。邀段彩庭老中医诊治。

症见：面色青黑，精神困疲，头痛如劈，位在额颠，以布裹头，冲墙呼烦，舌无苔多津，鼻流清涕，四肢厥冷，呕吐涎沫，脉象弦滑。

辨证：阳虚寒盛，阴寒之气上犯清阳之府。

治则：温降寒湿。

方药：吴茱萸、潞党参、生姜各30g，大枣12枚（擘）。

上方服后，诸症减轻，头痛立止，继服3剂而愈。

体会：阴寒之邪上凌，清窍被浊阴之邪蒙蔽，故头痛如劈，其辨证关键在呕吐涎沫和四肢厥冷上。吴茱萸味辛苦而气大热，人参姜枣益气温中，协吴茱萸以降逆安中。使阳虚得补，寒逆得降。对阴寒上逆之邪所致头痛用之多效，临床治头痛时吴茱萸的用量在15~30g之间为宜，量少则不能达到颠顶祛其阴寒之邪。

2. 呕吐

呕吐病因颇多，治法亦异，吴茱萸汤证中论述了"食谷欲呕""干呕吐涎沫"等证。

胃以纳谷为顺，今虚则不能纳谷，寒则胃气上逆。少阴吐利，责在阳衰，厥阴受寒，肝木横逆、胃失和降，清痰冷沫随上逆之气而吐出。综观临床症状，皆以阴寒为患。

临床中常兼见：面色㿠白，倦怠乏力，喜暖恶寒，吐而胸满，四肢不温，时感头痛，位在颠额，舌质淡白，脉象虚弱等症。

吴茱萸汤大苦大辛以温降逆气，大甘以培其中，能治阳明之虚寒，又治少阴之寒饮，亦疗厥阴之横逆，温降肝胃，补中泄浊。现举临床治验。

案 王某，女，35岁，1968年4月30日住院治疗。

由于情志不舒，饮食不节，诱发右胁下攻窜作痛，寒热往来，恶心呕吐，经上级医院诊断为"胆囊炎、胆结石"，服大剂排石汤无效，呕吐甚，饮食不下，故来诊。

现症见：面色㿠白，神采困惫，舌质淡白，满口涎水，胸满胀闷，呕吐不食，吐多痰涎，右胁疼痛，四肢厥冷，但无表证，头痛隐隐，位在颠顶，脉沉细无力。

辨证：多服寒凉，阳气耗伤，浊阴填塞于上。

治则：温化寒湿，降逆止呕。

方药：炒吴萸、红参各9g，生姜30g，大枣（劈）10枚，半夏15g，川黄连5g。

上方频服，当即呕吐减，第二天能进食，四肢转温，继加减调治而愈。

体会：胆胃以下降为顺，过服寒凉泻下，伤及胃阳，阴塞于上，不得下达，呕吐乃作，用吴茱萸汤温寒降逆，证有参差，药有取舍，稍加半夏、黄连，清降逆气，故能获效。

吴茱萸汤治呕吐，注意变通其量，才能达到预期的效果。临床体会，吴茱萸其气燥烈，用量5~9g为宜。生姜可用15~45g，取其温胃降逆之功，其加减除需勤求仲景之训外，又要博采后世医家之阐发，如《丹溪心法》取吴茱萸一味，加黄连名左金丸，治呕吐吞酸，每取卓效，王孟英选此方治寒霍乱，灵活变通，各有千秋。诚应继承运用之。

3. 下利

吴茱萸汤治疗下利仅在少阴病中提出"吐利"二字，故多认为呕吐是主症，下利是或然症，但细审此方剂的组成，每味药功能原有数端，仲景著书何能悉举。实践是检验真理的唯一标准，周连三先生生前沿用此方治久利，积累了丰富的经验，他认为"少阴寒盛，阳虚而寒，水上泛则侮伤脾土，肝寒则失其调达之会，横逆而克脾土，胃虚亦与不健运有着直接的关系：由于脾不升清，胃失降浊，吐利乃作，久则脾陷亦甚，转为久利"。

临床中多见：胃中寒冷，喜温欲按，呕吐吞酸，形寒肢冷，肠鸣腹泻，脐腹作痛，舌淡脉沉等症。

方中吴茱萸有温肝胃、燥脾湿、温肾阳之功，人参益气健脾，姜、枣和胃安中，故既能治上，亦能治下，现举临床治验如下。

案 张某，男，32 岁，搬运工人，1964 年 7 月 26 日诊治。

脾胃久虚，误食生冷，吐泻频作，经治好转，每遇生冷即吐利不止，延病年余，转为慢性泄泻，逐渐消瘦，久治无效，故就诊于我院。

现症见：面色黧黑，精神疲惫，呕吐酸水，脐腹作痛，大便日四五行，腹冷喜按，四肢厥冷，舌淡苔白，满口寒水，脉搏沉细。

辨证：阳衰土湿，肝脾下陷。

治则：温中降浊，健脾渗湿。

方药：吴茱萸、潞党参、干姜各 15g，大枣 12 枚，茯苓 30g。

上方服 3 剂后，吐酸止，泻利减，大便虽不成形，已能成堆，继以原方加五味子、肉豆蔻先后服 30 余剂而愈。

体会：此乃寒水上犯，肝木横逆，脾陷胃逆。吐而兼利，故用吴茱萸汤降逆止呕，温中止泻。故而获效，吐虽止而利乃作，其病在下焦，加五味子、肉豆蔻以温中行气，收敛固涩。王肯堂在《证治准绳》中将仲景吴茱萸汤加减化裁而组成四神丸，后世运用此方治脾虚肾寒之久泻多取卓效，亦佐证了吴茱萸汤不仅治上，亦能治下矣。

临床中此方治利多兼吐清水，若不吐清水亦有吞酸喜暖的见症，吴茱萸量可用 15~30g，大剂以温上下之寒，易生姜为干姜其效更著，每酌加黄连亦可泻上又能渗下，但量小，每 3~5g 为宜。

4. 烦躁、厥逆

《伤寒论》中论述烦躁和厥逆之证者甚多，由于其阴阳有别，治法亦各异。少阴篇云："少阴病、吐利、手足厥冷，烦躁欲死者，吴茱萸汤主之"，其烦躁和厥逆乃由吐利所形成。尤以用"烦躁欲死"之词，实为吐利太甚所致。盖少阴属心肾，肾水上升而济心火，烦自无因，心火下降而暖肾水，则躁无由生，今阳衰土湿，中虚肝逆，浊阴上犯，吐利乃作，阳郁于上则烦，阴盛于下则躁，阳郁不达四肢则厥逆乃生。临床辨证中必须和阴极阳绝之烦躁厥逆有所辨别，后者多见下利清谷、恶寒蜷卧、四肢厥逆、脉微欲绝等症，治宜回阳救逆。而吴茱萸汤证的烦躁厥逆，多于吐泻之后，胃肠损伤，兼有脘胀不舒、倦怠乏力、喜暖恶寒、面色㿠白、舌淡苔白、脉沉迟等症。

方中吴茱萸辛温以散久寒，其味辛烈，直通厥阴之脏，参、枣以温燥中土，生姜辛温以行阳气，使厥冷之肢得温，肝木调达，胃逆得降，阴阳交媾，烦躁自止。现举临床验案如下。

案 杨某，男，42 岁，于 1974 年 10 月 21 日住院治疗。

素有胃病，加之情志不舒，诱发呕吐不食，经治不愈，延病月余，经 X 线钡餐检查，钡剂下行郁滞，疑为器质性病变，情绪紧张，日趋加重，故就诊于我院。

现症见：面㿠少华，精神不振，舌白多津，食入即吐，懊恼吞酸，烦躁不眠，四肢逆冷，大便干燥，四五日一行，脉沉迟无力。

辨证：肝胃不和，浊阴上犯。

治则：温中降逆，行气和胃。

方药：红参 9g，生姜 30g，大枣（劈）12 枚，吴茱萸、枳壳、厚朴各 15g。

上方嘱其频服，3 剂后吐止，胃中觉热，大便通利，烦躁止，四肢转温。继调治而愈。

体会：脾胃久虚，情志不舒，肝失调达之职，胃失下降之令，腑气不通、食不能入，则便干不行、呕吐不止，正气亦伤，辨其舌白多津、四肢厥冷，脉沉无力，病机属中焦虚寒，肝木横逆，浊阴上犯，其烦躁的原因，一由呕吐太剧所致，再因大便不通而形成，故用吴茱萸汤大辛以开其格，大苦以降其逆，大甘以培其中，酌加行气之品，使腑气通利，呕吐自止，烦躁厥逆亦相继而愈，知何部不利，利之则愈矣。

十八、乌梅丸

乌梅丸由乌梅、当归、桂枝、人参、蜀椒、附子、细辛、干姜、黄连、黄柏10味药物组成。方中桂枝、细辛、附子、干姜温阳散寒，人参、当归补气养血，黄连、黄柏清热止呕，乌梅、蜀椒酸敛安蛔、温中止痛。虽酸苦辛温寒热并用，实能解除阴阳错杂、寒热混淆之邪，共组成清上温下、补虚扶正之法。现将临床应用介绍于后。

1. 蛔厥

本方证所治之蛔厥乃阴邪化寒之证，临床辨证中常见：心中痛热，呕吐酸水，四肢厥冷，冷汗淋漓，疼痛发作有时，舌淡多津，脉沉细数。现举临床治验如下。

案 张某，女，37岁，于1976年9月14日诊治。

右上腹疼痛10余日，恶心呕吐，发作有时，误以脾胃虚寒论治，投以温中散寒之品，其病不减，疼痛更甚，冷汗淋漓，四肢欠温，又吐蛔一条，故就诊于我院。

现症见：形体消瘦，面色青黄，右上腹痛如刀绞，休作有时，呕吐酸苦水，心中疼热，舌苔黑有津，冷汗淋漓，四肢厥冷，脉沉细数。

辨证：厥阴阴邪化寒之蛔厥。

治则：温脏安蛔。

方药：乌梅24g，细辛、蜀椒各4.5g，黄连、干姜各9g，炮附子、桂枝、潞党参、黄柏、当归各6g，槟榔15g。2剂。

上方频服，呕吐止，腹痛减，汗止，四肢转温，但大便不畅，继服上方去黄柏，加大黄9g，服后大便畅通，3剂而愈。

体会：蛔厥之证，由于脏寒不利蛔之生存，蛔性喜温，避下寒而就上热，蛔上入膈脾胃受扰，痛呕并作，阳气衰微，故汗出逆冷、津血耗伤则脉沉而数，心中疼热，此寒热错杂之证，但总源于蛔上扰膈所致，用乌梅酸可制蛔，细辛、蜀椒辛可驱蛔，黄连、黄柏苦可下蛔，使蛔得酸则静，得辛则伏，得苦则下，共成温脏驱蛔、补虚扶正、上火得清、下寒得温之剂。临床应用时由于大便不畅，加大黄以通其腑实，使入膈之蛔泻之于下，故能取效。临床中若厥逆烦躁重者，重用附子、干姜、人参。呕吐重者重用黄连、干姜。

2. 久痢

此方证所治之久痢乃泻痢日久，正气虚弱，形成寒热错杂之证，临床辨证中常见：面色萎黄，形瘦神疲，头目眩晕，心中烦热，大便稀薄，赤白黏冻，里急后重，腹痛喜按，饥而不欲食，四肢厥冷，舌淡苔白多津，脉细数无力。现举临床治验如下。

案 马某，女，59 岁，1977 年 6 月 25 日诊治。

1974 年夏因患暴痢，便鲜紫脓血，高热昏迷，恶心呕吐，并发休克而住院救治，休克纠正后，但腹痛下痢缠绵不愈，多种抗生素使用无效，又服中药 200 余剂亦无效果，延病 2 年余，经介绍就诊于我院。

症见：形瘦神疲，面色萎黄，舌白多津，头目眩晕，心中烦热，大便稀薄，夹有赤白黏冻，里急后重、腹痛喜按，日 10 余次，饥不欲食，食则腹胀，四肢厥冷，小便清白，脉细数无力。

辨证：久病正虚，寒热错杂。

治则：益气养血，清上温下。

方药：乌梅 24g，干姜、黄连、别直参各 9g，当归、黄柏、肉桂、炮附子、细辛、花椒各 6g，茯苓 30g。

服 5 剂后，腹痛减轻，黏冻减少，精神稍振，继服上方 15 剂，诸症已瘥。改汤为丸，每服 9g，日服 3 次，以善其后。追访 2 年未复发。

体会：痢属寒者尚少，唯泻痢太久，正气虚弱，转为虚寒。痢而后重，四肢厥冷，但脉呈数象，诚属寒热错杂之证。方用姜、附、椒、桂、细辛之辛以温其脏，连、柏之苦以清其热，人参、当归益气养血，妙在乌梅之酸涩以固脱，是谓随其利而行之，故能取效。临床体会，乌梅丸治久痢、热重增连、柏，寒甚重姜、附，痢色白者增干姜，赤者重用黄连。

3. 泄泻

此方证之泄泻乃正虚热郁、脾湿肾寒所致。临床辨证中常见：脐腹疼痛，肠鸣即泻，时带黏液，脓血，腹胀烦热，食少神疲，四肢厥冷，临床上寒湿者重用干姜、附子，酌加茯苓，热重加重黄连、黄柏用量。现举临床治验如下。

案 冀某，男，49岁，于1973年10月25日诊治。

3年前因饮食不节而引起腹泻，日10余次，迁延不愈，继则时夹黏液脓血，多种抗生素治疗无效，赴上级医院检查确诊为："溃疡性结肠炎"，用中药清热解毒和温阳固涩剂久治无效，入我院住院治疗。

症见：面色萎黄虚浮，食少神疲，脐腹作痛，肠鸣即泻，时带黏液脓血，日10余次，腹胀烦热，小便少，舌质红，苔微黄多津，四肢厥冷，脉搏沉细。

辨证：正虚热郁，脾湿肾寒。

治则：益气回阳，清热祛湿。

方药：乌梅24g，细辛、蜀椒各4.5g，黄连、干姜、炮附子各9g，黄柏、桂枝各6g，茯苓30g。

眼5剂后，肠鸣腹痛减轻，次数减少，黏脓血止，大便虽未成形，但已成堆。继服原方30剂时，诸症皆愈。上方改汤为丸，每服6g，日服3次，追访5年未复发。

体会：泄泻之证有虚实之分、寒热之辨，此病由于肠胃久虚，湿热郁蒸大肠，化为脓血，久泻伤阴耗阳，故呈四肢厥逆、脉搏沉细的阳虚见症。舌红苔黄，腹胀烦热，属郁热的表现，病机属寒热错杂，服用温燥不愈碍于湿热，清热药无效责在下寒，固涩药物无效有腻邪不去之弊。寒热错杂，功能紊乱，思仲景"乌梅丸又主久痢"的教导，方用连、柏以清热除湿，姜、附、桂、辛、蜀椒以温中止痛，人参、茯苓益气健脾，妙在乌梅涩肠敛阴，又治久利滑泻，共组成补脾暖肾清上之剂，使郁热可清，内寒可去，血止正固，故能获效。

4. 呕吐亡阳

此方证所治呕吐亡阳乃胃逆脾陷、肾阳衰微、寒热错杂所致，临床辨证中常见：呕吐清水，下利黄水，汗出而烦，脐腹疼痛，若加半夏、茯苓、吴茱萸其效更佳。现举临床治验如下。

案 姬某，男，63岁，于1978年8月14日诊治。

由于饮食不洁，盛暑贪凉，诱发腹痛吐泻不止，大便呈黄水样，服中西药无效，吐利增剧，输液补钠钾后吐利稍减，但血压下降，脉搏细数，烦躁不止，故就诊于我院。

症见：面色苍白，目眶凹陷，精神极惫，舌质红苔黄，腹脐疼痛，呕吐清水，下利黄水，日10余次，躁烦不能眠，小便短少，汗出，四肢厥冷，脉细数如线。

辨证：肾阳衰微，胃逆脾陷，寒热错杂。

治则：清上温下，益气回阳。

方药：乌梅24g，黄连、黄柏各9g，炮姜、炮附子、制半夏各15g，人参4.5g，细辛、蜀椒、桂枝各6g，茯苓30g，吴萸12g。

频频服之，日服2剂，呕吐止、冷汗愈，四肢转温，躁烦减，脉搏有力，但大便仍日10余次，上方去黄连、黄柏，继服4剂而愈。

体会：吐利频作，阴阳俱伤，阳邪郁上则呕吐，寒湿下盛则利作，呈现面色苍白、汗出肢冷、脉细数之症，故急以姜、附、桂枝温阳散寒，连、柏清热止呕，细辛、蜀椒、吴萸以暖胃通经，乌梅酸敛止利，人参合附子以固正回阳，使邪去呕利止、阳回正气复，加半夏、茯苓以降逆止呕、淡渗化湿，故能取效。

十九、猪苓汤

猪苓汤由猪苓、茯苓、泽泻、滑石、阿胶5味药物组成，方中二苓泽泻淡渗利水，滑石利窍泻热，阿胶滋阴而通二便，五味配合，既能通便利水，又能滋阴润燥，利水而不伤正，清热而不碍阳。现将临床运用的体会介绍于下。

1. 二便不通闭瘙

此方证所治之二便不通乃阴虚内热所致。临床辨证中常见发热口苦，渴不欲饮，喘咳短气，心中烦躁，躁扰不安，舌红苔白多津，脉浮无力。若在方中加入白芍、丹皮等，其效更佳。

案　患者王某，女，40岁，于1964年3月6日诊治。

初患外感，发热恶寒，口苦咽干，胸闷不饥，大便干燥，小便短少，经医诊治，辨为阴虚内热，投以归、地滋阴，病反加重，不食胸满，又误投以燥湿之剂，服后心烦，二便不通，时神昏谵语，气喘不足以息，就诊于唐教授。

症见：面赤发热，唇色深红而干燥，舌尖红，苔白多津，发热口苦，渴不欲饮，神采困惫，时发昏迷谵语，咳喘短气不足以息，心中烦躁，手足躁扰不安，胸闷 10 余日，不欲饮食，二便不通，脉浮虚无力。

辨证：阴虚内热。

治则：滋阴利水。

方药：猪苓、茯苓、滑石、阿胶、泽泻各 15g。

上方服后，表解热退，二便通利，心烦大减，继服上方加白芍、丹皮各 9g，7 剂而愈。

体会：发热恶寒，口苦咽干，胸胁苦满，病在半表半里，治宜和解少阳，误用滋润之品，腻邪不去，脾失健运，而致湿停于内。又投温燥之剂，反伤其阴。阴伤热郁，脾湿则小便不通，热郁膀胱矣。阴虚则大便干燥，致使水气不化，津液不布，水热互结，肺失清润则咳，水气郁遏则喘。心烦的原因，一是阴虚不济，二则水气凌心，由于阴虚神明不安，加之大便不通，郁热于上，则神昏谵语，此乃水热互结、水气不化，投此方后二便通利、水热俱去而病愈。

2. 咳喘

此方证所治之咳喘乃肺失清润，肺气腻郁，阴虚内热，水热互结所致。临床辨证中常见：咳嗽痰少，咯痰不爽，喘促不足以息，或心烦而渴，饮后腹胀，低热绵绵。方中加入橘皮、杏仁，其效更佳。

案　患者周某，女，35 岁，于 1975 年 5 月 17 诊治。

素体阴虚，服生冷后致喘，呼吸深长有余，气粗声高，服用散寒宣肺平喘之剂反加重，延病月余，精神困惫，形体消瘦，故来院就诊。

症见：面色潮红，细审晦暗，舌腻质绛，咳嗽痰少，咯痰不爽，喘促不足以息，心烦而渴，饮后腹胀，低热不退，大便干燥，小便黄赤而少，脉象滑数。

辨证：寒热夹杂。

治则：清热利湿。

方药心得

方药：猪苓、滑石、泽泻各15g，云苓、阿胶各30g。

上方服2剂后，二便畅通，咳喘大减，心烦亦轻，继服上方加橘皮、杏仁，5剂而愈。

体会：咳喘之证有虚实之分，实喘多为邪气壅遏、气失宣降，治宜祛邪平喘；虚喘多属肺肾精气内虚，治宜培补固纳。此病久患阴虚，虽服生冷致病，散寒平喘之剂易伤其阴，故服之加重。症见脉滑发热，渴欲饮水，咳喘心烦，二便不通，此乃上焦阴虚，肺失清润，肺气腻郁而作咳喘。阴虚热扰，心主不宁而心烦，水结不能化气升津，上焦阴虚而生内热，故呈烦渴；阴虚内热，故发热。水热互结，诸症生矣，用此方利水除饮，使浊水外出，润泽滋肺，则虚热自消，故获效矣。

3. 痢疾

此方所治之痢疾乃水热互结所致。临床辨证中常见：腹痛下利，里急后重，红白兼杂，小便短少，渴欲饮水，舌质红苔白腻，脉滑数，若加白芍其效更佳。

案 患者丁某，男，39岁，于1964年8月19日诊治。

下利10余日，里急后重，小便不利，经用清热止利之白头翁汤及燥湿之胃苓汤均无效，就诊于唐教授。

症见：腹痛如扭，阵阵发作，里急后重，红白兼杂，日20余次，外有微热，渴欲饮水，小便短少，点滴如血，舌苔白腻，舌质红绛，脉象滑数。

方药：猪苓、茯苓、泽泻、滑石、白芍各15g，阿胶30g。

上方服3剂而愈。

体会：水热互结之证，纯用清热之剂，热虽清而湿仍在，温燥之剂，虽能燥湿，反使阴伤，此病的辨证关键在于小便短少，舌质红绛，湿热下注，郁于膀胱，则小便短少，舌质红者热盛而阴伤。投此方滋阴利湿，通便滑肠，热清便通，湿热自去，妙在阿胶、白芍同用，养阴和营，有止血解痛、通利二便之功能，更有水利而阴不伤之效。辨证抓纲，知犯何逆，以法治之，故能取效。

4. 臌胀

此方证所治之臌胀乃阴虚内热、水气不利所致。临床辨证中常见：腹肿大如鼓，胸脘胀满，青筋暴露，小便不通，大便干结，舌质红绛，苔白腻或薄黄，我们常以本方加腹皮、鲜茅根、人参等治疗肝硬化等属阴虚内热、水气不行之证，用之多效。

案 患者刘某，男，46岁，于1970年3月11日诊治。

精神不舒，情志抑郁，肝气失调，加之嗜酒过度，滋生湿热，初起饮食减少，胸胁苦满，两胁胀痛，逐渐消瘦，时吐鲜血，最后导致腹大如鼓，青筋显露。诊为肝硬化合并腹水及食道静脉出血，久治无效，经人介绍入我院治疗。

症见：形体消瘦，四肢骨瘦如柴，精神疲惫，面色萎黄，舌质红绛，苔白微黄，腹肿大如鼓，腹皮薄，胸脘胀满，时咯吐鲜血，青筋暴露，小便不通，大便干结，脉象弦滑。

辨证：阴虚内热，水气不行。

治则：滋阴利水，益气止血。

方药：猪苓、泽泻、滑石各15g，茯苓、陈葫芦、腹皮、阿胶（烊化）各30g，鲜茅根90g，红人参9g，三七参（冲服）4.5g。

上方服后，吐血止，小便利，继服15剂腹水全消。此病4次腹水均用此方剂治疗，腹水消除，7年后因食道大出血抢救无效而病故。

体会：肝主疏泄，性喜条达，今精神不舒，情志抑郁，加之饮酒过多，盖酒为水谷之慓悍，助下湿而动上热，饮食减少，脾湿郁阻，化源不生，肝失滋养，失去疏泄条达之职，脾阳下陷，注于膀胱，郁热不通，则小便不利。肝脉瘀阻，郁热于内，迫血妄行则吐血。加之久病正虚，阴亦随之不足，水蓄源于湿热，久病则阴血自亏。猪苓汤功能滋阴利水，加葫芦、腹皮以通利小便，红参、鲜茅根益气养阴，阿胶、三七参合用养阴止血，使小便通利，营阴渐充，故肿消血止。

5. 癃闭

此方证所治之癃闭乃阴虚于内、膀胱积热所致。临床辨证中常见：小便量少，淋沥疼痛，少腹胀满，痛连腹背，口干燥，满口流水，口渴不欲饮，舌红苔薄黄，脉细微。本方加金钱草、黄柏，其效更佳。

案 患者陈某，男，37岁，于1978年6月26日诊治。

阴虚之体，房事不节，肾气受损，病发小便短赤，少腹急痛，上牵腰背，服养阴益肾之剂无效，继服西药消炎药物病仍不减，故来我院就诊。

症见：面色潮红，精神困疲，舌质红绛，唇口干燥，但满口流水，小便量少，淋沥疼痛，少腹胀满，痛连腰背，口渴不欲饮，脉象细微。

辨证：阴虚于内，膀胱积热。

治则：清热利湿，养阴通便。

方药：猪苓、泽泻、滑石、阿胶（烊化）各15g，金钱草90g，茯苓30g，黄柏、栀子各9g。

上方服用3剂后，小便通利，痛热稍减，继服上方14剂而愈。

体会：癃者，小便点滴短少，其势较缓；闭者，欲解不得，胀急难通，病势较急。此病阴虚之体，郁热于内，养阴者正治之法，但热无出路，闭邪于内，故病不减，若投清热之剂，湿邪不除亦难向愈，此病的辨证关键在于唇口虽干，而满口有水，渴而不欲饮，此热郁于内，湿无出路，舌绛脉细，阴虚也，淋沥疼痛者，热盛矣。故投以猪苓汤滋阴利水，加清热利湿之品，使水利而湿除，阴充热去，故取得较好的疗效。用猪苓汤加减治疗西医学所谓的膀胱炎和尿路炎症都取得了较好的疗效。

6. 呕吐

此方所治之呕吐乃郁热于内、壅遏于上所致。临床辨证中常见：胸胁满闷，呕吐酸水，头晕心悸，烦躁不安，小便不利，大便秘结，舌质红、苔白多津，脉细数。若加半夏、白芍、大黄，其效更佳。

案 患者鞠某，女，39岁，于1971年12月17日诊治。

情志抑郁，肝气犯胃诱发呕吐，连连发作，时轻时重。芳香化浊、消积化滞、温化祛痰及滋养胃阴之剂交替治疗，病情日重，卧床不起，邀唐教授诊治。

症见：面目虚浮，舌白多津，质红而绛，精神疲惫，呕吐酸水，连声呼苦，胸胁满闷，头眩心跳，烦躁不舒，小便不利，大便3日不登厕而无所苦，脉象弦数。

辨证：郁热于内，传导失司，壅遏于上。

治则：通利二便，使热降而呕止。

方药：猪苓、泽泻、滑石、阿胶（烊化）、半夏各15g，茯苓30g，白芍21g，大黄9g。

上方服后，二便通利，呕吐自止，继服疏肝健胃药物善后而愈。

体会：呕吐之证，有虚实之分。实证属邪气犯胃，胃气上逆，治宜祛湿化浊，和胃降逆；虚证呕吐，多为脾阳不振，或胃阴不足，失其和降而成，治宜温中健胃或滋养胃阴为主。此病的辨证关键在二便不通，脏气壅塞，传导失职，胃失和降，焉有不上逆之理，舌绛、脉弦数者阴虚有热，舌白多津、呕吐酸水、小便不利者有湿矣。方用猪苓汤滋阴利水，通利二便，白芍、大黄合用养阴而泄下，加半夏降逆止呕，正仲景所谓"知何部不利，利之则愈"。

二十、瓜蒂散

瓜蒂散由"瓜蒂一分（熬黄），赤小豆一份"2味药物组成。仲景在配制其方中说"上二味，各别捣筛，为散已，合治之，取一钱匕，以香豉一合，用热汤七合，煮作稀糜，去滓，取汁和散，温顿服之，不吐者，少少加，得快吐乃止"，详述了其配制和服用方法，还告诫了"诸亡血虚家，不可与瓜蒂散"的禁忌证。方中瓜蒂味苦，性升催吐，赤小豆味酸性泄，二味合用，有酸苦涌泄之功，再加香豉轻清宣泄，助其发越，共组成发越涌泄推陈之方。此方为涌泄峻剂，对于痰涎宿食、填塞上脘、胸中痞硬、烦躁不安等症，用之得当，实有立竿见影之效。现将临床运用的点滴体会介绍于下。

1. 酒湿停聚

此方证所治之酒湿停聚乃痰湿热郁于上脘所致。临床辨证中常见：胸胁苦满，烦躁欲死，呼吸有力，口出臭气，小便短赤，大便秘结。本方加白矾其效更佳。

案 张某，男，38岁，于1975年8月14日诊治。

多服烈酒，烦渴不已，过食生冷，又卧于湿地，以致水湿结胸，两胁剧痛，烦闷欲死，医用寒凉泻下药物，下利数次，其病不减，由于四肢厥冷，诊为阳虚，更投温燥之剂，病反加重，故就诊于我院。

症见：形体消瘦，精神不振，舌红苔黄，呼吸有力，口出臭气，以手扪胸，时发躁扰，不能言语，四肢厥冷，小便短赤，大便未解，脉滑有力，两寸独盛。

诊断：痰湿热郁于上脘。

治则：涌吐痰热。

方药：瓜蒂、赤小豆、白矾各9g。上3味研为细面，分3次服。

服后少顷，呕吐出痰涎和腐物2碗，当即言语能出，大便随之下泻，身微汗出，四肢转温，中病即止，停服上药，继以饮食调养而愈。

体会：多饮贪食，饮冷受湿，酒食蕴聚上脘，其病在上，用寒凉攻下，伐伤其正，又投温燥之剂，则痰热凝聚，延为痼疾。

由于痰热壅郁上脘，气机不舒，则四肢厥逆，乍看似阳衰不足之证，但舌红苔黄，口出臭气，脉滑有力，两寸独盛，则为实热无疑。以手扪胸，则其病在上可知矣。大凡宿食在上脘者可吐不可下，中脘则可吐可下，下焦则可下不可吐，其交热宿食蕴结于上，"其高者因而越之"，故用瓜蒂味苦性寒，功能涌吐在上之宿食痰热，赤小豆味酸，二味配伍，正合酸苦涌泄之意；加白矾味酸性寒，取其燥湿祛痰之功，复有助吐之力。三味配伍，共成涌吐峻剂，治投病机，效如桴鼓。若为宿食郁上之证，唐教授临证时嘱其每服3g，先吐后泻，每取卓效，恐吐后伤阴，嘱其吐泻后进稀粥少许以善其后。张从正说"善用药者，使病者而进五谷者，真得补之道也"。故勿用补药，以免犯实实之弊。

2. 抽搐失语

此方证之抽搐失语乃痰湿蒙蔽清窍所致。临床辨证中常见：心胸憋闷，烦躁不安，抽搐频作，痰涎壅盛，不能言语，舌淡苔白腻，脉滑数。

案 患者祁某，男，43岁，于1976年11月9日诊治。

患脑囊虫病6年，抽搐频作，痰涎益盛，多方诊治，时轻时重，于7日下午突发头目眩晕，天地转动，不能站立，以手扪胸，不能言语，中西药治疗无效，邀唐教授诊治。

症见：形体稍胖，精神尚可，不能言语，以写字陈述其苦，心胸憋闷，烦躁不安，头痛掣目，不能入眠，舌体胖淡，白苔满布，满口湿痰，咳唾涎沫，四肢举动如常，脉象滑数，两寸独盛。

辨证：痰湿蒙蔽清窍。

治则：豁痰开窍。

方药：瓜蒂、赤小豆各9g，水煎服。

二诊（11月11日）：上方服后，苦涩异常，先吐后泻，吐稠痰2碗，下利3次，诸症减轻，但仍不能语，上方加菖蒲、郁金各9g。

三诊（11月15日）：昨日将药服下，先吐泻，于晚12点能言语，即予温胆汤加味调治。抽搐从1977年至1979年两年没有发作。

体会：久有抽搐之疾，似属风痫之证，《内经·至真要大论》说："诸风掉眩，皆属于肝"，由于木郁不舒，加之痰湿蒙蔽清窍，则不能言语，其症见心胸憋闷，烦躁不安，脉象滑数，两寸独盛，痰湿郁结上脘，张子和在《汗下吐三法该尽治病诠》篇中说："风痰宿食，在膈或上脘，可涌而出之"，故取"木郁达之"之义，用吐法峻剂瓜蒂散吐之，使痰有去路，木郁得解，邪去正安。

3. 厥逆失语

此方所治之厥逆失语乃痰浊壅塞上脘所致。临床辨证中常见：胸闷烦躁，欲吐不能，不能言语，舌淡苔白腻，脉滑有力。若加白矾，其效更佳。

案 周某，女，41岁，于1972年4月25日诊治。

患雷诺病3年，每遇寒冷四肢紫绀，苍白潮红发作，多方诊治无效，后经人介绍入我院住院治疗，住院期间先后服用温阳和活血化瘀药物，其肢端痉挛好转，供血改善。由于惊恐而失语，四肢紫绀加重，厥冷如冰，时呈尸体色，经会诊先后用低分子右旋糖酐、镇静药物以及中药宁心安神、祛痰开窍之剂无效。已饮食不进，卧床不起，病情逐渐加重，邀唐教授诊治。

症见：面色苍白，精神呆滞，舌白厚腻，不能言语，以笔代言，胸闷烦躁，欲吐不能，四肢苍白，厥冷如冰，四肢举动，犹如常人，脉滑有力，两寸独大。

辨证：此证呈阳虚，但痰浊壅塞上脘，急则治其标。

治则：涌吐痰浊。

方药：瓜蒂、赤小豆、白矾各9g，水煎服。

服后先吐浊痰碗余，继则泻下臭秽溏便，当即呼出"真厉害啊"，自此语言能出，肢冷好转，而雷诺现象亦减轻。

体会：四肢变色，厥冷如冰，状属阳微寒盛之证，但惊恐之后，脏腑功能失调，脾湿郁遏，木郁不达，痰浊内生，阴塞于上，清窍蒙蔽则语言难出，清不能升，浊不能降，阳郁不达则肢冷体色苍白等症相继出现，但胸闷烦躁，两寸独盛，诚属痰浊壅塞上脘，张从正在《汗下吐三法该尽治病诠》中说"夫病之一物，非人身素有之也，或自外而入或由内而生，皆邪气也，邪气加诸身，速攻之可也，揽而留之何也"，故以瓜蒂散加味用之，果获卓效。

4. 忧怒失语

此方所治之忧怒失语乃气郁痰阻、蒙蔽清窍所致。临床辨证中常见：精神郁闷，不能言语，烦躁难忍，舌苔白腻，脉滑数。本方加郁金、豆豉等，其效更佳。

案 张某，女，43 岁，于 1976 年 9 月 25 日诊治。

家庭不和，忧怒悲伤，觉心中烦乱难忍，情志郁而不伸，突发失语，经服镇静药物和中药化湿开窍药物无效，邀唐教授诊治。

症见：形体肥胖，精神郁闷，不能言语，易悲易哭，舌白厚腻，懊恼不眠，以手扪胸，烦躁难忍，手指咽喉，哽塞难息，欲吐不出，脉搏滑数。

辨证：气郁痰阻，蒙蔽清窍。

治则：涌吐痰湿为急务。

方药：瓜蒂、赤小豆、豆豉、郁金各 9g，水煎服。

上方服后先吐痰涎碗余，后泻 3 次，诸症减轻，但仍不能语，由于催吐重剂，服之难忍，患者拒再服，后经多方劝解，又进上方 1 剂，仍先吐后泻，开始言语，诸症好转，后以饮食调节而愈。

体会：怒伤肝，忧伤脾，肝郁不舒，不能疏泄，经脉之气阻滞，脾失健运，痰湿乃生，肝气挟痰，蒙蔽清窍则不能言语，结于咽部则如异物哽塞，结于上脘则烦躁懊恼，欲吐不出，总由痰湿作祟，虽服化湿开窍药物而无效，原因在于杯水车薪，药不胜病。不用重剂，难起大疴，思仲景《伤寒论》166条"病如桂枝证，头不痛，项不强，寸脉微浮，胸中痞硬，气上冲咽喉不得息者，此为胸有寒也，当吐之，宜瓜蒂散"的教导，投之而收捷效。我们临床中对于情志不舒之失语，兼有痰湿壅郁胸上者，投此方治之，屡收速效。

二十一、桂枝加附子汤

桂枝加附子汤，由桂枝、芍药、甘草、生姜、大枣、附子 6 味药物组成，方用桂枝汤调和营卫，附子温经回阳，有复阳敛液、固表止汗之功。

药虽6味，实际上包含了桂枝汤、桂枝加桂汤、桂枝加芍药汤、芍药甘草附子汤、桂枝甘草汤、桂枝附子汤、芍药甘草汤等方剂中的药物组成。方中桂枝温中解肌，发表祛风；芍药敛阴益营；甘草、姜、枣温经补中，调和诸药；附子温经散寒，回阳补火。从药物的协同分析，此方剂的运用尤为广泛。桂枝、附子同用，能止汗回阳，既祛在表之风，又除在里之湿；芍药、附子合用，扶阳补阴；芍药、甘草相伍，和肝而舒筋；桂枝、甘草有保心气防水逆之效；桂枝、白芍配伍既发表又敛阴，共组成复方大剂，实能扶阳补阴、内调外解。临床实践体会：能治阳虚之恶风自汗，又疗误下腹中满痛，汗后恶寒心悸之证用之可除，风湿掣痛阴邪冲心之疾用之可医，胸背掣痛、筋挛不伸亦可运用。临证辨证治投病机，投之每能应手辄效。

仲景辨证精微，立法严谨，药味之差，用量之变，证治亦随之而异，我们在运用此方时除勤求仲景之训外，亦应灵活变通，除掌握每味药物的功能外，尚要明辨药物的协同，尤其临床辨证是应用此方的关键，兹将临诊辨证运用方剂的体会介绍于下。

1. 汗出不止

仲景于此证中运用了"漏汗不止"一词来形容汗出的程度，也就是我们临床中常见的汗出不止。《素问·阴阳别论》中说"阳加于阴谓之汗"，若阳气亢盛，汗出必多，卫阳不固，汗出亦多。大汗不但亡阳，同时也能伤阴，此方证的汗出机转在于阳虚，由于发汗太过，阳气受伤，卫虚不固，汗液漏出不止。

仲景于论中运用了"自汗""盗汗""战汗""额汗""冷汗""漐漐汗出""汗出漐然""大汗出"等术语描述其汗出程度、部位及性质的不同，为我们临证鉴别诊断树立了典范，尤其是漏汗不止和大汗出，在程度上有其共同点，但是在病机上有着本质的区别，如阳盛津伤的大汗出，必兼有大烦渴、脉洪大、身大热等临床见症，此证之汗出不止是阳中之阳虚，不能摄汗，所以恶风不除，变证有四肢拘急之表、小便难之里，故用桂枝加附子汤以固太阳卫外之气。

临床中常见：面色㿠白或苍白，舌质淡多津，倦怠乏力，恶风寒，时颤栗，或小便困难而不畅，手足微有拘急，屈伸不自如，脉浮大或沉细迟等症。

此方附子加入桂枝汤中，使表阳密则漏汗自止，恶风自罢，津止阳回，则小便自利，四肢自柔，妙在附子、桂枝同用，能止汗回阳，芍药敛津益荣，其汗自止。

案 杨某，男，41 岁，于 1978 年 2 月 25 日住院治疗。

1962 年冬因寒冷刺激而诱发下肢发凉，跛行疼痛，经上级医院检查确诊为"血栓闭塞性脉管炎"，久治无效，由于患肢溃破，剧痛不能入眠而住院治疗。由于患病日久，阴阳气血津液耗伤，伤口久不能敛，合并外感，体温持续在 39~40℃，经中西医治疗无效，于 9 月 18 日邀唐教授诊治。

症见：面色青黑，精神疲惫，舌白多津，汗出不止，恶风颤抖，手足抽动，屈伸不自如，小便少而难，四肢厥冷，脉浮大无力，体温 38.5℃。

辨证：阳虚液伤，汗漏不止。

治则：固表止汗，复阳敛液。

方药：炮附子、桂枝、生姜各 15g，白芍、黄芪各 30g，甘草、别直参各 10g，大枣 12 枚。3 剂。

上方服后，汗止足温，继服 3 剂后体温正常，小便通利，四肢抽动好转而愈。

体会：久病正虚，阳气虚衰不能固摄则恶风寒，汗多伤津，则小便少而难；阳气既虚，阴液又伤，则四肢挛急，难以屈伸，四肢虽呈厥逆，尚未至亡阳之变，外有发热恶风，故用桂枝加附子汤加味以固表止汗，复阳敛液而愈。

仲景于论中说"太阳病发汗"而致的漏汗不止，临床体会，不能以发汗后作凭，凡阳虚正弱之外感，高龄体弱，汗出恶寒，四肢厥冷之证用之多效，临床中辨其汗出多凉，体温虽高，扪之体肤发凉，与蒸蒸发热有别，若加参、芪，其止汗之力更著，妙在附子量小，宜 10~15g 为宜，取其振阳之力，量大反有伤津之弊。

2. 四肢微急

仲景于文中运用"四肢微急"描述了四肢拘挛之象。

《内经》谓"阳气者，精则养神，柔则养筋"。今阳不足以濡养，经脉失养，则四肢微急。

临床中，发汗太多，阴阳俱伤所致的筋脉拘挛常有，不发汗太过所致者亦非少见，只要辨其证属阳虚阴伤之病机，但见此症便可，余症不必悉具。

临床中多见：四肢发凉，入冬彻夜不易回温，遇冷加重，得温稍减，兼有疼痛，入夜加重，色多苍白，脉多沉细无力等症。西医学诊断为肢端动脉供血不足之跛行痉挛症者用之多效。芍药甘草汤的治症多属腿肚转筋之症，投之多效，对于气血凝滞、脉络不通之病变，不用复方大剂，难起沉疴。

桂枝加附子汤既有芍药甘草汤中之药物，又合桂附通阳之圣药，能起"温则消而去之"之功。实有温化沉寒、振奋心阳、补营疏肝、通络解痉之效。

案 李某，男，32岁，于1979年4月13日入院治疗。

四肢发凉、变色、疼痛9年，于1978年9月足趾溃破坏死，剧烈疼痛，被多地医院检查确诊为"血栓闭塞性脉管炎坏死期"，入我院后诊为热毒型，先后服清热解毒合并活血化瘀药物伤口愈合，但跛行仍不减轻。故邀唐教授诊治。

症见：四肢发凉，彻夜不能回温，色呈苍白，足背胫后腘动脉搏动均消失，脉沉细无力，舌白多津，跛行距离50m。肢体血流图：左上肢波幅0.094欧姆，右上肢波幅0.113欧姆，左下肢波幅0.102欧姆，右下肢波幅0.06欧姆。两下肢血管壁弹性受损，左下肢微弱，右下肢基本消失，血流量明显减少。

诊断：阳虚寒盛，血虚筋挛。

治则：温阳通经，活瘀缓急。

方药：桂枝12g，白芍、当归、川牛膝各30g，炮附子、生姜各15g，黄芪60g，大枣12枚，全蝎、红花各10g，蜈蚣3条。

服上方5剂后跛行明显减轻，温度好转，继服10剂后，能行1000m以上无跛行感。血流图检查：左上肢波幅0.121欧姆，右上肢波幅0.16欧姆，左下肢波幅0.153欧姆，右下肢波幅0.089欧姆。虽然，双下肢血管弹性仍低，血流量减少，但较服药前有好转，说明此方剂能改善外周血管的血流量。

体会：我们每用芍药甘草汤治血虚不能养筋之筋缩不伸之证每取卓效，用于周围血管疾病，部分病历虽起到一定效果，但对于血栓形成的器质性病变，疗效往往不好，遵《内经》"气血之为性，喜温而恶寒，寒则泣不能流，温则消而去之"之旨，取仲景桂枝加附子汤中之桂、附以通阳气，芍药、甘草以缓其挛急，更加当归、黄芪、红花等品以益气活血，故取得了疗效。临床中白芍、附片以15~30g为宜，以达温经破结之效。跛行运动性疼痛的症状，和四肢微急有不同之处，实践体会此方对运动性疼痛有一定效果，从其血流图波形的改变，以证此方剂的疗效是肯定的。

3. 小便难

仲景在论中巧妙地运用了"小便难"一词，细审小便难的"难"字包括范围颇广，临床中有小便不利、频数、余沥、短黄、不通、刺痛等症状，统可称为"难"。以药测证，此方剂不是专为治小便难而设，而是在一定的病理情况下诱发一个病的综合征中的一个症状。亦即小便不通畅的意思。盖肾有调节人体水液代谢的功能，今肾阳不足，气化失常，水液代谢障碍而导致小便不利。所以阴液不足仅是小便难的一个方面，而关键在阳不足以温水化气。

此方证中的小便难多兼见：面色青黑，舌淡多津，手足不温，脉搏沉细，小便虽难而清，或兼见外有微热、心烦不渴等症。

柯韵伯说："此离中阳虚不能摄水，当用桂枝以补心阳，阳密则漏汗自止矣，坎中阳虚不能行水，必加附子以回肾阳，阳归则小便自利矣。"其解颇得要领。

案 杨某，男，64岁，于1978年8月21日诊治。

既往患心悸气喘已10余年，因感受风寒，发热恶寒，体温持续在38~39℃，服解表中药藿香正气汤、小柴胡汤及西药无效，经西医检查确诊为风心病，要求服中药治疗。

症见：面色青黄，精神疲惫，心悸气喘，发热汗出，恶风寒，咳喘不能平卧，四肢发凉，小便少而不畅，每日约200ml，脉促，120次/分，体温38.9℃。

方药：桂枝、白芍、生姜、炮附子、腹皮各15g，甘草10g，大枣12枚，五味子、麦冬各12g，红参6g。

上方服2剂后，发热减轻，汗出恶风止，小便通利，咳喘减轻，继服3剂，四肢转温，发热止，小便正常，脉90次/分，临床治愈。

体会：此病小便难，既不是热盛，亦不是津亏，源于心阳衰微，不能温阳化气所致的小便难。此方固表祛风，复阳敛液，今表固汗止，阳气来复，气化恢复，小便自通，唐教授每于诊治风心病、冠心病合并外感发热、汗出恶风、小便难者时用之多效，每合生脉散于内，其效更著。

4. 难以屈伸

汗后阴阳俱伤，阳不能温煦，阴不能濡养而导致屈伸运动不自如的症状，实际包括了筋骨关节肌肉疼痛及不舒的症状，迫使肢体屈伸不利。

仲景用词谨慎，我们对每一经文之许多证既要合看又要分看，每证悉具用此方，而此方亦可治由此病机形成的不同的症。

桂枝加附子汤对于风寒外侵，或汗出当风，寒湿之邪侵于经络流注关节所致的肿胀疼痛、难于屈伸之症用之每能取效。

但临床中尚要辨其：汗出恶寒，四肢不温，疼痛缠绵，昼轻夜重，遇冷不舒，小便清白，舌白多津，脉搏沉细或沉迟等症。

方中附子温经散寒，桂枝、白芍祛风活血，生姜、甘草疏散培土，使寒湿去、血脉通、阳气回、疼痛止、四肢温，屈伸利。

案 刘某，男，32 岁，于 1979 年 6 月 17 日诊治。

汗出当风，卧于湿地，诱发四肢关节疼痛，先后服活血祛湿药物及激素类西药时轻时重，缠绵半年余。经人介绍就诊于我院。

症见：四肢关节肿胀疼痛，屈伸疼甚，气候变化加重，四肢不温，得温稍舒，汗出恶寒，面色青黄，舌白多津，脉象沉迟，小便清白，血沉：40mm/h。

辨证：伤于风寒，又感湿邪。

治则：温经复阳，益气祛湿。

方药：炮附子 30g，桂枝、甘草、生姜各 15g，白芍 20g，薏苡仁、黄芪各 60g，大枣 12 枚。

上方服 3 剂后，疼痛减轻，继服 6 剂，关节屈伸自如，四肢转温，汗出止，血沉：10mm/h。继服 10 剂诸症消失，临床治愈。

体会：腠理不密，风寒外侵，湿邪内郁，服活血祛湿药物不效的原因也就在于阳虚正衰，四肢关节肿胀疼痛，有其四肢不温、脉沉迟、小便清的阳虚见症，辨证的关键在于汗出恶寒，故用桂枝加附子汤以温经复阳、散寒止汗而获效。临床体会：对于屈伸不自如之症，用大剂附子，以行关节经络曲曲之处，量小则杯水车薪，药不胜病，每治风湿所致之关节屈伸不利之症用量在 30g 以上为宜。若怕附子量大有中毒之弊，可宽水久煎，大剂频服，亦无忧毒之患。

二十二、肾气丸

肾气丸由熟地、山茱萸、山药、丹皮、茯苓、泽泻、桂枝、附子 8 味药物组成，方中熟地、山萸肉补益肾阴而摄精气；山药、茯苓健脾渗湿；泽泻宣泄肾浊；丹皮清肝胆之火；桂枝、附子温补肾阳、引火归原。这是补肾阳法的代表方剂，能使肾中阴阳调和，肾气充盈。现将运用此方的临床体会介绍于下。

1. 腰痛

此方所治之腰痛乃肾阳不足所致。临床辨证中常见：腰部疼痛，牵引少腹，遇寒加重，得暖稍减，舌质淡苔薄白，脉沉细。若气虚者加黄芪、人参，有瘀者加乳香、没药、桃仁、红花，湿重者加苍术、薏苡仁。

案 周某，男，29 岁，于 1975 年 11 月 25 日诊治。

患者素体虚弱，正值冬季，跌伤腰部，疼痛如刺，曾用针灸、吗啡、跌打丸、当归注射液等治疗，疼痛稍减，但心烦欲呕，纳差，少腹结痛，并感腰痛缠绵不愈。

主证：面色㿠白，舌质紫暗，手足凉，腰部刺痛，牵引少腹，胀痛拘急，遇寒加剧，5 日未大便，脉沉涩。

辨证：属肾阳不足，瘀血内停。

治则：温补肾阳，活血化瘀。

方药：熟地、大黄各 24g，山萸肉、山药、桂枝、炮附子各 12g，丹皮、茯苓、泽泻、乳香、没药各 9g，桃仁、红花各 15g。

服上方 2 剂，大便通利，便色黑暗，腰痛减轻，少腹痛已除，继服上方；去大黄加黄芪 60g，5 剂而愈。

2. 遗精

此方所治之遗精乃肾阴肾阳俱虚所致。临床辨证中常见：四肢厥冷，夜眠多梦，身疲遗精，腰膝酸软，腹部冷痛，舌淡苔白，脉沉细。若于方中加入龙骨、牡蛎，其效更佳。

案 兰某，男，36 岁，于 1978 年 8 月 15 日诊治。

患者素体亏虚，夜眠多梦，遗精。以往多服滋阴降火之剂，初服病情稍轻，继服则病情如故，更添身疲无力、四肢厥冷等症。

现症见：面黄少华，舌淡苔白，腰膝酸软，腹凉，四肢厥冷，夜眠多梦，遗精，脉沉细。

辨证：阴阳俱虚。

治则：温肾壮阳，涩精益肾。

方药：熟地 24g，山萸肉、山药各 12g，丹皮、茯苓、泽泻、甘草各 9g，桂枝、炮附子各 6g，龙骨、牡蛎各 15g。

上方服 4 剂后，诸症减轻，继服 5 剂，遗精亦愈，随访 2 年未复发。

3. 自汗

此方所治之自汗乃肾阴虚衰肾阳不固所致。临床辨证中常见：汗出淋漓，身倦无力，腰膝酸软，形寒肢冷，小便清长，舌质淡苔白，脉沉弱无力。若加龙骨、牡蛎、人参、黄芪，其止汗效力更著。

案 海某，男，35 岁，于 1976 年 8 月 15 日诊治。

因房事不节，常觉头晕，心悸，气短；4 个月前，曾出现手足厥冷、大汗淋漓、神志昏迷之症，经抢救好转。继服温补气血之品无效，并常汗出淋漓，服用调节自主神经功能药物效果亦不佳。

症见：面色㿠白，腰膝酸软，身倦，常汗出淋漓，浸湿衣被，形寒肢冷，小便清长，舌淡苔薄白，脉沉弱无力。

辨证：肾阳虚衰，卫阳不固。

治则：温补肾阳，固表止汗。

方药：熟地、山萸肉、山药、茯苓、黄芪各 15g，肉桂 4.5g，炮附子（先煎）、五味子各 9g，龙骨、牡蛎各 30g，红参 6g。

服 3 剂后汗止，精神好转，症状减轻。上方继服 5 剂而愈。

4. 气喘

此方所治之气喘乃阳气不足、肾不纳气所致。临床辨证中常见：气喘自汗，形寒肢冷，食少便溏，形体消瘦，小便不利，舌质淡、苔薄白，脉细无力。若加人参、黄芪、五味子等，其纳气平喘之力更佳。

案 丁某，男，58岁，于1977年11月21日诊治。

患支气管炎合并肺气肿8年，遇寒则气喘发作。近日由于天气渐寒，气喘发作严重，动则喘甚，不能平卧，服发散风寒之中药和止喘西药，均无明显好转。

症见：面色青黑，形体消瘦，身疲乏力，气喘自汗不得卧，喘甚牵引少腹，形寒肢冷，食少便溏，小便不利，舌质淡、苔薄白，脉细无力。

辨证：阳气不足，肾不纳气。

治则：温补肾阳，纳气平喘。

方药：熟地24g，山药、山萸肉各12g，丹皮、茯苓、泽泻、红参各9g，五味子、补骨脂各15g，黄芪60g，肉桂、炮附子各6g。

服上方3剂后气喘减轻，继以上方增山药为30g，加杏仁、厚朴各12g，连服10剂而愈。2年后追访未复发。

5. 消渴

此方所治之消渴乃肾阴肾阳俱虚所致。临床辨证中常见：小便频数量多，形寒肢冷，形体消瘦，多饮多食，腹部冷痛，舌淡苔白，脉细无力等症。若在方中加入补骨脂，其效更佳。

案 李某，女，26岁，于1976年8月21日诊治。

素体虚弱，常感腰膝酸软、身倦无力，近日体重日渐减轻，月经错后，口渴多饮，小便频数量多，后脑疼痛。故来院诊治。

症见：形体消瘦，面色黧黑，舌淡苔白，腹部冷痛，口渴喜饮，小便频数量多，尿有甜味，脉细无力。

辨证：肾阳不足。

治则：益肾温阳。

方药：熟地24g，山萸肉、山药各12g，丹皮、茯苓、泽泻各9g，桂枝、附子、补骨脂各15g。

服2剂后阳虚之证减轻，继而头晕腰酸之阴虚证出现。仍以上方减桂枝、附子各为3g，服6剂后诸症减轻，能上班工作。

二十三、黄土汤

黄土汤由灶中黄土、阿胶、黄芩、生地黄、白术、甘草、附子7味药物组成。功能温阳健脾，养血止血。现将临床运用本方的体会简介于下。

1.大便下血

此方所治之大便下血乃阳气不足、脾气虚弱、统摄无权所致。临床辨证中常见：面黄体瘦，口唇淡白，四肢厥冷，大便下血，缠绵不愈，舌淡多津，脉沉弱等症。

我们常以本方加减治疗消化道出血之便血，痔疮下血。若肠道出血者去黄芩，加大黄、干姜。

案 陈某，男，45岁，1980年7月10日入院治疗。

幼年因患痢疾经久不愈，1957年夏因工作劳累又致脱肛。3年前由于神目滞呆，记忆减退，满面皱纹，化验血脂胆固醇高达12.41mmol/L。经常大便下血，严重脱肛，故入院治疗。

症见：面色苍白，满面皱纹，神情呆滞，舌淡苔白，舌质裂皱，四肢发凉，大便下血，腹部冷痛，脱肛，脉沉弱无力。血红细胞计数：5.20×10^{12}/L，白细胞计数：6.2×10^9/L，中性粒细胞：0.76，淋巴细胞：0.24，血小板计数：96.0×10^9/L，胆固醇12mmol/L。

辨证：脾肾阳衰，血虚不固。

治则：温阳健脾，养血止血。

方药：生地24g，阿胶（烊化）15g，白术、甘草、黄芩各12g，炮附片10g，灶心黄土60g（先煎澄清，用其水煎药）。

上方服5剂，大便下血好转，10剂后，便血完全消失，脱肛明显减轻。经查：血红蛋白：135g/L，血红细胞计数：5.40×10^{12}/L，白细胞计数：7.8×10^9/L，中性粒细胞：0.74，淋巴细胞：0.26，血小板计数：120×10^9/L，胆固醇3.88mmol/L，继服原方60剂，脱肛治愈，胆固醇保持在正常范围内。

2.皮下瘀斑

此方所治之皮下瘀斑乃脾肾阳虚、摄纳无权、溢于肌肤所致。临床辨证中常见：面黄体瘦，四肢欠温，皮下瘀斑，色呈紫暗，舌淡苔白或有瘀斑，脉沉弱无力。

唐教授常以本方加减治疗过敏性紫癜、血小板减少性紫癜、红细胞增多症后期皮下瘀斑，血虚加当归，增地黄、阿胶之量；气虚加黄芪、潞党参；兼瘀者加三七参以止血活血。

案 屈某，男，58岁，1981年1月1日诊治。

1980年11月因高热不退住院治疗，经治好转，因年老体弱，病情反复，体温持续在37.5~38.5℃，身出瘀血斑点，就诊于我院。

症见：面黄体瘦，舌质淡，苔白多津，头痛眩晕，恶寒身倦，周身疼痛，四肢欠温，少腹疼痛，大便溏薄，色呈暗紫，肩、臂、胸、腋下、腰、髋部有大片皮下瘀血紫斑，脉象缓，体温：37.5℃，血压：13.3/9.3KPa。实验室检查：血红蛋白：100g/L，红细胞计数：3.8×10^{12}/L，白细胞计数：11.0×10^9/L，中性粒细胞：0.74，淋巴细胞：0.26，血小板计数：72×10^9/L。

辨证：阳气不足，脾失统摄。

治则：温阳健脾，益气养血。

方药：灶中黄土（先煎澄清，用其水煎药）、白术、生地、阿胶（烊化）、黄芪各15g，黄芩、炮附片各10g，炙甘草3g。

上方服5剂，体温转向正常，皮下瘀斑吸收，沉着发黄，诸症均减轻。上方加减继服10剂后，大便正常，瘀斑完全消失。复查：血红蛋白：130g/L，血红细胞计数：4.80×10^{12}/L，白细胞计数：9.0×10^9/L，中性粒细胞：0.78，淋巴细胞：0.22，血小板计数：138×10^9/L，临床治愈。

3. 崩漏

此方所治之崩漏乃脾肾阳虚、冲任不固、统摄失司所致。临床辨证中常见：面色苍白，气短乏力，四肢发凉，月经量多，腹部冷痛，舌质淡多津，脉沉弱无力等症。

唐教授常以本方加减治疗功能性子宫出血，阳虚甚加干姜10~15g，四肢发凉加桂枝，气虚加黄芪。

案 宋某，女，42岁，1979年5月12日诊治。

月经不调，流血过多，已逾3年，多时顺腿流，此次因劳累后，月经量更多，出血持续30余天，曾服中药多剂无效。故来诊治。

症见：形体消瘦，面色苍白，气短乏力，月经量多，流湿衣裤，四肢不温，腹痛喜按，舌淡，脉沉细无力。

辨证：脾阳虚衰，摄纳无权。

治则：温补脾阳，养血止血。

方药：灶中黄土60g（先煎澄清、用其水煎药），黄芪30g，阿胶（烊化），附片、生地各15g，黄芩12g，炙甘草、黑姜各9g。

服药3剂时，出血明显减少，继服原方6剂，四肢转温，出血止，临床治愈。

4. 吐血

此方所治之吐血乃肾虚失纳，脾不统摄所致。临床辨证中常见：面色萎黄，四肢欠温，吐血暗紫，舌质淡苔薄白，脉沉细迟等症。

我们常以本方加减治疗溃疡病出血、食道静脉破裂出血、慢性肥厚胃炎吐血。气虚加黄芪、潞党参，色呈紫暗加三七参、大黄，干姜每用6~12g，多能取效。

案 张某，男，45岁，1979年4月2日诊治。

患者有胃溃疡史已3年，经常吐血。今晨起床后即感恶心，胃痛不舒，旋即吐血约500ml，急用肾上腺色腙片、苯巴比妥、维生素K肌内注射，内服三七参、云南白药，2个小时后又吐血100ml，急邀诊治。

症见：面色苍白，四肢不温，胃中嘈杂，体倦神疲，头晕目眩，吐血色呈咖啡样，舌质淡、苔薄白，脉沉细无力。

辨证：脾肾阳虚，不能摄血。

治则：温肾健脾，养血止血。

方药：灶中黄土30g（先煎澄清，用其水煎药），阿胶（烊化），生地各15g，白术、附子各12g，黄芩、白芍各9g，三七参（冲服）、甘草各3g。嘱其少量频服。

当时服药后又吐血数口，嘱其继续服用，次日再诊，吐血减轻，又服3剂，吐血止，后以调理脾胃之剂以善后，追访至今未复发。

二十四、葛根汤

葛根汤由葛根、麻黄、桂枝、白芍、甘草、生姜、大枣7味药物组成，共奏解表祛邪、敛阴生津、濡筋舒脉之功，现将临床辨证运用本方的体会简介于下。

1. 项背强几几

此方所治之项背强几几乃筋脉失养，经气不舒所致。临床辨证中常见：头痛项强，肩背痛，难以转侧或兼发热恶寒，恶风无汗，脉浮数或弦数等症。

唐教授常以本方加减治疗动脉硬化、腰椎病、中风等病所致的项背痛，多能取效。动脉硬化酌加丹参、红花、川芎。腰椎病加当归、赤药。

案 林某，男，60岁，1981年4月3日诊治。

半年前因脑血栓形成致右半侧偏瘫，经服化痰祛湿、活血化瘀、通络化瘀之品病情好转。3日前，因气候变化，病情复发，二次中风，右半侧偏瘫，麻木不仁，口眼歪斜，继服上药无效，就诊于我院。

症见：右半侧偏瘫，口眼歪斜，舌质红、苔薄白，口流涎沫，项背强直，难以转侧，面赤发热，无汗心烦，舌謇语浊，脉弦细数。血压170/100mmHg。

辨证：筋脉失养，邪气内郁，脉络不舒。

治则：敛阴生津，舒筋通脉。

方药：葛根30g，桂枝、白芍、丹参各15g，麻黄、甘草、生姜各10g，红花12g，大枣3枚。

服药1剂，微汗出，项强、头痛减轻，服10剂，能扶杖前来就诊，并自述病情。血压降为150/94mmHg，上方加减继服24剂，能弃杖而行。

2. 身痛

此方所治之身痛乃邪入脉络，营阴不足所致。临床辨证中常见：周身疼痛，骨节尤甚，舌淡苔白，发热无汗，恶寒身倦，脉弦细或沉细等症。

唐教授常以本方治疗风湿性关节炎、类风湿关节炎、肩关节周围炎等病，酌加白术、炮附子，其效甚佳。

案 张某，男，70岁，1981年8月18日诊治。

右脚外伤后半年不愈，紫黑肿胀，服药百剂无效，半个月前又感周身疼痛，尤以右肩关节为甚，上级医院诊断为肩关节周围炎合并右脚外伤，服消炎抗风湿药物效亦不显。

症见：周身疼痛，右肩关节为甚，右臂不能活动，项颈强直，难以转侧，舌淡苔白，四肢麻木，恶寒发热，无汗身重，右侧伤口 3cm×10cm，紫黑肿胀，不能行走，脉弦细。实验室检查：血红蛋白：120g/L，血红细胞计数：$5.20×10^{12}$/L，白细胞计数：$14.0×10^9$/L，中性粒细胞：0.76，淋巴细胞：0.24，血小板计数：$106×10^9$/L，血沉：36mm/h，血压：170/90mmHg。

辨证：脾胃阳虚，阴津不足，邪不外解。

治则：温胃健脾，敛阴生津，解表祛邪。

方药：白芍、白术、炮附片、桂枝各15g，葛根30g，生姜12g，甘草10g，麻黄6g，大枣7枚。

服药4剂，伤口肿胀消失，紫黑渐退，肩关节疼痛减轻，继服4剂，伤口愈合，周身疼痛，四肢麻木减轻，又服4剂后，诸症基本消失，实验室检查，血沉降为16mm/h，余均正常，继服6剂而愈。

3. 痈疽

此方所治之痈疽乃阴液不足，经脉失养，邪无出路所致。临床辨证中常见：患部肿胀，剧烈疼痛，恶寒发热，恶风无汗，舌红、苔薄黄，脉弦数或浮数等症。

唐教授常以本方加减治疗骨髓炎、雷诺病引起的末端坏死等病，骨髓炎酌加炮附片、干姜、鹿角胶，雷诺病酌加丹参、红花、黄芪，动脉栓塞加炮附片、当归、黄芪等温阳益气活血之品。

案 刘某，男，68岁，1974年10月21日诊治。

左足疼痛1年余，初诊为血栓闭塞性脉管炎，服药无效，近半年疼痛加剧，左足发热肿胀，色呈暗紫，经上级医院确诊为骨髓炎，中西医结合治疗，疗效不佳，患者畏于截肢，求诊于我院。

症见：形体消瘦，表情痛苦，左足发热，紫黑肿胀，剧烈疼痛，夜晚加重，恶寒无汗，舌苔薄白，舌边尖红，脉细数；实验室检查：血红蛋白：110g/L，血红细胞计数：$4.80×10^{12}$/L，白细胞计数：$13.0×10^9$/L，中性粒细胞：0.72，淋巴细胞：0.28，血小板计数：$98.0×10^9$/L，血沉：24mm/h；摄片报告：左足骨髓炎。

辨证：脾胃阳虚，津液不布，邪气内蕴。

治则：温肾健脾，敛阴生津，解表祛邪。

方药：葛根 30g，桂枝、白芍、炮附片、鹿角胶各 15g，麻黄、干姜、生姜各 12g，大枣 10 枚。

服药 4 剂，疼痛减轻，继服 16 剂，疼痛、肿胀基本消失，色泽改变，又服 30 剂后，诸症消失，能参加体力劳动。实验室检查、摄片报告基本正常。

4. 下利

此方所治之下利乃外邪不解，内迫阳明，下走大肠所致。临床辨证中常见：下利清稀，心中烦热，头痛项强，恶寒无汗，舌苔薄白，脉浮数或弦数等症。

唐教授常以本方加减治疗肠炎、细菌性痢疾等病，水谷不分加炒山楂、枳壳，酌加川黄连、黄柏，其效更佳。

案 彭某，男，15 岁，1980 年 8 月 12 日诊治。

5 日前因食不洁之物遂致恶寒发热，泻利不止，用抗生素治疗效果不佳，服中药 2 剂亦无效。

症见：发热恶寒，无汗身重，泻利日 10 余次，赤白夹杂，头痛项强，舌苔薄白，舌边尖红，脉浮紧。

辨证：表证不解，郁热下迫。

治则：解表祛邪，清热止利。

方药：葛根 30g；桂枝、白芍各 12g；黄柏 15g，川黄连、麻黄、甘草、生姜各 10g；大枣 7 枚。

服药 2 剂，下利减轻，恶寒发热消除，继服 2 剂而愈。

二十五、竹叶汤

竹叶汤出自《金匮要略·妇人产后病脉证治》篇，由竹叶、人参、附子、甘草、桔梗、葛根、防风、桂枝、生姜、大枣 10 味药物组成，功能扶正祛邪、温阳解表。现将临床辨证运用此方的经验简介于下。

1. 肺痿

此方所治肺痿为正气虚衰，卫外功能低下所致。临床辨证中常见：身体羸弱，低热绵绵，经久不愈，常自汗出，气喘声嘶，舌质淡苔薄白，脉沉细无力。唐教授用此方治肺痿常加川贝母 9~12g；汗出酌加黄芪、人参、附子，每用 6~9g。

案 刘某，男，58岁，1987年11月14日诊治。

患肺结核10余年，以抗结核药物对症治疗，病情时好时坏，服中药小柴胡、百合固金等方亦无明显效果，近日发热加重入我院治疗。

症见：身体羸弱，面容虚浮，苍白无华，身困乏力，潮热盗汗，严重时衣被俱湿，发热恶寒，入夜尤甚，大便溏薄，小便清长，晨起微咳，舌质淡、苔薄黄，脉浮大无力，查体温38.2℃。胸透示双肺结核。

辨证：久病正虚，卫表不固，风寒内侵。

治则：温阳益气，解表散寒。

方药：竹斗、炮附片、生姜、川贝母各10g，葛根、柴胡、潞党参各15g，桂枝、桔梗、防风各12g，甘草6g，黄芪30g，大枣7枚。

服药3剂，汗出大减，体温降至37.4℃，继服上方15剂，临床症状基本消失，体温降至正常范围。

2. 痛痹

此方所治之痛痹乃风寒闭阻，气血运行不畅所致。临床辨证中多见：肢体关节疼痛，局部发凉，得温则舒，遇寒加重，舌质淡、苔薄白，脉沉细；唐教授谓：竹叶汤中桂枝、防风祛风散寒，附子温阳止痛，风寒去则血脉通畅，其痛可除，临床中附子以大量运用，每用15~30g，酌加麻黄、细辛等品，其效更佳。

案 王某，男，27岁，1981年12月23日诊治。

身体素弱，3年前因偶受风寒，医用发表之品而致汗出，经常感冒。1个月前因气候骤变感寒，遂感身痛项强，肢体关节疼痛尤甚，双手屈伸不利，得热痛减，遇寒加重，在本地卫生院诊为风湿性关节炎，服消炎止痛及激素药物无效。用解表散寒之中药效亦不显，故求治于我院。

症见：形体消瘦，身体羸弱，面色萎黄，表情痛苦，常自汗出，身痛项强，肢体关节疼痛尤甚，得热痛减，遇寒加重，查体温37.3℃，舌质淡、苔薄白，脉沉细数。实验室检查：血白细胞计数：6.7×10^9/L，中性粒细胞：0.70，淋巴细胞：0.30，红细胞计数：4.50×10^{12}/L，血沉：37mm/h，血小板计数：210×10^9/L。

辨证：风寒内侵，血脉凝滞。

治则：祛风解表，温经散寒。

方药：炮附片、防风、桂枝、潞党参各15g，细辛、竹叶各6g，葛根45g，甘草12g，生姜、麻黄各10g，黄芪30g，大枣7枚。

服药1剂，疼痛大减，身体内有蚁行感，此为风寒欲去、血脉流畅之象，继用同上，共服10剂，疼痛消失，余症均减，复查全血、血沉、血小板均在正常范围内，临床治愈。

3. 发热

此方所治之发热乃正气虚衰，复感风寒，卫表不固所致。临床辨证中常见：发热恶寒，头项强痛，大汗淋漓，面赤气喘，口淡不渴，脉象虚浮，舌淡、苔薄白或微黄。唐教授常用此方治疗产后发热、习惯性感冒发热，收效颇佳。临床中面赤重用竹叶；口渴重用桔梗；项强重用葛根；大汗淋漓加黄芪，重用附子、人参。

案　张某，女，27岁，1974年12月18日诊治。

产后5日，不慎感寒发热，头项强痛，大汗淋漓，医用荆、防之品治之无效，急邀唐教授诊治。

症见：发热面赤，气喘声促，大汗淋漓，头项强痛，食欲不振，舌体肥大，质淡苔薄黄，脉虚浮，体温39.2℃。

辨证：产后正虚，复感外邪，形成正虚邪实之证。

治则：温阳益气，解表散寒。

方药：竹叶、甘草各9g，葛根24g，防风、桔梗各15g，桂枝、潞党参、炮附子各12g，生姜18g，大枣12枚。

此病属正虚邪实之疾，纯用攻表，则虚阳易脱，单用扶正之品，易助邪为患，攻补兼施，才能切合病机，竹叶、附子一寒一热相互为用，可收表里兼治之效。患者共服药2剂，病情告愈。

二十六、小柴胡汤

小柴胡汤由柴胡、黄芩、半夏、人参、甘草、生姜、大枣7味药物组成。方中柴胡疏肝，解少阳在经之表寒，黄芩清解少阳在里之邪热，半夏、生姜和胃降逆止呕，人参、甘草、大枣补气和中，调和营卫，共奏调达上下、宣通内外、和解少阳之功，为少阳病的代表方剂，凡病邪既未在表，又未入里，禁用汗、吐、下者，适于应用。仲景在《伤寒论》中论述小柴胡汤的主治证用"口苦、咽干、目眩、往来寒热，胸胁苦满，默默不欲饮食，心烦，喜呕"，又云："伤寒中风，有柴胡证，但见一证便是，不必悉具"。本方药物平和，辨证正确，用之得当，每收卓效。现将临床运用本方的体会介绍于下。

1. 疟疾

本方所治之疟疾症见恶寒发热，发作有时，胸胁苦满，不欲饮食，肢体酸困疼痛，舌黄多津，脉滑数，为邪在半表半里之少阳证。加常山、草果，其效更佳。

案 祁某，男，38岁，1977年8月15日诊治。

涉雨工作，感受寒湿，继而恶寒发热，恶心呕吐，服藿香正气丸略有好转。时交秋令，天气骤然转凉，复感风寒之邪，即恶寒发热，休作有时，每日午后发作，恶寒时浑身发抖，加被不温，继则发热汗出、口苦、咽干。

症见：面赤，发热恶寒，身汗出则热退，四肢酸困疼痛，胸胁满闷，不思饮食，舌苔黄腻但多津，脉滑数。

辨证：在半表半里、邪入少阳之证，内挟痰湿之邪。

治则：和解少阳，除痰截疟。

方药：柴胡24g，半夏、黄芩、党参各15g，生姜、甘草、大枣各12g，常山6g，草果9g。

上方服后少顷即吐，胸闷减轻，恶寒发热止，但觉身疲无力，继服上方去常山、草果，加竹叶9g、石膏15g，3剂而愈。

体会：涉雨工作，湿邪内侵，伏于半表半里，以藿香正气丸仅能奏效一时，正交秋令，复感风邪，与内伏之湿邪相合，疟疾乃作。本证以寒热往来、休作有时、口苦咽干为其主症。遵仲景"口苦、咽干、目眩……往来寒热……小柴胡汤主之"之训，法古人"无痰不成疟"之说，以小柴胡汤解少阳半表半里之邪，常山破积除痰，草果温脾化痰，共成和解少阳、除痰截疟之方，故1剂疟除。后见余热未除，以清热之品而获效。

2. 产后发热

此方所治之发热乃风寒之邪乘虚入里所致。临床辨证中常见：寒热往来，胸胁苦满，干呕心烦，舌红苔黄，脉弦数等。

案 马某，女，32岁，1974年9月21日诊治。

产后半月余，感受风寒，突发高热，体温39~40℃，头晕目眩，寒热往来，汗出，心烦，喜呕，不欲食，便秘，以解热之西药和抗生素治疗无效，用中药调补气血之品亦无好转，日趋严重。故请唐教授诊治。

症见：面赤心烦，寒热往来，胸腹胀满，呕吐，舌红苔黄燥少津，脉弦数。

辨证：产后体虚，风寒之邪乘虚而入。

治则：和解少阳，泻热通便。

方药：柴胡15g，黄芩、半夏、生姜、大枣、党参、甘草各9g，黑大黄（后煎）12g。

本方服3剂，大便通利，寒热往来消退，临床治愈。

体会：产后之人，体质素虚，今患者感受风寒，寒热往来发作，乃正邪相争之候。邪犯少阳，则出现心烦、喜呕、不欲食之症，此小柴胡汤证俱备也。患者复有便秘之疾，为津液不足、热结肠道的阳明证也，脉症合参，此为少阳、阳明合病，故主以小柴胡汤，妇人产后，用生大黄恐伤其正，故以黑大黄导热下行，但实邪内结，亦可攻之。于是少阳之邪解，大便通利，邪去则正安，诸症自愈。

3. 午后潮热

此方所治之午后潮热乃肝胆抑郁，浮火妄动所致。临床辨证中常见：面色潮红，口苦咽干，胸胁苦满，头晕心悸，午后潮热，舌苔白腻，脉滑数或弦数。若加栀子、龙胆草其效更佳。

案 刘某，女，24岁，1978年4月15日诊治。

平时情志不遂，常头晕目眩、心悸，月经提前，近日感午后潮热，体温在37.5℃左右，身疲无力，烦躁不安。故来院诊治。

症见：面色潮红，胸胁胀满，口苦咽干，四肢酸困，手足心汗出，舌苔白腻，小便黄，脉数。

辨证：肝胆抑郁，浮火妄动。

治则：疏肝解郁，清热泻火。

方药：柴胡、黄芩各15g，半夏、生姜、龙胆草、栀子各10g，当归、白芍、甘草各 12g，党参 6g，大枣 10 枚。

服上方 3 剂而愈。

体会：肝主疏泄，今患者平素情志不遂，以致肝胆抑郁。肝脉布两胁，肝郁克脾，故胸腹胀满，胆之经脉上循咽喉，故口苦、咽干，肝胆抑郁，郁久化热，午后潮热乃作，小便黄赤则是湿热之症，头晕目眩亦为胆肝之病，主以柴胡、龙胆草清泄肝胆之热，栀子、黄芩清肺与三焦之热，半夏、生姜散逆降气，恐疏泄太过，故用参、枣、草补气和中、调和营卫，当归、白芍柔肝、补血养营，肝木调达，郁滞消散，浮火自息，午后潮热亦除，共奏疏肝解郁、清热泻火之功。

4.呕吐

此方所治之呕吐乃寒邪犯胃，胃失和降，里热郁积所致。临床辨证中常见：恶寒发热，腹胀胁痛，呕吐酸水，口苦咽干，头晕目眩，舌苔薄腻，脉弦滑。本方加茯苓其效更佳。

案 黄某，男，45 岁，1977 年 8 月 20 日诊治。

平时饮食不节，复感寒邪，诱发呕吐，初服藿香正气丸略有好转，继服无效，呕吐日渐加重，胸腹胀满，食纳减退。

症见：形体消瘦，精神困疲，憎寒发热，头晕目眩，口苦咽干，腹胀胁痛，呕吐酸苦之水，舌淡白、苔薄腻，脉弦滑。

辨证：寒邪犯胃，胃失和降，里热郁积。

治则：清热利湿，降逆和胃。

方药：柴胡、半夏各 15g，生姜、茯苓各 30g，党参、黄芩、甘草各 12g，大枣 10 枚。

上方服 3 剂呕吐减轻，饮食增加，治投病机，继以上方投之，2 剂而愈。

体会：呕吐有虚实之分，虚乃脾阳不振或胃阴不足失其和降之功而致，实乃邪气犯胃、浊气上逆引起。平素饮食不节，复感风寒，外邪犯胃，饮食停滞，清不能升，浊不能降，浊气上逆，呕吐乃作。病程迁延日久，湿郁为热，口苦、咽干少阳证也，故以和中化湿之藿香正气丸仅能取效于一时，遵仲景"呕而发热者，小柴胡汤主之"之教导，以柴、芩和解半表半里之邪，生姜、半夏和胃降逆止呕，恐病日久，正气不足，以参、草、枣益气补中、调和营卫，重用茯苓以淡渗利湿。虽病日久，但由于治投病机，故获卓效。

5. 痛经

此方所治之痛经乃肝气郁结，气机不畅所致。临床辨证中常见：少腹胀痛，经行不畅，恶寒发热，食欲不振，头晕恶心，舌淡、苔薄白，脉弦数。以此方加玄胡、川楝子、香附等，其效更佳。

案 郑某，女，26岁，1978年2月21日诊治。

素体虚弱，加之情志郁闷，每次月经来潮少腹胀痛，经行不畅，服止痛之西药仅能取效一时，近日月经来潮少腹胀痛更甚，并寒热往来，服活血之品和止痛之西药，亦无好转。故来院诊治。

症见：形体较胖，面色潮红，舌淡、苔薄白、边尖红，恶寒发热，食欲不振，少腹胀痛，头晕恶心，脉弦数。

辨证：肝气郁结，气机不畅。

治则：疏肝利胆，活血调经。

方药：柴胡、半夏、香附各15g，黄芩、元胡、川楝子各12g，甘草、生姜、党参各10g，大枣6枚。

上方服3剂后，腹痛减轻，复以上方服5剂，诸症消除，恐其病情反复，嘱以每次行经前1周，服用此方，连服3个月而愈。

体会：痛经为妇科常见之病，有虚实之异，今患者情志郁闷，气郁伤肝，肝胆疏泄失司。"气滞则血凝"，瘀血结于少腹，故月经来潮腹痛则甚。寒热往来，食欲不振，头晕恶心，少阳证显见，故主以小柴胡汤疏肝利胆、解表清里、调和营卫、益气和中、降逆止呕，以香附、元胡、川楝子行气止痛、活血调经，治投病机，故能获效。

6. 黄疸

此方所治之黄疸乃外邪内侵，邪郁不达，与内蕴之湿相合，熏蒸肝胆所致。临床辨证中常见：恶寒发热，恶心呕吐，面目皮肤俱黄，小便短少、色黄赤，舌淡、苔薄黄或黄腻，脉弦滑。若加茵陈、大黄，其效更佳。

案 石某，男，35岁，1976年8月7日诊治。

素体脾胃有湿，复感风寒，身疲无力，食后恶心呕吐，恶寒发热，2日前发觉皮肤微黄，小便黄赤，目黄口渴，经化验检查：黄疸指数40U，谷丙转氨酶 380U，诊为急性黄疸型传染性肝炎。

症见：面目微黄，发热恶寒，心烦口渴，饥不欲食，恶心呕吐，精神困疲，小便短少、色黄赤，大便秘结，舌淡、苔黄腻，脉弦滑。

辨证：外邪内侵，邪郁不达，与内蕴之湿相合，熏蒸肝胆所致。

治则：清热利胆，渗湿泻下。

方药：柴胡、泽泻各 24g，半夏、生姜各 15g，甘草、党参各 9g，茵陈 60g，大黄（后煎）12g，大枣 10 枚。

上方服 2 剂后二便通利，精神好转，但饮食如故，以本方去党参，加神曲、麦芽各 15g，服 5 剂身黄已退，饮食增加，继服 5 剂，诸症已除，化验检查：黄疸指数 8U，谷丙转氨酶 100U 以下，临床治愈。

体会：黄疸有阴黄、阳黄之分，治疗亦别，本例患者乃平素脾胃有湿，复感风邪，邪郁不达，与内蕴之湿相合，郁久化热，影响胆汁流行，不循常规，入于血分，引发黄疸。视其面目发黄鲜明，知其阳黄无疑，恶寒发热，亦为外邪犹存；小便黄赤，大便秘结，一派湿热之症，故以小柴胡汤解表清里、疏利肝胆，重用茵陈、泽泻以清热利湿，大黄通便泄热，使上焦得通、津液得下，邪有出路。后诸症减轻，但仍不欲食，恐党参腻滞，故去之，用神曲、麦芽健脾，脾气得健，湿无生地，诸症自愈。

二十七、四逆汤

四逆汤由炮附子、干姜、甘草 3 味药物组成，功能回阳救逆，《伤寒》《金匮》中应用本方的条文颇多，"若重发汗，复加烧针者"用本方，"下利清谷不止，身疼痛者，急当救里……救里宜四逆汤"，"病发热头痛，脉反沉，当救其里，宜四逆汤"。此外，"表热里寒""脉沉""下利而厥冷""呕而脉弱"，"吐利汗出"均为本方的适应证，以证本方应用范围之广。方用附子温补肾阳、益火之源，干姜温脾阳、祛除胃寒。姜、附同用则温里回阳之力更强，甘草和中益气，有补正安中之功，三药合用，回阳生脉，祛寒救逆。现将临床运用本方的体会简介于下。

1. 脱疽（血栓闭塞性脉管炎）

此方所治之脱疽乃肾阳不足，寒湿内侵，经络不畅，气滞血瘀所致。临床辨证中常见：四肢厥冷，肢体困乏，足色苍白，肢体麻木，跛行、疼痛，舌质紫，苔白细腻，脉沉细。若于方中加入薏苡仁、当归、黄芪、丹参等，其效更佳。

案 王某，男，45岁，1972年10月27日就诊。

自述患血栓闭塞性脉管炎2年余，先后就治于多家医院，收效欠佳。故来院诊治。

现症见：面色晦暗，肢体困乏，手足冰冷，足色苍白，趾甲增厚，毛发脱落，腓肠肌萎缩挛紧，行走跛行，饮食不佳，便溏溲淋，舌质紫、苔白腻，脉沉滑。检查：右足背动脉、胫后动脉及左足背动脉消失；左胫后动脉微弱。

辨证：肾阳不足，寒湿内侵，经络不畅，气滞血瘀。

治则：温阳补肾，祛寒理湿，通经活络，活血化瘀。

方药：四逆汤加味。金银花、干姜、薏苡仁各60g，炮附片（先煎）、当归、甘草、黄芪、丹参各30g。

服上方8剂，诸症皆轻。药已中的，前方加减续服，如此调治3个月，诸症悉除，1年后追访良好。

2. 心悸

此方所治之心悸乃心阳不振，脾肾阳虚，痰湿内阻，气机不利所致。临床辨证中常见：心慌自汗，胸胁满闷，心前区疼痛，四肢逆冷，头晕目眩，心烦失眠，舌质紫体胖，苔白腻，脉结或代。若加黄芪、丹参，其效更佳。

案 张某，男，64岁，1973年7月18日就诊。

自述患冠心病3年余，每遇劳累或精神不佳时，即有发作，经多家医院诊治，获效不佳，1周前又因劳累过度，致使旧病复发，经医院抢救而脱险。但胸闷自汗，心慌心跳不能抑制。故来院诊治。

症见：形体高大肥胖，面色萎黄，胸胁满闷，心慌自汗，心前区彻痛，手脚逆冷，失眠烦躁，头晕目眩，纳差食少，便难溲淋，舌紫胖、苔腻白，脉结代。

辨证：心阳不振，脾肾两虚，痰湿内阻，气机不利。

治则：调补脾肾，温阳化痰，疏通气机。

方药：四逆汤加味。炮附片（先煎）30g，甘草12g，干姜15g，丹参、黄芪各 18g。

服上方 3 剂，心悸自汗、胸闷胁疼消失，余症皆轻。药中病所，前方加减续服。如此调服 2 周，诸症悉除，后每欲发作均给予四逆汤加味调治即愈。

3. 痔血

此方所治之痔血乃肝肾亏虚，阳气不振，血不归经，游溢脉外所致。临床辨证中常见：下血不止，大便不畅，膝腰酸软，心悸自汗，苔白无华，舌淡、苔薄白，脉沉细无力。若加银花炭、黑地黄、丹参等，其效更佳。

案 刘某，男，28 岁，1986 年 9 月 16 日就诊。

自述其患痔疮 3 年，经多方治疗，未获效果。此次探亲回里，受某乡医盲目手术，致使痔疮出血不止，险些送命，后送医院抢救而脱险。但仍下血淋漓不止。故来院请唐教授诊治。

症见：面色㿠白无泽，形体消瘦，眩晕，腰膝酸软，心悸自汗，纳差食少，大便不畅，下血不止，小便利，舌淡瘦、苔薄白，脉沉细无力。

辨证：肝虚肾亏，阳气不振，而致血难归经，游溢脉外。

治则：养肝固肾，壮阳益气，引血归经。

方药：四逆汤加味。炮附片（先煎）、银花炭、干姜各 30g，炙甘草、黑地黄各 15g，丹参 9g。

服上方 2 剂，下血即止，余症亦轻。药切病机，不予更方，上方续服 3 剂告愈。3 个月后随访良好。

4. 宫寒不孕

此方所治之不孕乃心肾阳虚，肝血不足，胞宫虚寒，督任失养所致。临床辨证中常见：面色萎黄，腰膝酸软，四肢厥冷，心悸自汗，带下清稀，舌质淡、苔薄白，脉沉迟。若加黄芪、当归、丹参，其效更佳。

案 孙某，女，28 岁，1984 年 10 月 21 日就诊。

自述婚后 6 年不孕。夫妇双检，未见生理异常。经多方医治，均未获效。故来院请唐教授诊治。

症见：面色萎黄，形体消瘦，腰膝酸软，手足逆冷，心悸自汗，食欲不佳，便溏溲淋，带下清稀，舌瘦淡、苔薄白，脉沉迟。

辨证：心肾阳虚，肝血不足，胞宫虚寒，督任失养。

治则：温补心肾，益气养肝，固补督任，温宫祛寒。

方药：四逆汤加味。炮附片（先煎）45g，甘草15g，干姜30g，黄芪、当归各25g，丹参12g，大枣7枚。

服上方6剂，白带减少，自汗止，腰膝酸软消失。药症相合，继以前方加减续服。如此调服月余而孕，如期顺产一男婴。1年后随访良好。

体会：四逆汤特为回阳救逆而设，对心源性休克、失血性休克、下利清谷、大汗出亡阳，以及辨证为四肢厥冷之循环系统疾病，投之能挽命于顷刻，救治于重危。本方中附子大辛大热，振奋心肾之阳，需大剂应用，亦应先煎，以祛其毒，才能收到预期目的，干姜鼓舞脾肾之阳，温中散寒，二药相配，一走一守，相得益彰；甘草益气调和，既协助姜、附回阳固脱之力，又可减姜、附燥烈之性，若用之得当，可收立竿见影之效。若邪热内陷，阳气被遏，不能外达四肢所引起的四肢厥冷，乃阳厥之证，在本方禁忌之列。

二十八、通脉四逆合芍药甘草汤

通脉四逆汤，四逆汤加重姜、附用量，旨在大力增强温阳药物的升温性，以速化内伏之阴寒，急回外越之阳气，破阴回阳，通达内外，仲景在论中云："少阴病，下利清谷，里寒外热，手足厥逆，脉微欲绝，身反不恶寒，其人面色赤，或利止脉不出者"，以本方治之，又云："下利清谷，里寒外热，汗出而厥者"本方主之。芍药甘草汤益阴养筋，缓急止痛，对营阴不足、肝脾不和之证用之多效，二方相合，实有调理阴阳、舒筋活血、温通经络、化瘀祛滞、解痉止痛之效。我们在临床中，根据两方之证治加减运用，用之多效，现将临床运用本方的体会简介如下。

1. 无脉症

本方所治之无脉症乃脾肾受损，肾元不足所致。临床辨证中常见：头晕目眩，心悸自汗，四肢厥冷，麻木疼痛，胸胁满闷，失眠多梦，舌质淡、苔薄腻。若加当归、黄芪，其效更佳。

案 李某，女，28岁，教师，1975年9月诊治。

自述由情绪不畅，渐至无脉，多方调治无效。故来院请唐教授诊治。

症见：面色晦暗无泽，心悸眩晕，气短自汗，手脚麻凉易疼，胸胁满闷，失眠多梦，纳差食少，二便如常，舌质淡、苔薄腻，切脉不着。

辨证：肝脾受损，肾元不足；阴阳不济，经脉阻滞。

治则：调理肝脾，固补肾元，温经复脉。

方药：通脉四逆汤合芍药甘草汤加减。炙甘草、炮附片（先煎）、干姜、黄芪、当归各30g，白芍45g。

服上方6剂，手脚温度上升，麻疼减轻，继服前方12剂，手脚麻、凉、疼消失，脉搏隐约可见，余症皆轻，守前方加丹参15g，继服20剂，脉搏恢复，余症亦除。

2. 脱疽（血栓闭塞性脉管炎）

本方所治之血栓闭塞性脉管炎乃肝肾不足，寒湿内结，气滞血瘀，经络阻滞所致。临床辨证中常见：肢体发凉、麻木、跛行，色呈苍白，气短心悸，腓肠肌痉挛不舒，舌质淡、苔薄白，脉沉细。若在方中加入黄芪、当归、丹参，其效更佳。

案 付某，男，54岁，农民，1985年7月上旬就诊。

自述脚腿木冷疼痛3月余，经多方调治无效。后确诊为血栓闭塞性脉管炎。

症见：面色晦暗，气短心悸，下肢沉困无力，腓肠肌挛紧，脚色苍白凉疼，左侧尤重，行走跛行，左足背及胫后动脉消失，舌质紫暗，舌苔黄腻而燥，脉沉弦而滑。

辨证：肝肾俱虚，寒湿内结，气滞血瘀，经络阻滞。

治则：调理肝肾，温通经络，祛湿化瘀。

方药：通脉四逆合芍药甘草汤加减。甘草、附子（先煎）、干姜、玄参、丹参各30g，白芍60g，黄芪45g。

服上方10剂，足已不麻木，疼止凉轻，守方加葱白2枚，加减调服3个月，先后服药68剂，动脉搏动恢复，临床症状消失，可单独步行5000m以上，无疼感。为善其后，每月服前方4剂。至今良好。

3. 类风湿

本方所治之类风湿乃肝肾不足，风寒内侵，邪客关节，经络阻滞所致。

临床辨证中常见：周身关节发凉，疼痛，指、膝关节尤甚，屈伸不利，心悸气短，天气阴冷病情加重，舌质紫、苔薄黄，脉弦数。若加黄芪、金银花、薏苡仁，其效更佳。

案 李某，男，51岁，干部，1984年8月16日就诊。

自述患关节肿疼3月余。先后经地县医院检查确诊为类风湿关节炎，经多方调治疗效不佳。故来院请唐教授诊治。

症见：面色无华，常有心悸气短，周身关节凉疼，指膝关节肿疼，指关节尤甚，屈伸不利。对气候变化敏感，大便干，小便赤，舌质紫暗，舌苔黄腻而燥，脉弦数而滑。

辨证：肝肾不足，风寒内侵，邪客关节，经络阻滞。

治则：调补肝肾，祛风理湿，温经通络，调和气血。

方药：通脉四逆汤合芍药甘草汤。炮附子35g，炙甘草、黄芪、薏苡仁、金银花各30g，干姜20g，白芍60g，葱白3枚。

服上方6剂，诸关节凉疼大减，指关节屈伸自如，余症亦轻。守方继服，治疗2个月，服药57剂而愈，至今无恙。

4.心悸

本方所治之心悸乃肝脾两虚，心肾不交，阴阳不济，痰湿内郁所致。临床辨证中常见：心悸气短，头目眩晕，自汗，大便干，小便短赤，舌质紫有瘀斑，脉沉细。我们常以本方加黄芪、丹参、麦门冬、红参等治疗冠心病、心绞痛，每能获效。

案 朱某，男，58岁，干部，1984年4月24日就诊。

经地县医院多次检查，诊为高血压心脏病，经调治，效不佳，每遇繁忙或精神紧张，多有发作。故来院请唐教授诊治。

症见：面色晦暗无泽，轻度浮肿，气短眩晕，心悸自汗，纳差食少，大便干，小便短赤，舌质紫暗有瘀点，舌苔薄白而腻，脉沉细而结。

辨证：肝脾两虚，心肾不交，阴阳不济，痰湿内阻。

治则：固补肝脾，交通心肾，调理阴阳，化瘀祛痰，并兼理湿。

方药：通脉四逆汤合芍药甘草汤加减。炮附片、干姜、炙黄芪、麦冬各30g，炙甘草、丹参各25g，白芍45g，红参6g，葱白2枚。

服上方 4 剂，胸胁闷疼及心悸凉汗消失，余症亦减。加减调治月余，服药 26 剂，诸症皆除，尔后，每遇劳累或精神紧张病欲发作，服上方 3 剂即可抑制。

5. 不孕症

本方所治之不孕症乃肝肾不足，冲任失养，阴阳不济，经脉阻滞所致。临床辨证中常见：腰酸腹痛，赤白带下，月经错后，量少色暗，心烦易怒，舌质紫、苔薄腻，脉沉细。若在方中加入丹参、女贞子、当归等，其效更佳。

案 李某，女，30 岁，职工，1985 年 3 月 21 日就诊。

自述婚后 4 年不孕，夫妇双检无生理异常，经多方调治无效。故来院请唐教授诊治。

症见：面色晦暗，头目眩晕，心烦易怒，腰酸腹疼，赤白带下，经来错后，量少色暗，舌质淡有瘀点，苔薄腻，脉沉细而滑。

辨证：肝肾不足，冲任失养，阴阳不济，经脉阻滞。

治则：调补肝肾，以固冲任，交通阴阳，通经祛瘀，濡养胞宫。

方药：通脉四逆汤合芍药甘草汤加减。炮附片（先煎）、干姜、炙甘草、当归、丹参、女贞子各 30g，白芍 45g，葱白 3 枚。

服上方 4 剂，腰酸腹疼减轻。加炙黄芪 24g，继服 4 剂，腰酸腹疼消失，带止，余症皆轻。症药相投，加减调治 45 日，先后服药 36 剂后受孕，如期顺产一男婴。

二十九、己椒苈黄丸

己椒苈黄丸由防己、椒目、葶苈子、大黄 4 味药物组成。方中防己行水泻热，椒目燥湿降逆，葶苈子化痰平喘，大黄泻热破积；四味相伍，组成肃肺荡饮、通腑坠痰之剂。现将运用本方的体会简介如下。

1. 肺心病水肿

本方所治之肺心病水肿乃脾肾阳虚，痰湿壅盛所致。临床辨证中常见：周身浮肿，腹满而喘，心悸，四肢厥冷，痰涎壅盛，舌质紫、苔薄黄，脉细促。肿甚者加茯苓、泽泻、腹皮，喘甚者加杏仁，痰涎壅盛者加陈皮、半夏，腹满甚者加厚朴，若有四肢厥冷者加附子、干姜。

案 马某，男，55岁，1981年1月2日诊治。

患肺源性心脏病10余年，长年咳喘、心悸。1980年入冬后心悸加重，周身浮肿，喘息难卧，因三度心衰而住院。

症见：面色青黑，周身浮肿，腹满而喘，心悸，不能平卧，唇口紫绀，痰涎壅盛，四肢厥冷，二便不利，舌质紫、苔薄黄，脉细促，脉搏110次/分，血压86/50mmHg。

辨证：久病正虚，腑气不通，大虚之中有羸状。

治则：肃肺降浊，兼以益气温阳。

方药：防己、炮附片各15g，椒目、葶苈子、大黄各5g，干姜、红参各10g，茯苓30g，嘱其浓煎频服。

服上方3剂后，便出脓样黏秽粪，小便通利，下肢转温，心悸、喘促减轻。服10剂后肿消，能下床活动。继服24剂，症状基本消失，能从事轻体力劳动。

2. 风心病咯血

本方所治之风心病咯血乃腑气不通，肺失宣降，水留邪郁，寒热错杂所致。临床辨证中常见：咳喘气急，咯吐鲜血，心悸，口舌干燥，小便短赤，舌苔黄腻，脉促无力。咯血者重用大黄，兼气虚者加潞党参，兼阳虚者加附子、干姜。

案 吕某，女，70岁，1975年3月20日诊治。

心悸、喘息气急、咳嗽咯血8年余，痰中常带血丝，若劳累复感寒邪后，触发咳喘加重，多咯吐鲜血。

症见：面色苍白虚浮，咳喘气急，咯吐鲜血，心悸，口舌干燥，小便短赤，大便秘结5日未行，舌苔黄腻，脉促无力。

辨证：肠道腑气不通，肺失宣降，水留邪郁，久咳伤络则咯血，属寒热错杂之证。

治则：清热通腑，回阳固正，兼以止血化痰。

方药：防己9g，干姜、炙甘草、炮附片各12g，葶苈子、椒目、大黄各6g，三七（冲服）3g，茯苓30g。

上药浓煎频服，第二日咯血减轻，唯痰中仍带血丝，余症均减，上方又服 4 剂咯血止，咳喘亦减，后以益气养血之品以善其后，喘咳、咯血均愈。

3. 昏迷（肺性脑病）

本方所治之昏迷为正虚阳衰，痰热结聚，肺失宣降，清浊易位所致。临床辨证中常见：呼吸喘促，喉中痰鸣，四肢厥冷，心悸，二便闭结，舌质紫、苔黄腻，脉细数。四肢厥冷阳虚者加附子、干姜，气虚重者加人参，痰湿重者加茯苓。

案 马某，男，44 岁，于 1976 年 6 月 16 日诊治。

有肺心病史 10 余年，近半年来咳逆喘促，时呈昏迷状态，西医诊断为呼吸性酸中毒，静脉注射葡萄糖、碳酸氢钠等，症状缓解片刻，旋即恢复原状。故来院请唐教授诊治。

症见：面色青黑，呼吸喘促，喉中痰鸣，呈阵发性神志模糊，心悸，四肢厥冷，二便闭结，舌质紫、苔黄腻，脉细数、动而中止。

辨证：痰热结聚，正虚阳衰，肺失宣降，清浊易位。

治则：化痰降逆，扶正回阳。

方药：防己、炙甘草各 15g，茯苓 30g，潞党参 21g，炮附片、干姜各 12g，葶苈子、椒目各 4.5g，大黄（后下）9g。

服药后，便黑色脓液样粪小半盂，神志略清，四肢转温，继以上方加减连续服用 1 周，神志清醒，咳喘减轻，继以纳气温肾之剂调治好转。

三十、对乌梅丸中干姜、黄连的应用经验

乌梅丸出自《伤寒论》，方中除乌梅外，干姜、黄连用量最大。现多有畏干姜燥烈、黄连苦寒而减量或弃之不用者，实失仲景原意。二药配合，寒热并用，苦寒兼施，有清上温下之功。若弃之不用，殊为可惜，用量过小，亦不能起到应有的作用。老中医周连三、张感深先生对此方中姜、连二药的运用，各有千秋，积累了丰富的经验，举例两则说明之。

1. 久痢

案 马某，男，51 岁。

脾胃素虚，又食生冷，遂发为痢，日 20 余次，先后服西药和枳实导滞丸等，病稍缓解，但仍日下利 10 余次，迁延 3 月余。于 1963 年 4 月 23 日求治

于张感深先生。

症见：形体消瘦，面色萎黄，腹痛绵绵，喜暖喜按，饥而不欲食，食则腹胀，四肢厥冷，小便清长，舌边尖红、苔白多津，脉沉细。

辨证：久病正虚，寒热错杂。

治则：清上温下。

方药：乌梅24g，黄连、黄柏各12g，当归、潞党参、炮附子各6g，干姜、蜀椒、桂枝各4.5g，细辛3g。

3剂，效不显。遂求治于周连三先生。周连三先生观其脉证，认为乌梅丸证无疑，何以治之不愈。遂细审其方，发现干姜量小而连、柏量大，清上有余而温下不足，于是增干姜为15g，减黄连为9g、黄柏为4.5g，服12剂而愈。

2. 蛔厥

案 彭某，男，13岁。3日来右上腹疼痛，吐蛔1条，以脾胃虚寒论治，其病不减。求治于周连三先生。

症见：形瘦神疲，面色青黄，右上腹部痛如刀绞，时痛时止，心中疼热，呕吐酸水，四肢厥冷。舌质红、苔薄黄，脉沉细数。

辨证：厥阴阴邪化寒之蛔厥。

治则：清上温下，温脏驱蛔。

方药：乌梅24g，细辛、蜀椒各4.5g，黄连、黄柏、当归、党参各6g，炮附子、桂枝各9g，槟榔15g，干姜18g。

上方服1剂，自觉四肢厥冷减轻，但心中疼热不解，又加烦躁、口渴、喜饮。急来诊治，恰逢张感深老先生，确诊蛔厥无疑。乌梅丸乃的对之方，出现反应的原因在重视下寒而忽视上热，重用干姜而轻用黄连，遂减干姜为9g，增黄连为12g，加大黄12g，服2剂而愈。

周连三先生尝谓"厥热胜负之理，贵阳而贱阴。盖脾主升清，以湿土主令，多从寒化，湿邪重着，脾胃壅塞，吐利乃作。重用干姜者，燥湿以祛寒，健脾以升清，清升浊降，吐利自止。干姜虽燥烈，而是无毒之品，常食尚未见害，对于中寒之证，焉有不用之理！"基于此理，常去黄连、黄柏名减味乌梅丸，治疗脾胃虚寒之久泻久痢，每能应手取效。干姜常用量9~15g，大剂时可用至30g。

张感深先生曾说:"厥阴之病,寒热错杂,肝木升发过旺,最易化火,吐利、消渴、疼热之症临床多见,故仲景方中黄连用 16 两,仅次于乌梅。有谓黄连苦寒不宜用者,不知内有姜、附、椒、桂之温,虽清热而不伤脾胃之阳,况苦能清热,亦能渗湿,虽大剂运用,亦无妨害。"常用 9~18g,多能应手取效。

以上两说,乍看似觉各执一偏,实则相辅相成。我们继承周、张两先生的经验,上热者重用黄连,脾胃虚弱者重用干姜,并改丸为汤,浓煎频服,效果甚佳。

三十一、当归四逆汤

当归四逆汤由当归、桂枝、白芍、细辛、木通、甘草、大枣 7 味药物组成,方中当归补血活血、调经止痛,桂枝温经通阳,白芍养血敛阴,细辛散寒止痛,甘草补脾益气、缓急止痛、调和诸药,木通利窍通络,大枣益气养血,共成温经散寒、养血通络之剂。仲景在《伤寒论》中云:"手足厥寒,脉细欲绝者,当归四逆汤主之。"综合所言,手足厥冷、麻木,恶寒,脉细欲绝,或腹中冷痛,或肩、腰、腿、足及其他部位冷痛是其辨证要点。现将临床运用本方的体会简介于下。

1. 脱疽(血栓闭塞性脉管炎)

此方所治之脱疽乃寒凝气滞、阳气衰微、不能温养四肢所致,故见四肢厥寒,脉微欲绝。我们常以本方加减治疗血栓闭塞性脉管炎证属阴寒内盛、阳气不能通达而致肢体冰凉、脉微欲绝者,若加炮附子、黄芪,其效更佳。

案 赵某,男,38 岁,1985 年 11 月 29 日诊治。

患者双下肢发凉、麻木 2 个月,跛行,疼痛 20 日。2 个月前因涉水后感双下肢发凉、麻木,未予治疗,20 日前发凉、麻木加重,跛行,疼痛,左下肢尤甚,在本地卫生院以风湿性关节炎治疗 2 周效果不佳,遂来我院门诊。

症见:双下肢发凉麻木,色呈苍白,穿棉靴亦不觉温,跛行,行走 200m 即感腓肠肌痉挛不舒,静止疼痛入夜加重。面容憔悴,表情痛苦,双足背、胫后动脉搏动均已消失,左腘动脉搏动微弱,舌淡苔薄白,脉沉细。

甲皱微循环检查:管袢总数 7 根,其中正常 2 根,异形 5 根,管袢模糊,

方药心得

排列紊乱，动脉管袢长 140μm，静脉管袢长 180μm，血色呈暗红。

血液流变检查：患者的全血比黏度、血浆比黏度、体外血栓长度、湿重、干重、血小板黏附性、红细胞的变形性、红细胞电泳时间均高于正常人，血沉偏低，血球压积增高，血脂、纤维蛋白原显著高于正常人。

辨证：寒凝气滞，脉络不通。

治则：温阳益气，化瘀通络。

方药：当归、炮附子各 15g，桂枝、白芍各 12g，木通、甘草各 10g，细辛 6g，大枣 7 枚，黄芪 30g，赤芍 20g。

服 6 剂后，自觉患肢温度略有回升，入夜疼痛微减，原方加川芎 10g、川牛膝 15g，服 60 剂后，疼痛消失，行走 1000m 已无不适，温度基本恢复正常，已无麻木沉困感，双足背动脉仍无，胫后动脉搏动恢复。甲皱微循环检查：管袢总数 12 根，其中，正常管袢 7 根，管袢清楚，排列整齐，动脉管袢长 170μm，静脉管袢长 200μm，血色暗红。血液流变检查：全血比黏度、血浆比黏度、体外血栓长度、湿重、干重、血小板黏附性、红细胞的变形性、红细胞电泳时间、血沉、血脂、血球压积、纤维蛋白原同前显著改善。临床治愈，继服上方 20 剂以巩固疗效。

2. 痛经

此方所治之痛经乃寒凝经脉、营血内虚所致，临床辨证中多兼见身冷恶寒、小腹冷痛、四肢酸困无力、白带多而清稀、舌质淡苔薄白、脉沉细迟等症。若加炮附子，其效更佳。

案 刘某，女，24 岁，1981 年 12 月 1 日诊治。

经行腹痛已有两年之久，曾服温经散寒、益气活血之温经汤、四物汤等中药，收效甚微，患者常觉身冷恶寒，四肢发凉，身困乏力，小腹冷痛，白带多而清稀，每逢经期，则小腹疼痛更甚，舌质紫淡，苔薄白，脉沉细迟。

辨证：寒凝脉络，气滞血瘀。

治则：温经散寒，活血祛瘀。

方药：当归、桂枝、炮附片各 15g，红花、川芎、木通各 10g，生姜、白芍各 12g，细辛 6g，大枣 18g。嘱在经期前 5 日服用。

1 个月后复诊，患者述服药后当月腹痛即减轻，嘱其照原方每月经前 5 日服用，坚持半年。半年后患者告之，用药第 4 个月，疼痛已消失，诸症悉除，月经已转正常。

3. 雷诺病

此方所治之雷诺病乃血虚感寒，气血被遏所致。临床辨证中常兼见：肢端苍白、发凉、麻木、疼痛，甚则溃破，冬重夏轻，舌质淡苔薄白，脉细弱。若加炮附片、黄芪、土茯苓，其效更佳。

案 李某，男，33 岁，1981 年 10 月 18 日诊治。

患者双上肢苍白、紫绀、潮红 1 年，左手食指指尖溃破 2 个月。长期在寒冷地带工作，因受冻而诱发双手发凉、麻木、疼痛，双手颜色时苍白，时潮红，时青紫，触之冰冷，冬重夏轻，多方求治无效。2 个月前左手食指尖溃破，以血栓闭塞性脉管炎治疗，效果不佳，求治于我院。

症见：面色青黄，表情痛苦，双手发凉麻木，有针刺样疼痛，做冷水试验：两手初呈苍白，继而紫绀，由指尖渐及手掌，凉麻疼痛，最后双手色呈潮红，两手对称性发作，自述因精神刺激和寒冷刺激后均可诱发上述症状。每日数次发作，伤口为 0.5cm×0.5cm，色暗紫，肌肤甲错，皮肤枯槁，指甲生长缓慢，双手桡、尺、肱动脉均有搏动，但微弱。

甲皱微循环检查：管袢总数 8 根，其中正常管袢 3 根，异形管袢 5 根，模糊不清，排列紊乱，血液流速缓慢，血色呈暗紫色，动脉管袢长度 150μm，静脉管袢长度 180μm，动脉口径 15μm，静脉口径 21μm，

辨证：寒湿入络，血脉瘀阻。盖患者素体阳虚，加之寒湿内侵，则肢端发凉，寒湿入络，脉络不通，不通则痛。

治则：温经散寒，通络止痛。

方药：当归、桂枝、白芍、丹参、炮附片、大枣各 15g，黄芪 30g，细辛、木通各 10g，甘草 12g。

外科处理：伤口以 75% 酒精消毒，黄连油纱条外敷，消毒干纱布包扎，隔日换药 1 次。

上方服 6 剂后，自觉日发作次数减少，但仍疼痛，原方白芍增至 30g，加制乳香、制没药各 10g。服 10 剂后，自觉疼痛、发凉麻木症状减轻，遵原方又服 30 剂后，伤口结痂，其余症状均明显好转，上方去制乳香、制没药，又

服 60 剂，静止痛消失，桡、尺、肱动脉可明显触及，雷诺症状显著好转，仅在寒冷甚时偶然出现。甲皱微循环检查：管袢总数 12 根，其中正常管袢 8 根，管袢排列较前整齐，血流运度增快，血色转为暗红色，动脉管袢长 180μm，静脉管袢长 210μm，动脉口径 18μm，静脉口径 22μm。临床治愈。

4. 瘾疹

此方所治之瘾疹乃血虚寒凝，肢体失养所致。临床辨证中常见：皮肤瘙痒，迁延日久，手足厥冷，遇冷瘙痒尤甚，面色㿠白，形体疲惫，舌苔薄白，脉细无力等。瘙痒甚者，加白鲜皮、地肤子、防风等，其效更佳。

案 徐某，男，48 岁，1987 年 3 月 21 日诊治。

患者全身瘙痒已 2 年，加重 2 个月。2 年前不明原因发作全身瘙痒，冬春发作尤甚，诊断为瘾疹，经多方治疗症状时轻时重，效果不显，经介绍求治于我院。

现症见：头面、颈项、四肢有散在白色斑块，搔之随之而起，自诉遇风后发病，始在手及皮肤裸露处，发冷、麻木、奇痒，渐累及全身，瘙痒难忍。常感手足不温，怕冷，面色无华，舌淡苔白，脉沉细。

辨证：血虚寒凝，血运不畅，不能温养肢体，风寒之邪乘虚而入。

治则：温经散寒，养血祛风止痒。

方药：当归、白芍、地肤子、白鲜皮、防风、大枣各 15g，桂枝、木通各 10g，细辛、甘草各 6g。

服药 5 剂，瘙痒减轻，继服 6 剂，皮疹消退，瘙痒消失，两手转温，余症均消失，临床治愈。

三十二、黄连阿胶汤

黄连阿胶汤由黄连、阿胶、黄芩、白芍、鸡子黄 5 味药物组成，功能育阴清热。方中黄连、黄芩除烦热、清心火，阿胶、白芍、鸡子黄滋肾阴、安神养血，对阴虚阳亢、心肾失交所致之心烦不寐、口干咽燥、头目眩晕、舌红绛少苔等症，用之多能收效。仲景在《伤寒论》中云："少阴病，得之二三日以上，心中烦，不得卧，黄连阿胶汤主之。"指出了本方的辨证要点为心中烦，不能卧。本方与四逆汤证皆有烦躁，四逆汤证为阴盛格阳，本方证为阴虚阳亢。现将临床运用此方的经验简介于下。

1. 眩晕

此方所治之眩晕乃肾阴亏虚,心火上炎所致。临床辨证中常见:头晕眼花,耳鸣汗出,心中烦热,口渴欲饮,舌红绛少苔,脉细数或弦细。

案 程某,女,49岁,1987年4月18日诊治。

患者头目眩晕2年余。自述2年前因与人生气后渐感头目眩晕,心烦易怒,并常汗出不止,精神不振,经多方治疗效果不显,故就诊于我院。

症见:头目眩晕,心烦易怒,耳鸣汗出,精神萎靡,表情淡漠,口干欲饮,舌质红绛无苔,脉弦细数,查血压124/82.5mmHg,脑电图示为正常,脑血流图检查也未发现异常。

辨证:心火亢盛,肾水不济,乃心肾不济之证。

方药:黄连阿胶汤加味。川黄连、黄芩各10g,阿胶(烊化)、生地、首乌、生龙骨(先煎)、生牡蛎(先煎)各15g,白芍20g,鸡子黄2枚。

服3剂后,心烦眩晕减轻,汗出已止,原方继服12剂,精神振作,眩晕心烦诸症均消失,临床治愈。

2. 失眠

此方所治之失眠乃阴虚火旺,心肾不济而致。临床辨证中常见:失眠,严重者通宵不能入睡,或似睡非睡,似醒非醒,或入睡后即做噩梦,或梦乱如麻,清醒后精神恍惚,头晕心烦,小便短赤,舌红少苔,脉弦细数等。若加炒枣仁、煅龙骨、煅牡蛎、夜交藤等,其效更佳。

案 唐某,女,57岁,1980年9月27日诊治。

患者失眠多梦已10年。10年前因高血压(血压160/100mmHg)而感头晕目眩、心烦易怒、口干易汗、耳鸣,服降压药物后血压维持在140~120/90~80mmHg,头晕目眩症状好转,但经常失眠多梦,每晚需用镇静之西药方可入睡4~5个小时,服养血安神、滋阴潜阳之中药多剂无效,故求治于我院。

症见:形体较胖,面色黧黑,神情恍惚,自诉心烦头晕,失眠多梦,每晚服地西泮后仅能入睡4个小时,入睡后也多为似睡非睡,多做噩梦,醒后身汗出,白日则精神恍惚,手足心发热,小便短赤,舌质红绛无苔,脉细数。

辨证:阴虚火旺,心肾不济。

治则：育阴清火，养血安神。

方药：川黄连、黄芩各 12g，夜交藤、珍珠母（先煎）各 30g，酸枣仁、阿胶（烊化）、白芍各 15g，鸡子黄 2 枚。

上方服 3 剂后，夜梦减少，上方加浮小麦 30g。上方共服 36 剂，心烦多梦、汗出症状减轻，夜能入睡 4~5 个小时，治投病机，遵上方改汤为丸。服 3 个月后患者告之，诸症悉除。临床治愈。

3. 遗精

此方所治之遗精乃肾阴受灼，精关不固所致。临床辨证中常见：头晕目眩，心烦易怒，口干欲饮，阳事易举，阴精易泄，舌质红少苔，脉细数或弦细。若加生地、知母、麦冬，其效更佳。

案 王某，22 岁，1984 年 6 月 17 日诊治。

患者头晕目眩，阴精易泄半年。患者于半年前因事不遂心，生气后自觉头晕目眩，夜多遗精，心烦易怒，阳强易举，因羞于开口，一直未予治疗，2 个月前遗精加重，并感腰膝酸软。遂在家人陪同下来我院诊治。

症见：形体消瘦，精神困惫，自诉头晕目眩，心烦易怒，阳事易举，遗精每日 1 次以上，口干舌腻，睡眠不实，舌质红、边有齿印、苔薄白，脉细数。

辨证：阴亏火旺。

治则：滋阴清热，养血固精。

方药：川黄连、黄芩各 12g，阿胶（烊化）20g，麦门冬、生地、知母、白芍各 15g，甘草 10g，鸡子黄 2 枚。

服上方 4 剂，仅服药第 1 日、第 2 日遗精 2 次，第 3 日、第 4 日均未出现遗精，其余症状均减轻，遵上方继服 10 剂，仅遗精 2 次，上方加芡实 15g，服 20 剂后，未出现遗精，其余症状均显著减轻。后以黄连阿胶汤原方调治，又服 10 剂，其余症状均消失，临床治愈。

三十三、四逆散

四逆散由柴胡、白芍、枳实、甘草 4 味药物组成，功能调和肝脾，解郁泄热。方中柴胡外可化解透邪、内能疏畅气机，白芍柔肝敛阴，枳实行气消滞、泄热降浊，甘草益脾和中，柴胡与枳实，一升一降，既可清泄内陷之热郁，又能透达内郁之阳气，再配以白芍、甘草，更加强了本方解郁缓急、调理肝脾之功效，使阳气透达，厥逆自愈，拘挛舒而疼痛自止。仲景在《伤寒论》中云："少阴病，四逆，其人或咳，或悸，或小便不利，或腹中痛，或泄利下重者，四逆散主之。"明确提出了本方的辨证要点为：胸肋满闷疼痛，或腹中痛，或泄利下重，手足不温，脉弦。现将我们临床运用本方的体会简介于下。

1. 胃痛

此方所治之胃痛常症见胃痛隐隐、时轻时重、胃脘部感痞闷不舒、食欲不振、手足不温、舌质淡红、舌苔薄黄等。我们常以本方加减治疗慢性胃炎、肋间神经痛等，多能取效。慢性胃炎及胃部不适疼痛者酌加半夏、郁金、木香、砂仁，肋间神经痛者酌加郁金、木香、川楝子、玄参、香附，其效更佳。

案 赛某，男，57 岁，1991 年 10 月 31 日诊治。

患者胃脘部疼痛 3 年。3 年前因饮食不节渐感胃部泛酸，隐隐作痛，当地医院诊为慢性胃炎，服消炎解痉之品效果不显，服中药益气健脾、和胃化湿之剂效亦不佳，故求治于我院。

症见：形体消瘦，面色青黄，胃部泛酸，隐隐作痛，牵及两肋，食欲不振，手足不温，舌淡红，苔薄黄，脉弦细。

西医诊断：胃炎。

中医辨证：肝郁气滞，肝脾不调。

治则：疏肝理气，调和肝脾。

方药：柴胡、郁金、川楝子、半夏、枳实各 12g，白芍 15g，川黄连、干姜各 6g，甘草 10g。

服药 3 剂，疼痛已有缓解，纳食觉香，舌质淡苔薄黄，嘱原方继服。服药 18 剂后，胃脘疼痛及胁肋疼痛均已消失，胃部已不泛酸，胃镜检查胃炎已基本痊愈。上方加玄胡 10g，继服 10 剂以巩固疗效。

2. 咳嗽

此方所治之咳嗽乃脾阴不足，肝失疏泄，上逆于肺，肺失宣降所致。临床辨证中常见：阵咳入夜加剧，咳时牵及两肋作痛，或晨起咳嗽更剧，痰少而黏，不易咯出，食欲不振，夜寐欠安，舌红苔薄白或薄黄，脉弦滑等。加用清肺镇咳之川贝母、胆南星、竹茹、桑皮、杏仁等品，其效更佳。

案 林某，女，63岁，1981年3月17日诊治。

患者久有咳嗽病史，冬春尤甚，遇寒更重。10日前感冒后经治疗寒热已除，但遗留咳嗽，经多方治疗无效，故求治于我院。

症见：形体消瘦，表情痛苦，双眼睑轻度浮肿，咳嗽晨起更剧，痰少而黏，不易咯出，咳时牵引小腹疼痛，食欲不振，心烦，少寐多梦，小便黄，舌质红苔薄黄，脉弦细。

辨证：肝失疏泄，肺失宣降。

治则：清肝肃肺，理气止咳。

方药：柴胡、枳实、甘草、杏仁各10g，白芍、桔梗各15g，川贝母、竹茹、桑皮各12g。

服药5剂，咳嗽减轻，能咳出黄色黏痰，治投病机，以上方加石膏15g、陈皮10g，服12剂后咳嗽基本消失，唯晨起有轻微咳嗽，余症均减轻，继服上方6剂而愈。

3. 胁痛

此方所治之胁痛乃肝胃郁热，气机不畅所致。临床辨证中常见：胁肋疼痛，右胁疼痛尤甚，恶心欲呕，胸闷不欲食，或见恶寒发热，口干苦，舌质淡苔薄黄，脉弦数。我们常以本方加减治疗肝炎、胆囊炎、胆囊息肉所致之胁痛多能取效。酌加郁金、木香、川楝子、金钱草、龙胆草、半夏、竹茹、神曲、山楂，其效更佳。

案 张某，女，41岁，1979年7月12日诊治。

患者右胁疼痛，胸闷不适2个月。患者平素性情急躁。2个月前原因不明感右胁隐隐作痛，伴胸闷不适，食欲不振，因经济困难未予治疗，1个月前感胁痛加重，胸闷不欲食，常恶心呕吐，遂来我院门诊。

症见：形体稍胖，面色萎黄，右胁疼痛，恶心欲吐，厌油腻，胸闷脘痞不舒，纳呆，舌质红，苔黄腻，脉弦滑。

西医诊断：经超声波检查确诊为肝炎。

中医辨证：肝郁气滞。

治则：疏肝理气，和胃降逆。

方药：柴胡、枳实、甘草、竹茹各10g，郁金、川楝子、半夏各12g，炒神曲、炒山楂各15g。

上方服2剂，恶心欲呕、右胁疼痛减轻。治投病机，上方加陈皮12g，服24剂后，右胁疼痛消失，恶心欲呕、胸脘痞闷已基本消失，可正常进食，超声波检查仍提示为肝炎，继服舒肝健胃丸以善其后。

4. 泄利下重

此方所治之泄利下重乃下焦湿热，热阻气滞所致。临床辨证中常见：腹胀腹痛，泄利下重不爽，里急后重，倦怠无力，饮食不香，四末不温，平素心烦易怒，夜不安寐。临床中若见湿热盛而下利重者加黄柏、薤白、茯苓，有虚寒之证者则加干姜、薤白，其效更佳。

案 韩某，男，58岁，1982年12月6日诊治。

患者腹痛下利1年。患者平素性情急躁，1年前发脾气后即感胁肋胀痛，服行气止痛药物后胁痛减轻，但总感腹痛绵绵，痛则下利，每日下利2~3次，下利不爽，经多方治疗无效，遂求治于我院。

症见：泄利下重，下利不爽，腹痛绵绵，里急后重，每日2~3次，大便溏薄，平素心烦易怒，身倦无力，食纳不佳，四末欠温，舌淡苔薄白，脉弦细，大便做细菌培养也未发现异常。

辨证：肝脾气滞。

治则：疏肝理气，清热止泻。

方药：柴胡、白芍、枳实、薤白各12g，黄柏15g，茯苓30g，木香、甘草各6g。

上方服2剂，腹痛减轻，又服6剂后，大便日1~2次，能成形，上方去茯苓加炒神曲、炒山楂各15g，陈皮12g，服10剂后，诸症悉除，临床治愈。

三十四、半夏厚朴汤

半夏厚朴汤由制半夏、厚朴、茯苓、生姜、苏叶5味药物组成，功能行气降逆，化痰散结。方中半夏化痰开结、下气降逆，厚朴行气燥湿、消痰平喘，紫苏叶行气宽中、发表散寒，生姜温肺止咳、发汗解表，紫苏叶、厚朴、生姜相伍，理气化痰，助半夏降逆散结，茯苓利水渗湿、健脾安神，5 味同用，则有利气降逆、化痰散结之功。实践体会，本方证的辨证要点为：痰气郁结，咽中如有物阻，咯吐不出，吞咽不下，胸脘满闷，气急咳嗽，呕吐等。现将我们运用本方的体会简介如下。

1. 噎膈（食道炎）

本方所治之噎膈乃因肝气郁结，失于条达，胃失和降，生湿生痰所致。临床辨证中常见：胃脘疼痛，进食尤甚，甚则只能进流质食物，脘痛牵引两肋，胸闷嗳气，嘈杂吐酸，胃中觉热，纳食不香，舌质淡苔白腻或薄黄，脉弦数或弦滑。我们常以本方加减治疗食道炎、胃炎属肝郁气滞、痰湿内郁、胃失和降之证，多能取效。若加郁金、木香、枳壳、川贝母、黄连、竹茹、炒山楂、炒麦芽，其效更佳。

案　马某，女，49 岁，1979 年 9 月 10 日诊治。

患者饮食不适，食道疼痛 1 个月。原有胃溃疡病史，常感胃脘疼痛，饿则痛甚，经治疗病情时轻时重，1 个月前感饮食时食道不舒，硬质食物则难以下咽，咽则食道疼痛，现仅能吃流质饮食，胸脘痞闷，经多方治疗无效，因疑其为食管癌而求治于我院。

症见：形体消瘦，面色青黄，心中烦闷，胸脘痞满，食道隐隐作痛，自诉近 1 周仅吃进流质饮食，舌质淡苔白腻，脉弦滑。

西医诊断：经钡餐透视确诊为食道炎。

辨证：肝气郁结，胃失和降，痰湿郁阻。

治则：疏肝理气，化痰散结。

方药：半夏、厚朴、郁金、竹茹各 15g，茯苓 30g，川贝母 10g，紫苏叶 6g。

上方服 3 剂，食道疼痛减轻，能吃半流质食物，仍感腹满不欲食，上方加炒麦芽 15g，服 15 剂后，诸症消失而愈。钡餐透视检查示：食道炎症状已痊愈。继以他药调理胃溃疡。

2. 梅核气（慢性咽炎）

此方所治之梅核气乃痰湿郁结，肝气不舒所致。临床辨证中常见：喉中如有物哽塞，咳之不出，咽之不下，胸脘满闷，舌质红、苔薄黄或白腻，脉弦滑。加川黄连、郁金、木香、川楝子、川贝母，其效更佳。

案 刘某，女，36岁，1982年9月1日诊治。

平素性情急躁，1周前突觉咽中如有物哽塞，吐之不出，咽之不下，疑有咽部息肉，检查后未见异常，遂求治于我院。

症见：形体稍胖，表情痛苦，咽中如有物哽塞，吐之不出，咽之不下，胸脘痞闷，善太息，心烦易怒，干呕不欲食，舌质淡苔白腻，脉弦滑，X线透视及化验均未见异常。观其脉症，此证当属"咽中如有炙脔"。

辨证：肝郁气滞，痰湿郁结。

治则：疏肝理气，化痰散结。

方药：半夏、茯苓各15g，厚朴、郁金、川楝子各12g，紫苏叶、川贝母、木香各6g，川黄连10g。

上方服4剂，能爽快吐出喉中之痰，胸闷、太息症状减轻，继服上方12剂，诸症消失，临床治愈。

3. 咳喘

本方所治之咳喘乃气滞痰凝，肝气上逆所致。临床辨证中常见：咳喘气急，胸脘痞闷，湿痰壅盛，纳呆，舌质淡、苔白腻，脉弦细或弦滑。我们常以本方加减治疗属肝气上逆所致之咳喘，每收良效，加杏仁、川贝母、陈皮、郁金、甘草等，其效更佳。

案 吕某，男，65岁，1981年12月10日诊治。

患者久有咳喘病，加重6天。久有咳喘病史，遇寒即病情加重，本地诊为支气管炎，服麻杏石甘汤、小青龙汤等中药症状时轻时重，1周前因情绪激动，加之偶遇风寒，致使咳喘加剧，服原处方效不显，遂来我院诊治。

症见：咳嗽，阵发性加剧，咳吐稀白之痰，心悸气急，胸脘痞闷，食欲不振，舌质淡、苔白腻，脉弦滑。

西医诊断：经胸透检查示，肺气肿、支气管炎。

辨证：痰湿郁结，肝逆乘肺。

治则：行气降逆，化痰止咳。

方药：半夏、厚朴、郁金各12g，茯苓30g，杏仁、川贝母、陈皮各10g，紫苏叶、甘草各6g。

服药2剂后咳嗽气急大减，胸脘痞闷减轻，继服上方15剂，咳嗽气急、胸脘痞闷基本消失，其余症状均减轻，但仍遗心悸，上方去郁金，加潞党参15g、干姜10g，继服10剂以善其后。

三十五、理中汤

理中汤由人参、干姜、甘草、白术4味药物组成，功能健脾益气，温中祛寒，是治疗脾胃虚寒的代表方。方中人参补气健脾，干姜温中散寒，白术健脾燥湿，甘草缓急止痛。四味相合，共建温运脾阳之功。临床中凡脾胃虚寒、脾阳不振之证皆可以本方加减治疗，现将我们临床辨证运用此方的经验简介如下。

1.腹痛（十二指肠溃疡）

本方所治之腹痛乃脾阳素虚，寒邪内盛所致。临床辨证中常见：腹部疼痛，喜暖喜按，口泛清涎，心下痞满，饿则腹痛尤甚，四肢欠温，舌质淡苔薄白，脉沉细。我们常以本方加减治疗十二指肠溃疡、胃溃疡等脾胃虚寒者，多能收效，若加炮附子、白芍、白及、木香、枳实、炒神曲，其效更佳。

案 赵某，男，59岁，1979年12月2日诊治。

患者腹部疼痛1年余。患者自述2年前即觉心下痞满，胃中泛酸，喜吐涎沫，渐觉腹部疼痛，饿则痛甚，因经济困难，未能认真检查治疗，仅服解痉止痛之品以缓解于一时，近因病情加重，在家人催促下，始来我院门诊。

症见：形体消瘦，面色黧黑，表情痛苦，以手按腹，腹痛绵绵，按之则舒，心下痞满，口吐清涎，饿则疼痛尤甚，四肢欠温，舌质淡、苔薄白，脉沉细。

西医诊断：经钡餐透视检查确认为十二指肠球部溃疡。

中医辨证：脾胃虚寒，脾阳不振。

治则：益气健脾，温胃散寒。

方药：潞党参、焦术、炮附片、白芍、枳实各15g，干姜、甘草、白及各12g，炒神曲24g。

上方服2剂，腹痛减轻，仍觉心中痞满，上方加木香6g，服12剂，腹痛基本消失，心中痞满亦减，遂改汤为丸，嘱其服药2个月，以巩固疗效。

2. 泄泻（慢性肠炎）

本方所治之泄泻乃脾阳不运，湿由内生所致。临床辨证中常见：腹部阵痛，痛则泄泻，大便溏薄或带黏液，每于受凉或食生冷之物后泄泻及腹痛加重，多伴纳差乏力，面黄体瘦，舌体胖大，舌苔白腻，脉弦细等。脾胃寒甚者，加炮附片；腹痛甚者，加白芍、陈皮、防风；泄泻带脓血者，加川黄连、黄柏；泄泻日久，加补骨脂、肉豆蔻；腹胀甚者，可加郁金、木香。

案 马某，女，52岁，1980年3月9日诊治。

患者腹痛腹泻3年，加重1个月。3年前，因食生冷后导致腹痛泄泻、急性肠炎，治疗后症状基本消失，但自此以后每食生冷即出现腹痛腹泻，反复发作。1年前，未食生冷之物但亦经常腹痛泄泻，泻下清稀，腹痛绵绵，日泻2~3次，几年来经多方治疗，病情时重时轻，1个月前腹痛泄泻加重，经治无效，遂求治于我院。

症见：形体消瘦，面色萎黄，阵发性腹痛，痛则泄泻，泻下稀溏，心中痞满，纳差乏力，舌质淡苔薄白，脉沉细。经检查大便常规无异常，细菌培养阴性。

辨证：脾胃虚寒。

治则：温中散寒，理脾祛湿。

方药：潞党参、焦术、炮附片各15g，干姜、甘草各10g，茯苓30g，木香6g，白芍、陈皮各12g。

服药3剂，腹痛泄泻均减轻，继服本方10剂后，腹痛消失，大便成形，仍每日2~3次，遂改汤为丸，服药1个月以巩固疗效。

3. 胁痛（慢性肝炎）

此方所治之胁痛乃脾阳受损，寒湿阻脾所致。临床辨证中常见：右胁隐痛，身困乏力，纳差食少，面目虚浮，肠鸣便溏，舌淡苔白腻，脉沉细。我们常以本方加减治疗慢性肝炎属脾阳虚弱者，每收良效。若加炮附片、郁金、木香、枳壳、云苓、炒山楂，其效更佳。

案 丁某，女，36岁，1982年9月19日诊治。

患者腹胀腹痛1个月。患者于3个月前患急性黄疸型肝炎，经治疗后黄疸消退，但遗留右胁下隐痛，纳差食少，身困乏力等，经多方治疗效果不显，遂求治于我院。

症见：面目虚浮，面色㿠白，右胁下隐痛，按之尤甚，腹胀肠鸣，纳差食少，身困乏力，大便溏薄，小便清长，舌质淡苔白腻，脉弦细。

辨证：脾阳虚弱，湿邪不化。

治则：温中健脾，益气化湿。

方药：潞党参、焦术、枳壳、炮附片各 15g，干姜、甘草各 10g，茯苓、炒山楂、茵陈各 30g，郁金 12g，木香 6g。

上方服 3 剂，胁下疼痛减轻，继服上方 24 剂，疼痛基本消失，纳食增加，二便恢复正常。上方去茵陈改汤为丸，服药 1 个月，以巩固疗效。

4. 眩晕（美尼尔综合征）

本方所治之眩晕多为头目晕眩，少气懒言，卧床不起，稍一转动便如天翻地覆，恶心呕吐，闭目则症状稍减，常自汗出，四肢不温，舌质淡苔薄白，或光亮无苔。脉弦细、呕吐甚者，加入竹茹、陈皮、半夏、砂仁；厥逆者，加炮附片；腹中痞满者，加枳壳。

案　桂某，女，51 岁，1983 年 4 月 2 日诊治。

患者头晕恶心呕吐 2 日。自诉患头目眩晕、恶心呕吐之症已 3 年，被诊为美尼尔综合征，每次发病少则三五天，多则半个月，经多方治疗症状时重时轻，2 天前眩晕又作。

症见：卧床不起，头晕目眩，双目紧闭，睁眼或一活动则如天翻地覆，恶心呕吐，身倦乏力，少气懒言，声低气短，常自汗出，四肢不温，舌质淡苔净，脉沉细。

辨证：脾胃虚寒，肾阳衰微。

治则：温肾健脾，益气复阳。

方药：潞党参、焦术各 15g，干姜、炮附片、甘草、砂仁各 10g，竹茹、陈皮、半夏、生姜各 12g。嘱其浓煎频服。

第 1 剂药服后即呕吐，但仍频服，从第 2 剂开始，呕吐渐减，头晕目眩亦有减轻，治投病机，继用原方，上方共服 18 剂，头晕目眩、呕吐均已消失，四肢觉温，临床治愈，半年后追访未复发。

三十六、五苓散

五苓散由猪苓、茯苓、泽泻、白术、桂枝5味药物组成，功能健脾渗湿，化气利水，《伤寒论》中多处应用本方，如"太阳病，发汗后，大汗出，胃中干，烦躁不得眠，欲得饮水者，少少与饮之，令胃气和则愈。若脉浮，小便不利，微热消渴者，五苓散主之。""发汗已，脉浮数，烦渴者，五苓散主之。""伤寒汗出而渴者，五苓散主之。"以证本方应用范围之广。本方为祛内外水饮之剂，方中猪苓、泽泻利小便、导水下行，茯苓健脾益肺，白术健脾燥湿，桂枝温经通阳、化气行水，兼解表邪。凡因表邪未解，随经入膀胱，膀胱气化失职而见小便不利、少腹痛，津不上承而见口渴、心烦，乃至饮邪停滞而出现渴欲饮水、水入即吐之症，用之得当，实有立竿见影之效。

1. 水入即吐

本方所治之水入即吐乃饮邪内停之故。临床辨证中常见：渴欲饮水，水入即吐，舌质鲜红，舌苔干燥，脉数等。我们常以本方加减治疗胃炎、幽门痉挛、幽门梗阻、急性胃肠炎之水入即吐而病机属饮邪停聚之症，每收良效。胃炎者加砂仁、藿香，急性胃肠炎者加川黄连、砂仁。

案 马某，女，18岁，1997年5月31日诊治。

患者水入即吐3日。患者自述半年前患反复性呕吐数日，经检查确诊为幽门痉挛。经治疗后症状有所好转，3日前因事不遂心生气后呕吐又作，呕吐之物初为胃内容物，继而呕吐酸水，每日十数次发作，服用以前所处之方均无效，经介绍求治于我院。

症见：精神萎靡，烦躁不安，口渴欲饮，饮水即吐，舌质鲜红，舌苔干枯，脉数。

西医诊断：经胃透诊断为幽门痉挛、幽门黏膜水肿。

中医辨证：饮邪内停，津不上承。

治则：健脾渗湿，温阳化饮。

方药：猪苓、茯苓、泽泻各15g，焦术、桂枝各12g，砂仁6g。嘱其频频服之。

次日患者家属来告，上方煎后频频温服之，前5个小时仍呕吐不止，服5

次后（约 5 小时）呕吐次数减少，后半夜至今服药后仅呕而未吐出所饮之物，药中病机，原方继服，2 日服药 5 剂，呕吐止而病告愈，继以疏肝健脾之剂调养而善其后。

2. 胁痛（急性黄疸）

本方所治之胁痛常见胁肋疼痛，胸脘痞闷，食欲不振，口黏而干，但不欲饮，小便量少，脉滑数，舌苔白腻等症。我们常以本方加茵陈、车前子、金钱草等治疗急性黄疸证属湿热内蕴者，多收良效。

案 张某，男，38 岁，1987 年 9 月 17 日诊治。

患者巩膜及皮肤黄染，胁肋疼痛 5 日。患者于 5 日前感精神疲惫，不欲饮食，小便色呈黄红色，皮肤及巩膜出现黄染，经本地卫生所诊治效果不佳，遂求治于我院。

症见：精神疲惫，巩膜及皮肤黄染，胁肋疼痛，右胁为甚，胸脘痞闷，食欲不振，口黏而干，但不欲饮水，小便量少，色呈黄红，大便日 1 次，舌质红苔白腻，脉数有力，检查黄疸指数 14U，谷丙转氨酶 63U/L，谷草转氨酶 50U/L。

辨证：湿热内蕴，肝胆郁滞。

治则：清热利湿，疏肝利胆。

方药：茵陈、金钱草各 60g，猪苓、茯苓各 30g，焦白术、桂枝、郁金、泽泻各 12g，枳壳、车前子各 15g。

服上方 2 剂，尿量增多，仍为黄红色小便，继服上方 5 剂后，尿色转淡，巩膜及皮肤黄染逐渐消退，胁痛减轻，上方茵陈、金钱草减为 30g，猪苓、茯苓减为 15g，加川楝子 12g，红枣 5 枚，10 剂后，胁痛消失，巩膜及皮肤黄染均已消失。查：黄疸指数 5U，谷丙转氨酶 33U/L，谷草转氨酶 26U/L。

3. 小便不利（淋证）

本方所治之小便不利乃气不化水，水湿停聚所致。临床辨证中常见：小便不利，量少而短，小便时尿道灼热涩痛，口干不欲饮，干呕或呕吐清水，舌淡，脉细缓。我们常以本方加木通、金钱草等治疗淋证所致的小便不利多能取效。

案 赵某，男，41岁，1992年10月23日诊治。

患者小便不利已半年余。患者于半年前即感小便不利，逐渐感小便时尿道灼热涩痛，多次做血、尿常规检查均未发现异常，服多种抗生素效果不佳，服中药（药物不详）亦无明显效果，遂来我院求治。

症见：精神萎靡，表情痛苦，面色萎黄，小便不利量少而短，尿时涩痛灼热，口干不欲饮，时时干呕，自感头目眩晕，舌淡，苔白腻，脉细数。

辨证：气不化水，水湿停聚。

治则：温阳化气，健脾利水。

方药：猪苓、茯苓各30g，桂枝、木通各12g，焦白术、泽泻各15g，金钱草45g。

服药2剂，尿量增加，头晕目眩、口渴症状减轻，继服上方6剂，干呕、口渴症状消失，尿道灼热涩痛减轻，又服6剂后，尿量正常，余症均消失，临床治愈。

4. 水肿（肾炎）

本方所治之水肿乃脾虚不健，水湿泛滥所致。临床辨证中常见：颜面及下肢水肿，小便短少，口黏不渴，或渴而不欲饮，脘腹痞闷，舌苔腻等。我们常以本方加减治疗急性肾炎、慢性肾盂肾炎、慢性肾小球肾炎、肾病综合征等多获良效，急性肾炎及慢性肾盂肾炎加土茯苓、金银花、车前子以祛肾经风热，慢性肾小球肾炎、肾功能不全者加炮附子、黄芪。

案 孙某，男，49岁，1983年12月23日诊治。

患者颜面及下肢水肿已半年，加重15日。患者自述于半年前感觉眼睑浮肿，当时未予治疗，1个月前发现下肢及颜面水肿，按之凹陷，小便短少，并渐感胸脘痞闷，食欲不佳，口渴而不欲饮水，经本地卫生院化验检查后，诊断为肾炎，给予对症治疗，症状缓解，入冬后症状又发，额面及下肢水肿，近半个月加重，遂求治于我院。

症见：精神萎靡，面色萎黄，面目虚浮，下肢水肿，肢体发凉，按之凹陷，小便不利，脘腹满闷，食欲不振，口渴而不欲饮，舌质淡苔薄白，脉沉细。

化验检查：尿蛋白（+++）。

辨证：肾阳虚弱，气化不利。

治则：温阳益气，化气行水。

方药：猪苓、茯苓、黄芪各 30g，焦白术、枳壳、炒神曲、炮附片各 15g，桂枝、泽泻各 12g。

上方服 2 剂，下肢觉温，小便增多，继服上方 5 剂后，水肿减轻，遵上方共服 15 剂，颜面及下肢水肿消退，诸症均消失。化验：尿蛋白（－）。临床治愈。

三十七、苓桂术甘汤

苓桂术甘汤出自《伤寒论》，由茯苓、桂枝、白术、甘草 4 味药物组成。功能健脾利水，温阳化饮。主治心下逆满，气上冲胸，呕吐清水痰涎，头眩，短气或心悸等症，《伤寒论》中云："伤寒，若吐若下后，心下逆满，气上冲胸，起则头眩，脉沉紧，发汗则动经，身为振振摇者，茯苓桂枝白术甘草汤主之。"盖脾阳不运，水湿停聚中焦，故心下逆满，中虚而水气上逆，则气上冲胸，起则头眩。方中茯苓利水渗湿、健脾宁心，桂枝温经通阳、化气行水，白术补脾化湿，甘草补脾益气，能调和诸药。我们在临床中根据《伤寒论》中原意用此方治疗眩晕、心下逆满等症均取得较好疗效。现将我们运用本方的体会简介于下。

1. 眩晕

本方所治之眩晕乃水饮上逆，阻遏清阳，脑失温养所致。临床辨证中常见：头目眩晕，身重乏力，站立则眩晕更剧，食欲不振或食入则吐。我们常以本方加减治疗高血压、美尼尔综合征等病引起之眩晕症，多能获效。高血压病者多加天麻、钩藤、夏枯草，美尼尔综合征多加竹茹、陈皮、白芷、石决明、菊花、川芎。

案 李某，女，39 岁，1986 年 10 月 3 日诊治。

患者头目眩晕已半个月，加重 1 个月。半年前渐感头目眩晕，头重如裹，查血压 160/100mmHg，诊为高血压病，遂服西药降压药物及中药清热养阴、镇肝息风之品，症状有所减轻，但不稳定，血压仍持续在 140~130/100~90mmHg 之间。近几日由于劳累眩晕又作，服降压药物效果不显，遂求治于我院。

症见：身重乏力，头目眩晕，站立则眩晕更剧，食欲不振，恶心欲呕，舌质淡苔薄白，脉沉弦，查血压 160/108mmHg。

辨证：清阳蒙蔽，脑失温养。

治则：温阳利水，健脾化湿。

方药：茯苓、钩藤各 30g，桂枝、天麻、甘草各 12g，焦白术 15g，菊花、川芎各 10g。

服药 1 剂，眩晕减轻，又服 5 剂，眩晕大减，血压降至 140/100mmHg，继服 10 剂后，诸症消失，血压维持在 140~130/97.5~90mmHg 之间。

2. 痰饮

此方所治之痰饮乃脾肺阳虚，寒饮内留所致。临床辨证中常见：咳嗽，痰液清稀，甚则喉中辘辘有声，舌质淡苔白滑，脉沉弦。我们常以本方加减治疗支气管炎、支气管哮喘、肺气肿等每获良效，加入细辛、橘皮、半夏、冬花、干姜等，其效更佳。

案 吕某，男，67 岁，1984 年 11 月 29 日诊治。

患者咳嗽气喘 10 年，加重 1 周。

10 年前即患气喘咳嗽之病，每遇寒咳嗽气喘即发，初诊为支气管炎，多服平喘止咳、降气化痰之剂，症状时轻时重，延至 10 年。1 周前偶遇风寒，咳喘又作，较以前为重，服药无效即来我院就诊。

症见：形体消瘦，面色黧黑，咳嗽气急，咳吐痰液清稀而量多，咳甚则喘，精神不振，食欲不佳，舌质淡苔白滑，脉沉弦。

西医诊断：经心电图检查示肺源性心脏病。

中医辨证：脾肺阳虚，寒饮内留。

治则：温阳健脾，降气化痰。

方药：茯苓 30g，桂枝、焦白术、陈皮各 12g，半夏、冬花各 15g，细辛、干姜、甘草各 6g。

服 2 剂后，咳喘减轻，继服 10 剂后，咳喘消失，余症均减，生活可自理，并可参加轻体力劳动。2 年后随访，患者告之，每遇寒，咳喘发作时即服用本方，少则 5 剂，多则 10 剂，咳喘即愈，2 年来仅发作 3 次。做胸透及心电图亦显示显著好转，肺心病症状有所缓解。

3. 干渴多饮

此方所治之干渴多饮乃脾阳不运，水饮内停所致。临床辨证中常见：干渴多饮，胃部胀满，干呕欲吐，扪其胃脘部常辘辘有声。舌光干燥无苔，脉缓，若加泽泻、干姜、半夏、陈皮，其效更佳。

案 王某，女，47岁，1981年5月18日诊治。

患者口渴多饮3年。3年来常感口中干渴欲饮，每日饮水量6000ml以上，仍不能解除干渴欲饮之状。有时半夜醒来也要饮茶一杯以解口干之苦，疑为糖尿病，做血糖、尿糖化验均未发现异常，做胸透亦未见任何病变，经多处治疗效果不显，遂求诊于我院。

症见：精神萎靡，表情痛苦，口干渴，常常饮水，每日饮水6000ml，身困乏力，舌质光无苔干燥，脉缓，扪其胃脘部辘辘有水声，胃胀欲呕，食欲不振。

辨证：脾阳不运，水湿内停。

治则：温运脾阳，化气行水。

方药：茯苓30g，桂枝、陈皮、半夏各12g，生白术、枳壳各15g，干姜、甘草各6g。

服上方2剂，日饮水次数减少，上方继服6剂，自诉饮水仍多，但已不觉口中干渴，继用上方茯苓减为15g，加薏苡仁15g，服药15剂后，饮水如常，诸症消失，临床治愈。

4. 心悸

本方所治之心悸乃心脾阳虚，水气上冲凌心所致。临床辨证中常见：胸闷心悸，面色苍白，自汗出，微喘短气，或心下痞满，胃脘部扪之辘辘有声，倦怠无力，食欲不振，小便短少，舌淡苔白，脉沉细数。我们常以本方加麦门冬、潞党参、五味子、郁金、半夏等治疗心悸，疗效颇佳。

案 宁某，男，58岁，1983年10月27日诊治。

患者心悸胸闷2个月。素有高血压病史，血压常持续在170~150/110~100mmHg，常服降压药物以维持，近2个月来常感心悸胸闷、心下痞满、倦怠乏力、食欲不振，遂来我院门诊。

症见：形体稍胖，心悸头晕，心下痞满，食欲不振，倦怠乏力，小便短少，胃脘部扪之辘辘有声，舌淡苔白，脉细数。查血压165/110mmHg，心电图检查提示：①窦性心律；②心肌缺血。

辨证：心脾阳虚，水气凌心。

治则：温阳通脉，化气行水。

方药：茯苓30g，桂枝、焦白术、郁金、半夏各12g，麦冬、潞党参各15g，五味子、甘草各10g。

上方服1剂，心悸即减轻，继服上方6剂，心悸、头晕基本消失，血压降为140/100mmHg，余症均显著减轻。心电图检查较前显著好转，继服上方1个月以巩固疗效。

三十八、黄芪桂枝五物汤

黄芪桂枝五物汤由黄芪、桂枝、芍药、生姜、大枣5味药物组成，本方由桂枝汤去甘草，加黄芪而成。方中黄芪补气，桂枝通阳，芍药养血敛阴，生姜、大枣调和营卫，共成通阳行痹、益气和营之剂，仲景《金匮要略》中云："血痹，阴阳俱微，寸口关上微，尺中小紧，外证身体不仁，如风痹状，黄芪桂枝五物汤主之。"并指出了血痹病从何得之："问曰血痹病从何得之？师曰：夫尊荣人，骨弱肌肤盛，重困疲劳，汗出，卧不时动摇，加被微风，遂得之。"阐明了血痹的病因及本方的主治证，我们在临床中根据原方本意化裁治疗血栓闭塞性脉管炎、风湿性关节炎、坐骨神经痛等属血行痹阻不通之证多能取效。现将我们临床运用本方的体会简介如下。

1. 脱疽（血栓闭塞性脉管炎）

本方所治之脱疽乃气血不足，外邪侵袭，血行不畅所致。临床辨证中常见：肢体发凉，麻木、疼痛、跛行，得暖则舒，遇寒加重。若于方中加入炮附片、红花、赤芍、桃仁、苏木等，其效更佳。

案 宁某，男，41岁，1982年3月2日诊治。

患者双下肢发凉麻木半年，疼痛1个月。身体素虚，因感寒而发病，初感恶寒身冷，半年前渐感双下肢发凉麻木，渐至跛行疼痛，多家医院均以风湿性关节炎、末梢神经炎、气血不和等病治疗，效果不显，延及半年，经介绍求治于我院。

症见：形体消瘦，精神困惫，面色㿠白，自觉恶寒身冷，双下肢发凉、麻木、跛行、疼痛，行走 500m 即感小腿肚痉挛不舒，趾甲生长缓慢，双足苍白，双胫后动脉消失，足背动脉搏动微弱，舌质淡苔薄白，脉沉细。

甲皱微循环检查示：管袢总数 11 根，其中异型管袢 7 根，管袢袢顶有瘀血，血流缓慢，动脉管袢长度 140μm，静脉管袢长度 170μm，动脉口径 16μm，静脉口径 20μm，血色暗红。

西医诊断：血栓闭塞性脉管炎。

中医诊断：脱疽。

中医辨证：卫外不固，寒湿内侵，脉络瘀阻。

治则：益气温阳，化瘀通络。

方药：黄芪 60g，炮附片、桂枝、云苓各 15g，甘草、生姜、桃仁、红花、赤芍、川牛膝各 10g。

服 6 剂后，双下肢温度回升，疼痛减轻，上方加减共服 65 剂，肢体转温，跛行疼痛消失，行走 1500m 已无不适，趾甲生长，恶寒身冷之症亦消失。甲皱微循环检查：管袢总数 11 根，其中正常管袢 8 根，血流较前明显好转，血色仍为暗红，临床治愈。

2. 历节（风湿性关节炎）

此方所治之历节乃感受寒湿，气血不足，血脉痹阻所致。临床辨证中常见：肢体发凉、麻木、疼痛，关节尤甚，遇寒受凉则症状加剧，舌质淡苔薄白，脉沉细数。若于方中加入麻黄、潞党参、川牛膝、炮附片等，其效更佳。

案 刘某，男，59 岁，1981 年 12 月 2 日诊治。

患者四肢关节疼痛 1 年。患者身体素虚，但无大疾，1 年前因外出淋雨后感寒发热，经服发汗解表药物症状缓解，但遗留下肢体关节疼痛，遇寒受凉后疼痛加重，双下肢发凉、麻木、沉困，经检查诊断为风湿性关节炎，服激素药可免一时之苦，服祛风胜湿之中药效亦不显，多方治疗无效，遂来我院求治。

症见：形体消瘦，面色青黄，肢体发凉、麻木、疼痛，关节尤甚，遇寒则疼痛加重，舌质淡苔白腻，脉沉细数。化验：血沉 26mm/h，白细胞计数 11.0×10^9/L，中性粒细胞 0.74，淋巴细胞 0.26。

辨证：素常气血不足，感受寒湿，脉络痹阻。

治则：益气温阳，祛风除湿。

方药：黄芪45g，桂枝、防风、潞党参、炮附片各15g，薏苡仁30g，麻黄、甘草、生姜各10g，大枣7枚。

服药2剂，关节疼痛减轻，继服上方24剂，肢体疼痛、麻木、发凉均消失，化验血沉4mm/h，临床治愈。

3. 腰痛（坐骨神经痛）

本方所治之证乃寒湿痹阻，气血不通所致。临床辨证中常见：坐骨疼痛，连及腰背，腰背凉痛，肌肤不仁，舌质淡苔薄白，脉细数。方中加入炮附片、细辛、防风、麻黄、川芎，其效更著。

案 王某，男，53岁，1980年11月28日诊治。

患者坐骨神经疼痛不能行走半个月。久有坐骨神经疼痛病史，常感恶寒身冷，腰背冷痛，向下肢延伸，肌肤不仁，有虫行皮中之感，经多方治疗效果不显，遂求治于我院。

症见：形体消瘦，畏寒怕冷，腰背冷痛，向下肢延伸，觉肌肤麻木不仁，有虫行皮中之感，舌质淡薄白腻，脉沉细。化验检查：血沉8mm/h。

辨证：肾阳不足。

方药：予以金匮肾气合桂枝芍药知母汤4剂，腰背疼痛减轻。但仍畏寒怕冷，思仲景"血痹，阴阳俱微，寸口关上微，尺中小紧，外证身体不仁，如风痹状，黄芪桂枝五物汤主之"。遂处：黄芪45g，桂枝、炮附片、川芎各15g，细辛、麻黄、生姜各10g，大枣7枚。

服药1剂，微微汗出，自觉浑身轻松，畏寒怕冷、腰背疼痛均减，5剂后诸症消失，临床治愈，继以金匮肾气丸以善后。

三十九、大柴胡汤

大柴胡汤出自《伤寒论》，《金匮要略》亦有运用此方的记载，由柴胡、黄芩、芍药、半夏、生姜、枳实、大黄、大枣8味药物组成。方用柴胡、黄芩和解少阳，枳实行气除满，大黄泻下热邪而除痞满，生姜、半夏以和胃止呕，芍药、大枣以缓急止痛。全方合用，共成外解少阳、内泻实热之剂，仲景云："太阳病，过经十余日，反二三下之，后四五日，柴胡证仍在者，先与小柴胡，呕不止，心下急，郁郁微烦者，为未解也，与大柴胡汤下之则愈"，"伤寒发热，汗出不解，心中痞鞭，呕吐而下利者，大柴胡汤主之"，"伤寒十余日，热结在里，复往来寒热者，与大柴胡汤"，指出了本方的运用指征。现将我们临床运用本方的体会简介于下。

1. 心胸烦闷（高血压）

此方所治之心胸烦闷（高血压）为热邪入里，邪结胃肠所致。临床辨证中常见：头晕头痛，胸胁苦满，心中烦闷，不欲饮食，干呕汗出，大便秘结，小便短赤，舌质红苔薄黄，脉弦数。若方中加入菊花、草决明、川芎，其效更佳。

案　刘某，女，47岁，1980年9月21日诊治。

患者头晕头痛、心胸烦闷半个月。2年前头晕头重，经查血压160/110mmHg，经常感心胸烦闷，每夜仅能安睡4~5个小时，频做噩梦，半个月前因生气后头晕、心胸烦闷加重，并头痛头重、胸胁苦满，诊为高血压病，服温胆汤合柴胡疏肝散多剂，效果不显，遂求治于我院。

症见：形体肥胖，两目微闭，自诉心胸烦闷、头晕头痛头重，睁眼则头晕加重，胸胁苦满，大便已3日未行，已2日未进食，舌红苔薄黄，脉沉弦。血压180/115mmHg。

辨证：热邪入内，邪结胃肠，虽2日未食，但实热之症已现。

治则：解热除烦，清腑通便。

方药：柴胡、黄芩、半夏、白芍各12g，枳实、厚朴各15g，生姜、大黄（后下）各10g。

服药1次，即泻下如胶之漆黑大便1次，心烦大减，上方加云苓30g、菊花10g、草决明20g，减大黄为6g，服3剂后，血压降至140/95mmHg，上方加减共服24剂，血压降为130/90mmHg，头痛、头重消失，头晕已基本消失，夜能安睡，已无胸胁苦满、心烦欲呕之症，临床治愈。

2. 腹痛（急性胆囊炎）

此方所治之腹痛（急性胆囊炎）乃肝郁气结，腑气不利所致。临床辨证中常见：右上腹疼痛，连及胃脘，口苦多呕，不思饮食，大便秘结，舌质红苔黄腻，脉沉弦。我们在临床中常于方中加入金钱草、郁金、厚朴、陈皮等，其效更佳。此病治疗之初，若大便秘结，必以通腑泻热为主，故大黄应后下，以增强其通便之力。

案 王某，女，41岁，1992年6月7日诊治。

患者右上腹剧烈疼痛3日。1年前患慢性胆囊炎，常感右上腹隐痛，并发低热、恶心、嗳气，食欲不振，腹部胀满，经服疏肝理气之品而缓解。3日前突发右上腹剧烈疼痛，服原处之方无效，又邀诊治。

症见：右上腹剧痛，连及胃脘，大汗淋漓，服止痛药物亦不能止其疼痛，做B超检查示：急性胆囊炎，急忙注射盐酸哌替啶方止其疼痛，患者述恶心欲呕，胸胁满闷，大便已3日未行，小便短赤，舌质红苔黄腻，脉弦数。

辨证：肝郁气结，腑气不通。

治则：疏肝解郁，通利腑气。

方药：柴胡、黄芩、白芍、枳实、厚朴各15g，半夏、郁金、大黄（后下）各12g，金钱草30g。

患者服药1剂后家人前来告之，就诊时注射盐酸哌替啶后疼痛止，但不久疼痛又作，恰中药已煎好，即频频服之，2个小时后，泻下坚硬之大便1次，腹痛顿减，1剂药服完后疼痛已变为隐痛，上方加陈皮、鸡内金各12g，大黄减为6g，服10剂后诸症消失，临床治愈。追访2年胆囊炎未复发。

3. 胃脘痛

此方所治之胃脘痛乃邪热内结，肝郁气滞所致。临床辨证中常见：胃脘疼痛，时轻时重，恶心欲呕，恶寒身热，大便不通，小便黄赤，舌质红苔黄腻，脉沉弦或弦细数。我们常以本方加减治疗胃溃疡，急、慢性胃炎等，方中加入郁金、厚朴，其效更佳。

案 孙某，男，37岁，1980年7月12日诊治。

患者胃脘隐痛半年，加重4日。半年前常感胃脘部胀闷疼痛，呕吐酸水，经钡餐透视诊为胃溃疡，由于经济条件较差，一直未予治疗，4日前因与人生气后感胃痛加重，胸胁苦满，大便4日未行，经人介绍求治于我院。

症见：形体消瘦，面色青黑，表情痛苦，胃脘剧痛，大汗淋漓，呕吐酸水，胸胁苦满，不欲饮食，大便4日未行，舌质红苔黄腻，脉沉弦。

辨证：邪热内结，肝郁气滞。

治则：泻热通便，疏肝理气。

方药：柴胡、黄芩、郁金、半夏各 12g，白芍、枳实各 15g，厚朴、大黄（后下）、生姜各 10g，大枣 5 枚。

服药 1 剂，泻下如脓之黑便，胃痛大减，继服药 1 剂，胃脘部已转隐痛，大便日 3 行，呕吐止，继以四逆散加理气健胃之品以善其后。

4. 癫狂（精神病）

本方证所治之癫狂乃阳明热盛，腑气不通所致。临床辨证中常见：面红目赤，腹满坚硬，大便不通，狂躁不安，骂詈不休，胡言乱语，舌质红苔黄腻，脉沉数。我们常以本方加龙骨、牡蛎、酸枣仁治疗精神病，疗效显著。

案 马某，女，48 岁，1976 年 10 月 23 日诊治。

家属诉其狂躁不安，胡言乱语已 3 日。患者身体素健，1 周前突遇惊吓导致精神失语，初胡言乱语，继则昏不知人，狂躁不安，骂詈不休，服镇静之药仅能缓解一时，旋即如故，家属无奈，又不愿将其送入精神病院，故邀唐教授诊治。

症见：面红目赤，狂躁不安，胡言乱语，骂詈不休，在家人的劝说下配合诊断，按其腹满坚硬，问其大便已 3 日未行，舌质红苔黄腻，脉滑数。

辨证：阳明热结，腑气不通。

治则：泻热通腑。

方药：柴胡、半夏、白芍各 12g，黄芩、枳实、厚朴各 15g，大黄（后下）、生姜各 9g，龙骨、牡蛎（布包煎）各 30g。

服 1 剂，大便通利，狂躁不安减，再服 2 剂，精神正常，继以酸枣仁汤合桂枝龙骨牡蛎汤以善其后。

5. 肠痈

本方所治之肠痈乃胃气上逆，腑气不通所致。临床辨证中常见：腹痛腹胀，右下腹尤甚，恶心欲呕，纳差便秘，舌质红苔黄腻，脉弦数。方中若加薏苡仁、郁金、厚朴，其效更佳。

案 冯某，男，27 岁，1980 年 5 月 21 日诊治。

患者右下腹疼痛 3 日，加重 1 日。患者 3 日前感腹部隐痛，由于症轻，而未加治疗，延至昨日，腹痛加重，右下腹尤甚，恶心呕吐，胃脘不舒，腹胀便秘，遂求治于我院。

症见：形体肥胖，面色青黑，表情痛苦，恶心欲呕，食欲不佳，腹胀，胃脘痞满，腹部疼痛，右下腹尤甚，阵发性加剧，大便秘结，舌质红苔薄黄，脉弦数。查血常规：白细胞计数 $18.0 \times 10^9/L$，中性粒细胞 0.80，淋巴细胞 0.20。

辨证：胃气上逆，腑气不通所致。

治则：降逆和胃，通利腑气。

方药：柴胡、黄芩、生姜、郁金各 12g，枳实、厚朴、白芍各 15g，大黄（后下）10g，大枣 5 枚。

服药 1 剂，大便通利，矢气频频，腹痛减轻，继服 2 剂后，腹痛转为隐隐作痛，已能忍受，食欲增加，腹胀减轻，此急性已过转为慢性，当以薏苡附子败酱散治之，服药 10 剂，诸症消失，追访 3 年没复发。

四十、茯苓四逆汤

茯苓四逆汤由茯苓、人参、甘草、干姜、附子 5 味药物组成，功能回阳益阴。方中干姜、附子回阳救逆，人参、茯苓益气生阴，甘草补中益气。对四肢厥冷，恶寒蜷卧，下利烦躁，心下悸，小便不利，身眴动之阳虚阴耗之证用之多效，仲景云："发汗，若下之，病仍不解，烦躁者，茯苓四逆汤主之。"论中虽仅一条，但我们临床运用时其指征颇多，凡具有四逆汤主证，而见有寒湿之证者，皆可以本方治疗。

1. 阳亡正虚烦躁

烦躁有表、里、寒、热、虚、实之不同。表证烦躁，宜用桂枝、麻黄等以解表；里证者，当用大小承气诸法；热证者，当用白虎等法；虚证者，应以桂甘龙牡汤；实证者，应用大青龙。

此方所治之烦躁乃阳虚水停，虚阳上浮所致。临床辨证中常见：四肢厥逆，脉微欲绝，气喘不足以息，汗出身冷，烦躁欲死。临证中人参、炮附子需大剂运用，每用 15~30g，方能挽命于顷刻。

案 段某，女，42 岁，1963 年 3 月 10 日诊治。

患者素体虚弱，形体消瘦，患病年余，久治不愈。

症见：两目欲脱，以头冲墙，高声呼烦，家属诉初起微烦头痛，屡经诊治，因其烦躁，均用寒凉清热之剂，多剂无效，病反增剧，面色青黑，精神极惫，气喘不足以息，急汗如油而凉，四肢厥逆，脉沉细欲绝。

方药：茯苓、高丽参、炮附子、炮干姜、甘草各30g。

上方急煎服之，服1剂烦躁即止，上方减半量，继服15剂病情告愈。

2. 发热不愈正虚亡阳

此方所治之正虚亡阳乃阴寒内盛，虚阳上浮所致。临床辨证中常见：发热恶寒，寒多热少，语言低微，四肢厥逆，六脉欲绝等。此为阳虚欲绝之危候，需急煎频服。

案 李某，女，35岁。

患者素体阳虚，外感寒邪，发热恶寒，寒多热少，入夜尤甚，常增被而不暖。初用辛凉解表，继用苦寒泻下，以致病重，卧床不起，已3个月。

症见：面色㿠白无华，精神恍惚，形体消瘦，凉汗大出，面颊沟汗满下流，语言低微，气息奄奄，四肢厥逆，脉微欲绝。

方药：茯苓30g，炮附子、潞党参、干姜、甘草各15g。

上方2日内连服7剂，汗止足温，六脉来复，继服24剂而愈。

3. 三阴疟疾

本方所治之三阴疟疾乃阳虚欲脱所致。临床辨证中常见：四肢厥逆，六脉沉微，牙关紧闭，不能言语等。此为阳虚欲脱之重症，需急煎频服，下利重者加赤石脂，其效更佳。

案 马某，女，82岁。

久患疟疾，触邪而发，六脉沉弦，寒热往来，发作有时，发则高热谵语，胸满闷而疼。曾用大柴胡汤治疗，服后下利虚脱，急请抢救。

症见：虚脱，倒卧于地，面色脱落，下利黑粪满身，牙关紧闭，不能言语，仅有微息，六脉沉微欲绝，四肢厥逆。

方药：茯苓30g，炮附子24g，炮干姜、人参、甘草各15g。

上方急煎服之，1剂泻止足温，能言气壮，六脉来复，继服3剂，其症亦随之而愈。

4. 虚寒眼疾

此方所治之眼疾为阳虚不能温阳化气所致。临床辨证中常见：目昏，视物不清，内有白翳，其泪满眼，睁目则下流，剧烈疼痛，头晕目眩，四肢不温，舌白多津，脉沉弦。若加首乌、白芍，其效更佳。

案 姬某，女，45岁。

患者乳子年余，月经淋漓不断，经量过多，继发眼疾，目昏、视物不清、剧烈疼痛，特来诊治。

症见：眼目红肿，内有白翳，其泪满眼，睁目则下流，剧烈疼痛，头晕目眩，面色青黑，舌白多津，精神萎靡，肢节困痛，腰痛如折，腹痛如绞，四肢欠温，脉沉弦。

辨证：经血过多，淋漓不断，经血下注，血不充目而致病。脾统血而肝藏血，木气不达，脾虚失统，则经血陷流，阳虚不能温运四肢则厥逆。腰为肾之府，肾寒失温则腰痛，眼目红肿，内有白翳，睁眼即流水，此为阳虚不能温阳化气。

治则：温肾阳，补脾胃疏肝木，止血补荣。

方药：茯苓30g，桂枝、炮附子、干姜、首乌、白芍、甘草、党参各15g。

服药2剂，痛止，月经恢复正常，改服苓桂术甘汤加白芍、首乌、丹皮4剂，翳消病愈。

5. 癫狂

此方所治之癫狂乃癫狂后期，病转虚寒，虚阳上浮所致。临床辨证中常见：沉默痴呆，语无伦次，头痛失眠，心悸易惊，四肢厥冷，舌白多津，脉沉微。若加龙骨、牡蛎，其效更佳。

案 李某，女，41岁。

因和爱人争吵而发病，初起喧扰不宁，躁狂打骂，动而多怒，骂詈不休。经医用大剂大黄、芒硝泻下，转为沉默痴呆，舌白多津，语无伦次，心悸易惊，头疼失眠，时喜时悲，四肢厥冷，六脉沉微。

处方：云苓、牡蛎各30g，党参、炮附子、干姜、龙骨各15g，甘草12g。

服3剂后，神志清醒，头痛止，四肢温，改用苓桂术甘汤加龙骨、牡蛎，服14剂而愈。

6. 虚寒泄泻

此方所治之虚寒泄泻乃脾肾阳衰，滑脱不止所致。临床辨证中常见：下利日久，腹痛肠鸣，下利清谷，食后腹胀，腰痛如折，四肢厥冷，舌质淡苔白多津，脉沉细无力。若加赤石脂、砂仁、肉桂等，其效更佳。

案 李某，女，22岁。

久有下利病史，经常腹痛肠鸣，大便日4~5次，状若清谷而少臭，食后腹胀，经常少腹发凉疼痛，腰痛如折，面色青黑，精神极惫，舌白多津，眼睑经常浮肿如卧蚕状，四肢常厥冷，身有微热，反欲增衣，月经淋漓，白带多，六脉沉细。

处方：云苓、赤石脂各30g，炮附子21g，干姜15g，甘草12g，肉桂、砂仁各9g。

上方连服24剂而愈。

第二节 自拟方（脉络通颗粒）

唐教授经过对血栓性静脉炎数千病例的研究与治疗，认为"湿""热""瘀"为本病的主要病因，筛选出了黄芪、蜈蚣、金银花等12味中药制成"脉络通"颗粒，作为国家三类新药进行开发研究，历经10年，通过了国家新药审评委员会组织的专家评审。

1. 方药组成

黄芪500g，金银花500g，黄柏250g，苍术250g，薏苡仁500g，玄参500g，当归250g，白芍250g，甘草83g，水蛭250g，蜈蚣20g，全蝎83g，制成1000g颗粒剂。

2. 功效

清热解毒，理脾祛湿，利水消肿，化瘀通络。

3. 主治

湿热瘀阻脉络证。症见肢体肿胀、疼痛、发热、肤色暗红、索条状物，或青筋裸露，或有瘀斑，舌质暗或红，苔黄或黄腻，脉滑数或沉弦等。凡血栓性静脉炎（血栓性浅静脉炎、深静脉血栓形成）见有上述症状者亦可适用。

4. 方解

本方是在祖传验方的基础上，由益气生血之当归补血汤，缓急解挛、和营止通之芍药甘草汤，清热解毒、活血止痛之四妙勇安汤，健脾清热祛湿之四妙散，解毒搜剔、止痉散结之止痉散等衍化而来。

方中黄芪味甘，性平，具有利水消肿、托毒之功。《本草述钩元》云：本品可"利阴气，泄火邪，能活血脉生血"；金银花味甘气平，其性微寒，入肺经，具有清热解毒之功，可疗痈肿疔疮、丹毒、血热，是解毒消肿之要药，二药配合，既可清热解毒，又可泻阴火、解肌热、清秽恶、疗积毒，故共为君药。黄柏、苍术、薏苡仁清热祛湿；当归能入血分，能使邪气祛、气血各归于当归之地，与白芍同用、补血养血，与甘草相合，更能加强缓急解挛、和营止痛之功，使脉络通畅。玄参味甘、苦、咸，性微寒，有凉血滋阴、泻火解毒之功，用之可软坚散结、消肿解毒，以上共为臣药。唐容川在《血证论》中曰："凡血证，总以祛瘀为要"。水蛭咸、苦、平，蜈蚣、全蝎辛温，三药俱入肝经，肝主筋脉，均有活血消瘀、攻毒散结，通络止痛之功，脉道以通，气血乃行，共为佐药。甘草善调和诸药，故为之使。诸药配伍，共奏清热解毒、理脾祛湿、化瘀通络、利水消肿之功。

5. 现代研究

为验证脉络通颗粒剂的治疗作用，探讨其作用及作用机制，我们对该方剂进行了有关的药效学实验研究。研究结果表明：脉络通颗粒剂可显著地抑制静脉血栓的形成。可降低大鼠的血浆黏度和纤维蛋白原含量，延长血浆凝血酶原时间，提高血浆皮质醇含量，降低脂质过氧化物（LPO）含量，对模型动物急、慢性非特异性炎症具有明显的对抗作用。结果提示脉络通颗粒治疗血栓闭塞性脉管炎（TAO）和抗静脉血栓的部分机制是通过保护血管内皮和抗凝血作用的结果。此外，脉络通颗粒尚能使肾上腺皮质功能增强，从而有助于抗炎消肿，能降低脂质过氧反应，减轻缺氧对组织的损害。

6. 临床验案

案 1 刘某，男，65岁，退休干部，已婚，1996年6月24日就诊。

患者左小腿内侧曲张静脉处红肿疼痛12天。患者1996年6月中旬因劳累致使左小腿内侧原静脉曲张处出现肤色发红，疼痛不适，活动及站后加重，自服"螺旋霉素"（3片/次，3次/日）治疗3天，效果不佳，病情又有所加重，局部红肿范围扩大，疼痛加剧，1周后病变部位皮肤出现索条状硬结，活动轻度加重，故求治于唐教授。

现症：左下肢大隐静脉迂曲扭张，裸露明显，以左胫骨内侧为甚，在左胫骨内侧沿曲张静脉部位有两条长约4cm和5cm，宽约2cm的索条状硬结，硬结及其周围组织局部皮肤暗红、肿胀，皮温增高，压痛明显，舌质暗红，苔黄腻，脉滑数。

西医诊断：血栓性浅静脉炎。

中医辨证：湿热瘀阻脉络。

治疗过程：患者初诊明确诊断后，立即完善有关检查项目，血常规示：白细胞计数12.3×10^9/L，中性粒细胞0.68，淋巴细胞0.32，尿常规、心电图，及肝、肾功能均无异常，即给予脉络通颗粒剂口服，1包/次，3次/日，并嘱患者注意卧床休息；3天后，患肢临床症状开始有所改善，皮色暗红及局部肿胀略有减轻，1周后患处肤温已显著降低，肤色暗红已大部分消退，压痛好转；服药2周后，患者左下肢肤温已基本恢复正常，原红肿部位肿胀消失，肤色已转变为暗褐色，原索条状硬结范围较前缩小、变软，但仍有明显压痛，活动已无任何受限，黄腻苔已基本消退，脉象较前平和；治疗3周后患者下床活动时肢体已无明显不适，左下肢索条状硬结大部分消散，压痛消失，肤色变为浅黄褐色；实验室查示：血常规白细胞计数6.9×10^9/L，中性粒细胞0.68，淋巴细胞0.32，血红蛋白130g/L，肝功能总胆红素11μmol/L，总蛋白64g/L，球蛋白45/L，谷丙转氨酶12U/L，谷草转氨酶8U/L，肾功能Cr 62μmol/L，尿素氮5.1mmol/L，心电图正常，已符合临床治愈标准。

患者服药期间一般情况均好，无明显服药后副作用。

案 2 郝某，男，58岁，干部。1996年3月4日就诊。

患者右下肢红肿硬条索状物2天。患者因欲行大隐静脉曲张剥脱术入院，常规术前行泛影葡胺静脉造影。造影后 2 天右小腿内侧及足背出现红肿索条状硬物，疼痛明显。查体见右下肢大隐静脉远端内踝上方至足背红肿明显，并可触及索条状硬物，长 5~6cm，宽 0.5~1cm，色鲜红，压痛明显，皮损区皮肤与皮下粘连，界限尚清楚，急查血白细胞计数 7.0×10^9/L，中性粒细胞 0.61，淋巴细胞 0.39，全血细胞指标无异常。尿常规、心电图及肝、肾功能检查正常。

西医诊断：血栓性浅表静脉炎。

中医辨证：湿热瘀阻脉络。

治疗经过：即给予脉络通颗粒剂口服，1 包（20g）/ 次，3 次 / 日，3 天后疼痛明显减轻，局部仍有红肿，压痛稍减速轻，1 周后右下肢疼痛基本消失，局部皮色由鲜红转为暗红，索条状物变软，仍有轻度压痛，活动正常。服药 2 周后，疼痛完全消失，内踝处索条状物变软，长度约为 3cm，无压痛，皮色转为暗褐色。继续巩固服药。4 周后索条基本消失，无压痛，局部皮肤呈淡褐色。复查血尿常规、心电图及肝、肾功能无异常，服药期间无不良反应。临床痊愈出院。

案 3 王某，男，55 岁，已婚，1995 年 8 月 24 日就诊。

患者左下肢肿胀疼痛 6 天。患者 1995 年 3 月 18 日外伤后突感左下肢疼痛伴小腿肿胀，肤色暗红，遂至当地县人民医院求治，诊为"深静脉炎"，给予"青霉素"及"复方丹参"针（具体用量不详）静脉滴注治疗 5 天，效果不佳。停药 1 天后，即前来我院诊治。

现症：患者左下肢自膝关节以下肿胀，胫骨中段更为明显，腓肠肌部位饱满，膝关节下 15cm 处周径较对侧肢体增粗 5cm，有明显压痛，霍夫曼征阳性。PPG 示：左下肢深静脉栓后。微循环示中度异常。舌质暗红，苔黄腻，脉滑数。

西医诊断：左下肢腘静脉血栓形成。

中医辨证：湿热瘀阻脉络。

治疗过程：患者初诊明确诊断后，即完善有关检查项目，血常规示：白细胞计数 8.8×10^9/L，中性粒细胞 0.65，淋巴细胞 0.31，嗜酸性粒细胞 0.04。尿常规、心电图及肝、肾功能均无异常，即给予脉络通颗粒剂口服，1 包 1 次，3 次 / 日，并嘱患者注意卧床抬高患肢休息；服药 2 天后，患肢临床症状开始好转，肌肤松软，测患肢膝关节以下15cm处周径较对侧肢体仍增粗2.5cm，已可下床轻度活动，黄腻苔已基本消退，脉象较前平和；治疗3周后，左下肢肿胀已大部分消退，晨起时测量患肢膝关节下15cm处周径较健侧增粗1.5cm，疼痛消失，肤色已基本恢复正常，患者下床活动时肢体已无明显障碍，仅感沉困乏力。血常规示：白细胞计数7.2×10^9/L，中性粒细胞0.64，淋巴细胞0.36，血红蛋白135g/L，尿常规正常，心电图正常，肝功能：总胆红素13μmol/L，总蛋白78g/L，球蛋白51g/L，谷草转氨酶16U/L，Cr 138μmol/L，尿素氮6.6mmol/L，嘱患者穿弹力袜加强活动，继服脉络通颗粒剂1周以巩固疗效。

患者服药期间一般情况较好，服药后无明显副作用。

案4 赵某，女，61岁，工人。1996年1月23日就诊。

患者右下肢肿胀疼痛2天。患者于2天前原因不明突然感觉右下肢肿胀疼痛，伴有轻度恶寒。

症见：右下肢肿胀、疼痛，行走困难。查体见：神志清，精神不佳，痛苦面容，查体合作。右下肢自腹股沟下均明显肿胀，呈明显指陷性，色暗紫，皮温略高。膝上15cm处经围56cm，膝下15cm处经围36cm。大腿内侧压痛明显，腓肠肌压痛明显。彩色多普勒超声波检查示：右下肢深静脉血栓形成，下肢静脉血流量明显减少，血白细胞计数11.5×10^9/L，尿常规、心电图、肾功能均正常。

西医诊断：深静脉血栓形成。

中医辨证：湿热瘀阻脉络。

治疗过程：入院后即服用脉络通颗粒剂，每次1包（20g），一日3次，服药1周后疼痛明显减轻，已无烦躁不安之症，肿胀略消。2周后已无明显疼痛，但时有发胀，抬高患肢较轻松，皮色由暗红转为正常。膝上15cm处经围52cm，膝下15cm处经围34cm。继服药4周后，患肢症状明显减轻。自觉下肢时有发胀、发热感，皮色正常。但长时间站立后仍不适。膝上15cm处经围47cm，膝下15cm处经围33cm。血白细胞计数9.2×10^9/L。彩超复查：右下肢深静脉血栓明显缩小，下肢静脉血流量较前有明显增加。复查血尿常规、心电图、肝肾功能无异常，基本痊愈。

案5 冯某，男，51岁，干部，已婚，1995年9月13日就诊。

患者右下肢肿胀疼痛5天。患者于5天前晨起时突感右下肢疼痛伴右小

国医大师 唐祖宣

腿肿胀，即到附近卫生所就诊，诊断为静脉曲张，口服养血荣筋之药无效。昨日来我科门诊检查，见右小腿肿胀，霍夫曼征阳性，腓肠肌部压痛明显，血白细胞计数 9.8×10^9/L，中性粒细胞 0.66，淋巴细胞 0.34，给予脉络通颗粒口服。今日以"右下肢深静脉血栓形成"收入病房。

查体：右下肢自觉膝关节以下肿胀，胫骨中段更为明显，腓肠肌部明显饱满，神志清，查体合作，步态跛行，自由体位，右小腿自膝关节至踝关节肿胀明显，腓肠肌饱满，有显著压痛，右下肢膝下 15cm 处较健侧粗 4cm，霍夫曼征（+），脉滑数，舌质暗红，苔黄稍腻。

西医诊断：右下肢腘静脉血栓形成。

中医辨证：湿热瘀阻脉络。

治疗过程：住院后完善检查，未见心电图、肝肾功能异常，即给予脉络通颗粒剂，3 次/日，1 包（20g）/次，加温开水 200ml，冲溶后口服，并嘱患者将右下肢抬高 15°。入院第 3 天复查，服脉络通颗粒剂后有轻度上腹部饱胀感，未作处理，右下肢饱满程度已开始减轻，疼痛好转，嘱患者严密观察上腹部不适反应，并继续遵医嘱服药。入院 1 周后查看患者，患者除入院后前两天上腹部不适外，其余时间服药后未见不良反应，右下肢自服药第 5 天后，肿胀显著减轻，疼痛显著好转，小腿部张力明显降低，已能放平足下床活动，嘱患者按医嘱继续服脉络通治疗。入院第 2 周复查，右下肢肿胀基本消失，膝关节以下 15cm 处较对侧粗约 1cm，下床活动 200m 后，除小腿部有轻度紧张感外，余无其他不适。精神、饮食、睡眠均好，嘱患者进入第 3 周治疗。3 周后经唐教授查房检查，双下肢平卧时膝关节下 15cm 处周径相同，霍夫曼征（−），深压腓肠肌部已无压痛，浅静脉未见怒张。复查心电图、肝肾功能与入院时相比无异常。临床治愈。

医话漫谈

一、《伤寒论》附子之用探寻

《伤寒论》对附子应用甚广，其配伍法度严谨，药量变动不居、运用独具匠心。研究仲景对附子的运用，对于我们学习《伤寒论》这部经典大有裨益。观其对附子之用，有以下几点。

（一）走肌肤，扶阳解表

"太阳病，发汗，遂漏不止，其人恶风，小便难，四肢微急，难以屈伸者，桂枝加附子汤主之"（20条），太阳病，汗之太过，肌腠疏松，疏则不密，汗从毛窍而漏；其人恶风为表阳虚弱，卫外不固。发汗及漏汗，亦伤阴津，阳失温煦，津伤不濡，故小便难，四肢微急，难于屈伸。方用桂枝汤调和营卫以解外，加附子温经固表以扶阳。"若微寒者桂枝去芍药加附子汤主之"（22条），太阳病误下后，表邪内陷胸阳不振，又兼脉微，恶寒、系阳伤已重，故去芍药之酸敛阴柔加附子辛温纯阳之品以振奋表阳。热痞兼表阳虚，以附子泻心汤扶阳实表，泻热消痞。上述附子之用，均为扶阳固表。

（二）入骨节，祛风除湿

仲景云："伤寒八九日，风湿相搏，身体疼烦，不能自转侧，不呕，不渴，脉浮虚而涩者，桂枝附子汤主之"（174条），伤寒八九日，卫阳不固，风湿之邪客之，滞留肌腠，痹阻气血，故身体疼烦；湿邪重浊则难以转侧，治以桂枝附子汤祛风除湿，重用附子温经散寒而止痛，配桂枝祛风解肌且通络，助以炙甘草温阳化气缓拘急，得姜枣调脾胃而和诸药，使风湿之邪从汗而解。

本方附子量多达三枚，因病之初，风湿尚在肌肉而未入骨节，宜急去之，附子量大力宏，堵截邪气之传变。"风湿相搏，骨节疼烦，掣痛不得屈伸，汗出短气，小便不利，恶风不欲去衣，或身微肿者，甘草附子汤主之"（175条），风湿之邪，留着骨节，邪气更盛，阳气受损，病位较深；此方桂、附、术、草同用，温阳化气，祛风除湿，风寒湿祛，其病自愈。本条较之上条，虚实夹杂，病情较重，风湿在骨节，宜缓攻而不宜速去，仲景虑附子多用性猛且急，筋脉之窍未必骤开，徒使汗出而邪不尽，故附子由三枚减至二枚。《本草汇言》："附子，回阳气、散阴寒、逐冷痰、通关节之猛药"是对附子这一功能的精辟描述。

（三）达下焦，温肾壮阳

"太阳病，发汗，汗出不解，其人仍发热。心下悸，头眩，身𥆧动，振振欲擗地者，真武汤主之"（82条）。"少阴病，二三日不已，至四五日，腹痛，小便不利。四肢沉重疼痛，自下利者，此为有水气，其人或咳，或小便利，或下利，或呕者，真武汤主之"（316条）。二条文所述症状迥异，而病机相同，俱为真阳虚损，水失制约，泛溢周身，或上或下而为患。真武汤君药炮附子，味辛性热，壮肾阳使水有所主；白术为臣，甘苦微温，燥湿健脾使水有所制；生姜辛温而散，于制水之中有利水之用；芍药制附子之燥且通利小便，共奏温肾壮阳、散水利水之效。若阳虚较甚，寒凝骨节或督脉，见身体痛、骨节痛、口中和、背恶寒等症，以附子汤壮肾阳而祛寒湿；若少阴病，阳虚兼表实证，以麻附细辛汤壮阳助解表，解表不伐阳。

（四）通内外，救逆固脱

少阴病，诸阳气衰微、阴寒内盛之证，治之以四逆汤。生附子辛而大热。其性雄猛，逐阴回阳，救逆固脱，干姜与附子相须通心助阳，姜得甘草能增强回阳救逆之效。三药共济救阳气于欲绝之境。"少阴病，下利清谷，里寒外热，手足厥逆，脉微欲绝，身反不恶寒，其人面色赤"（317条）之阴寒内盛、阳气大衰阴盛格阳证，治以通脉四逆汤，其方为四逆汤倍用干姜，加附子大者一枚，破阴回阳，通达内外，若见但欲寐、手足厥逆、下利面赤、脉细微之阴盛戴阳证，以白通汤破阴回阳，宜通上下，生附子启下焦之阳以通心，葱白引格于上之阳下达至肾，轻用干姜温中阳交通上下，迅速发挥通阳作用；

如下利不止，致药被邪拒，以白通汤加猪胆汁汤引阳入阴，救逆固脱。

《伤寒论》对附子之用量，以枚计量，常量1枚，量大者3枚。今之附子小者重10~15g，大者重约20g。今古附子之大小相差无几。因此，《伤寒论》对附子之常规量约15g，大量可用至45~50g。《伤寒论》对附子之用，是医圣长期精心探索，结合自己临床实践的宝贵经验之总结，药证相连、丝丝入扣，拙作只窥其皮毛，体会不深，聊供参考。

二、《素问·咳论》"其时"浅识

《素问·咳论》曰："五脏六腑皆令人咳，非独肺也……五脏各以其时受病，非其时，各传以与之。"五版《内经》教材对"五脏各以其时受病"释为：各以其时指五脏所主之时，如肝主春、心主夏、脾主长夏、肺主秋、肾主冬；对"非其时，各传以与之"则释为：非其时，指非肺所主之秋令。之，指示代词，指肺。一篇文章同题并列、语序相连，但两处"其时"所指却不同，这就把脏咳关系简单释为：五脏各在其所主的季节发病（天人相应观），继之传与肺脏而为咳。从而隐其脏咳关系之要义，使后学者难得咳病发生机制之蕴旨。我们认为，理解此段经文的关键在于弄明白"其时"二字，两处"其时"当同指"五脏所主之时"。

（一）"五脏各以其时受病"意在阐述脏咳之常——应时而咳

《内经》根据天人相应的思想，认为人与自然息息相通，五脏各在与本脏相应的季节而受病，其机制正如清·姚止庵在《素问经注节解》中云："时，王（王，通旺。笔者注）月也。王不受邪，五脏之常也。五脏不虚则已，虚则应王不王，邪乘虚入，是五脏之受病，反在应王之时"，"因此《咳论》原文曰：'五脏各以其时受病'。"对于其发病途径，姚氏进一步指出："然此五脏之受邪也，非即始于五脏也，盖由寒入皮毛，由皮毛入肺，肺受之而后乘各脏之虚以传之也。"肺外合皮毛，六淫之邪可随时由皮毛犯肺而引发咳病，只是在秋季（肺主时）更为多发，这与秋季多咳病的临床实际是相符的。至于肺受病后是否传与应时之脏，那要看应时之脏是否"应王不王"，也就是说，外邪从皮毛犯肺后，既可见单纯的肺咳，也可出现肺与他脏（心、肝、肾、脾）合病而咳。依照天人相应思想，春季多肺肝同病，《咳论》称之为肝咳；

夏季肺心同病（心咳），冬季肺肾同病（肾咳），长夏肺脾同病（脾咳）等。对此，笔者认为均可称之为"应时而咳"。

（二）"非其时，各传以与之"着重说明脏咳之变——非时而咳

五脏除"应时而咳"外，亦有"不应时而咳"，"非其时，各传以与之"正说明了这一问题。《素问·玉机真脏论》注："传，乘之名"，"五脏有病，则各传其所胜。"根据五行乘克规律，肝病可传之于脾，脾病可传之于肾……如此等等。即非五脏所主之时令而见五脏咳者，是由所胜之脏病气乘犯于所不胜之脏而发生的，如非冬季而见肾咳，则多由脾病乘肾而复行犯于肺所致，临证既可见肾咳症状，亦可见脾咳之征；同样，非夏季而见心咳，则多因肾病乘心而复行犯于肺所致。正如日·丹波元简在《素问识》中云："肝受病于春，以其时也。然有非木令之时，而肝亦病者，正以肺先受邪，而能传以与之也。"当然，对于非时而咳的理解也不可过于机械，五脏是一个统一的有机整体，其生理上相互协调，病理上相互影响，病变的传变与否要根据具体脏腑的盛衰情况而定。

以上所述，均属于外感咳嗽的范畴，其发病途径由外向内，肺为发病之先导，累及他脏而发病。每一脏之咳，既有应时而咳，又有所不胜之脏病累及而咳。"非其时，各传以与之"揭示了脏咳复杂的发生机制，但复杂之中又是有序可循的，它与"五脏各以其时受病"前后呼应，交辉成篇，既言其常，又明其变，足见经义言词之精炼，医理之深奥。

三、仲景用酒法探讨

仲景用酒主要作用表现在温阳散寒、活血通瘀、理气止痛、泄热利湿，以及行药势，增加药物溶解、吸收等方面，至今沿用临床，运用广泛。本文着手从酒能致病、入药、制药、煎药、服药、禁忌等方面进行初步探讨。

仲景十分注重用药法度，每一方后对药物炮制，煎药用水、服药方法及药后调理都提出了严格要求，示后人以法。其中酒的运用，可谓独具匠心，既提出酒能致病，又指出酒能入药，开创了中医方书用酒之先河。常用有酒、白酒、苦酒、清酒。酒、清酒多用于服药；白酒即米酒，多入药；苦酒（即醋），或入药或制药。治疗疾病有疟母、妊娠腹痛、产后腹痛、月经不调、胎

动不安、寒疝、黄汗、黄疸、历节、下利、胸痹、蛔厥、虚劳等。

1. 酒能致病

虽然仲师在病因分类上没有直言酒能致病，但从历节、酒疸、吐血三证中指出了酒能伤人致病的作用。如《金匮要略·中风历节病脉证并治第五》谓："盛人脉涩小，短气自汗出，历节痛不可屈伸，此皆饮酒汗出当风所致。"指出肥体多湿，又有余于外，不足于内，而受外风；饮酒当风，风与湿搏，形成历节病。《金匮要略·黄疸病脉证并治》指出"心中懊侬而热，不能食，时欲吐，名曰酒疸"。饮酒过度致酒热内蕴，上熏于心，升降受阻，形成烦热不安、食少、恶呕之酒疸病。《金匮要略·惊悸吐衄下血胸满瘀血病脉证治第十六》："夫酒客咳者，必致吐血，此因极饮过度所致也。"嗜酒之人湿热蕴和于胃，熏蒸于肺则咳，灼伤血络故吐血。这充分说明了过度饮酒能伤人致病。

2. 酒能入药

恰当用之，既可强身壮体，又能入药治病。主要是酒能通阳散寒、行气活血、祛瘀止痛、泄热利湿，如治疗阳虚阴寒内盛之胸痹，瓜蒌白酒汤、瓜蒌半夏汤两方取白酒湿热之性能祛寒通阳，与瓜蒌、薤白、半夏相伍，通阳散结、豁痰下气而宣通胸痹。黄汗证乃卫郁营热，黄芪芍药桂枝苦酒汤中，以桂枝、芍药调和营卫，黄芪走表祛湿，苦酒泄营中郁热，共用而调和营卫、流通气血，黄汗即去。妇人血气腹痛，因气滞不行，红兰花与酒相伍，以活血而止痛。临床上有许多疑难杂病，适当用酒治疗，可获奇效。

3. 用酒制药

仲师十分讲究药物加工，并利用酒制药物，以增加辛散、酸涩作用，提高疗效。选用药物如乌头、大黄、防己、桂枝、甘草等。治疗蛔厥症的乌梅丸以"苦酒渍乌梅一宿，然后作丸"，取酒酸涩增强安蛔作用；治疗妇人经水不利的抵当汤，"大黄三两酒浸"；治疗下利的大小承气汤，均用"大黄四两酒洗"取酒辛窜之性，助大黄峻猛之功而破瘀通滞。防己地黄汤，将桂枝、防己、防风、甘草"以酒一杯，浸一宿，绞取汁"，以酒行药势，直达病所。以上五方酒制药物均采用冷浸法，现在在此基础上又有了热浸、酒炒等加工的炮制方法。

4.用酒煎药

仲师在煎药上要求不同的病证有不同的选择，常用的溶剂有水、浆水、潦水、甘澜水、酒等，其中采用酒煎或水酒同煎的目的是使药物有效成分充分溶出，并取其活血、逐瘀，以行药势作用，如疟母证鳖甲煎丸能扶正祛邪、消疟化瘀。用"清酒一斛，五斗浸灰"制丸，酒能行药入血分，增加活血化瘀作用。妇女产后的瘀血腹痛，下瘀血汤"以酒一升煎一丸，取八合顿服之"，用酒煮丸，祛瘀之功更峻。胶艾汤治妊娠下血腹痛，"以水五升，清酒三升，合煮取三升，酒水同煮，可行药势"。

5.用酒服药

仲师善用丸散剂，虽然不及汤剂快，但依病证不同，用酒送服，一则增加吸收，二则提高药效。如治疗脾虚寒湿和血虚湿热所致胎动不安的白术散、当归散，妊娠腹痛的当归芍药散，均以酒送散，具有健脾温中、除湿化热、疏肝、养血、安胎作用；治疗月经不调瘀血内阻的土瓜根散、虚劳瘀血的大黄䗪虫丸用酒送服，可使活血化瘀通滞力专；治疗虚劳不足的肾气丸、薯蓣丸、天雄散，用酒与诸药相调，增加吸收达到补阳、扶正、祛邪作用；治疗寒饮腹痛的赤丸，"以酒送下三丸"；治疗历节病的侯氏黑散以酒服药，增加散寒、化饮降逆、祛湿止痛之功。

6.用酒禁忌

仲师在充分利用酒的基础上，也提出了对酒的禁忌。饮酒应适度，否则可致酒疸、历节、吐血等证。有些病证在药后须禁酒，如桂枝汤服后禁生冷、黏滑、肉面、大辛、酒酪、臭恶等物，因病忌酒亦示后人以法。

四、浅谈仲景禁药不禁

临床上医生在遣药配方中，有许多禁忌。如：禁止相恶药、相反药物的同用，在治疗疾病时，除了禁用同病证相反的药物外，妊娠病禁用毒性较强、药性猛烈的及有堕胎、滑胎作用的药物，历代医家对此颇为重视，视为畏途，唯仲景把握病机，方中屡有破禁，充分体现了他的辨证施治观念，现列举如下。

（一）相反相成、相反之药相伍为用

1. 甘遂与甘草同用

《金匮要略·痰饮咳嗽病脉证并治第十二》载："病者脉伏，其人欲自利，利反快，虽利，心下续坚满，以为留饮欲去故也，甘遂半夏汤主之。"方用甘遂与甘草，《神农本草经》认为相反。本方所主，为留饮重证，主攻水饮滞留，非急攻而不能通其阳，是以因其自利之反快而攻之，甘遂逐饮峻猛，用甘草、白蜜之甘以缓之，用芍药之酸收之，使攻利不太过，留饮重证须用甘遂，其性急峻猛，又须缓之以甘草，甘草与甘遂相反而同用，取其相反相成，祛邪不伤正气。本方为仲景的一大破禁。

2. 附子、半夏同用

附子与半夏同配伍，仲景用之有两处。《金匮要略·腹满寒疝宿食病脉证治第十》载："腹中寒气，雷鸣切痛，胸胁逆满，呕吐，附子粳米汤主之。"《伤寒论》40 条"……小青龙汤主之……若噎者，去麻黄，加附子一枚……"两方中均有附子、半夏同用，两者的病机均有水湿内停，前者论述脾胃虚寒、水湿内停的腹满痛论治，方中以附子为君，助阳驱寒，半夏为臣，降逆止呕。后者以方测证，足见水寒相搏之甚，必用附子燥裂之性助干姜、细辛温阳之效，两方均有大枣、甘草调和，使得水寒自散，阳气得复，诸症自平，此附子和半夏相伍为仲景又一破禁。

3. 乌头与半夏同用

《金匮要略·腹满寒疝宿食病脉证并治第十》载："寒气厥逆，赤丸主之。"方中半夏与乌头配伍同用，《太平圣惠方》谓其相反，赤丸所主寒饮内停所致的腹痛，以药测证，尚其有腹痛、呕吐、头眩、心悸等症，此乃脾肾阳虚、寒饮内盛，非乌头不能祛其寒，非半夏不能降其逆，故同用，此方乌头与半夏同剂用相反以攻坚沉寒。

（二）妊娠病，有故无损，禁药不禁

仲景在《金匮要略·妇人妊娠病脉证并治第二十》中破禁有四。

（1）"妇人宿有癥病，经断未及三月，而得漏下不止，胎动在脐上者，为

癥痼害。妊娠六月动者，前三月经水利时，胎也，下血者，后断三月，衃也。所以血不止者，其癥不去故也，当下其癥，桂枝茯苓丸主之。"

桂枝茯苓丸，活血去瘀，缓有癥块，治疗妊娠腹痛下血，常识必识为畏途，然仲景，首先论述症病与妊娠的鉴别，妇人素有癥病，复受孕成胎，停经未三月，忽又漏下不止，并觉胎上似胎动，此乃癥病影响所致，治当祛瘀消癥，癥去则血自归经，胎元可养。方用桂枝行阳，芍药收阴调和营卫，茯苓渗湿，丹皮、桃仁破血而消癥，均为妊娠所忌此不避，经谓："有故无损，自无损也。"

（2）"妇人怀娠六月，脉弦发热，其胎愈胀，腹痛恶寒者，少腹如扇，所以然者，子脏开故也，当以附子汤温其脏。"

本条文论述妊娠，阳虚寒盛，腹痛证治，妊娠六七月，忽然出现脉弦、发热、腹痛、恶寒，并觉胎胀大，少腹冷，病机是阴虚阳盛，其证发热非为外感，而是虚阳外浮，阳虚不能温煦胞宫，阳寒之气内盛，故治当温阳散寒，暖宫安胎，用附子汤，附子有破坚堕胎之弊，仲景独用以为安胎，这亦是有故无损的原因。

（3）"妊娠呕吐不止，干姜人参半夏汤主之。"

以药测证，此病病机为胃虚有寒饮，浊气上逆，方中用干姜温中散寒，人参扶正补虚，半夏、姜汁涤饮降逆，干姜、半夏是妊娠禁忌之药，仲景加入人参以固胎气，是见仲景用药之妙。

（4）"妊娠有水气，身重，小便不利，洒淅恶寒，起即头眩，葵子茯苓散主之。"

葵子滑利通窍，可致滑胎，仲景用葵子、茯苓相配伍，治疗妊娠水气内停，是有故无损禁药不禁的又一实例。

另外，在产后病的治疗中，因产后多虚多瘀，一般识为禁区，不宜发汗，用药不宜峻猛，然仲景独用之，发汗攻下、破血的方法，均有运用，现不一一举例。

仲景这些用药方法，是以辨证为基础而用之，为辨证用药之先河，体现了中药配伍之妙，不愧为方始之祖。

五、浅淡仲景运用附子

附子，辛、温，有大毒，归心、肾、肝经，为雄烈之品，内含乌头碱，用之不慎令人中毒，具有回阳救逆、补火助阳、散寒止痛的功效，其性慓悍捷疾，强阴、堕胎为百药之长，历代医家对附子的运用都很谨慎且用量小，临床上附子中毒的报道屡见不鲜。

纵观仲景所著的《伤寒论》与《金匮要略》，在附子的运用上挥洒自如，在《伤寒论》中内含附子的方有 23 个，运用次数 38 次，《金匮要略》中有内含附子的方 20 个，运用次数 22 次，除去重复的 4 方，共计有 39 方，占仲景方的 35%。另外，运用乌头的方有 4 个。在治疗方面，仲景审因论治，根据病证的不同用药方式，入汤剂的 31 个，入丸剂的 6 个，入散剂的 3 个。生用附子的方 7 个，在临证上，用其治疗阳虚表证、里证及各种杂病。更令人叹为观止的是，禁药不禁，反药相伍为用，治疗妊娠病、产后病等，这些都真正地体现了仲景"辨证论治"的精髓，给后人留下了很多的启迪，现将仲景运用附子归纳如下。

（一）辨证审因，禁药不禁

1. 相反相成，相反之药相伍为用

详见"四、浅淡仲景禁药不禁"之"（一）相反相成、相反之药相伍为用"项下第 2、3 条。

2. 妊娠病，有故无损，禁药不禁

详见"四、浅淡仲景禁药不禁"之"（二）妊娠病，有故无损，禁药不禁"项下第（2）条。

3. 产后病，不拘泥于产后，斯证用斯药

妇人产后多虚多瘀，多虚多为阴虚、血虚，附子燥热，阴虚阳盛者禁用。《金匮要略·妇人产后病脉证治第二十一》曰："产后中风、发热，面正赤，喘而头痛，竹叶汤主之。"其中方中有附子一枚（炮），本条文论述产后正气大虚，风邪乘虚侵袭，以致形成正虚邪实之候，此证若但解表祛邪，则虚阳易脱，故用扶正祛邪的竹叶汤，方中以竹叶、葛根、桂枝、防风、桔梗解外邪，以人参培元气，以附子救真阳，以甘草、姜、枣调和营气，而使表解而正复。

（二）胆大心小，行方智园

1. 回阳救逆，生用附子须配以干姜

附子有毒，生用则如虎似狼，在仲景的方剂中：干姜附子汤、茯苓四逆汤、白通汤、白通加猪胆汁汤、四逆加人参汤、通脉四逆汤、通脉四逆加猪胆汁汤这七方均有回阳救逆的功效，且附子均为用生。附子秉性纯阳，能助心阳而复脉，救散失之元阳，散寒却阴，称为"回阳救逆"第一品，生用药力峻猛，慓悍捷疾，仲景用同气相求、相辅相成之法和干姜相伍为用，附子、干姜，同为大热之品，附子走而不守，干姜守而不走，相互配合使温阳之力大而持久，同时又降低了生附子的毒性，两者相辅相成，相互为用，达到回阳救逆之功效。

2. 知药达病，因人而宜，谨慎用药

仲景用药，审证论治，用药胆大而心细，虽屡屡破禁，然每每无恙，如在伤寒方中，对于附子用量大的方剂方后均有注释，根据患者体质的强弱，也稍有说明，如桂枝附子汤、去桂加白术汤等，附子的用量为三枚，方后注谓："三服都尽，其人如冒状，勿怪，这说明已有昏晕反应，是治疗量的限度……附子三枚恐多也，虚弱家及产妇宜减服之。"告诫体虚之人，用药要减量。甘草附子汤方，附子用二枚，后注：恐一升多者，宜服六七合为始，也是说明这个问题，但四逆汤注"……强人可大附子一枚……"，是恐健壮之人，药力不达而加重药物的用量。仲景因人制宜、加减用药，又是仲景的一个用药特点。

3. 寒热并用，各取其性

《伤寒论》第 115 条"心下痞而复恶寒汗出者，附子泻心汤主之……"，本条文心下痞为热证，复见恶寒汗出为卫阳不足失司所致。附子泻心汤是由大黄、黄连、黄芩三味寒凉之药，加温热的附子组成，主要用于热痞兼表虚的证候。本证寒热错杂，虚实并见。若仅用三黄泄热消痞会使恶寒更甚，单用附子温经扶阳则痞热不除，故用此方寒温并投，邪正兼顾，达到泻热消痞、扶阳固表的目的，在煎法上，仲景采取麻沸汤渍寒药别煮附子，合之服用，则寒热异其气，生熟异其性，药虽同行，功则各奏，这就是仲景的用药之妙。

（三）左右逢源，临床用药

1. 加减药物用量，改变方剂的性质

不改变方剂药物组成而改变方中药物剂量，使方剂作用发生变化，是仲景方的一个特点，对于附子的运用也不例外。例如四逆汤与通脉四逆汤两方的用药相同，四逆汤回阳救逆，用于阴盛阳衰证；通脉四逆汤加重附子、干姜的用量，而破阴回阳，通达内外，用于阴盛格阳证；再如桂枝去芍药加附子汤与桂枝附子汤都是由桂枝、附子、甘草、生姜、大枣组成，但桂枝去芍药汤中，炮附子只用了一枚，桂枝附子汤中炮附子却用了三枚，前方桂枝佐少量的附子，作为调和营卫、扶助卫阳，后者作用为温经散寒、祛风除湿。

2. 根据病情不同，选择炮制方式

附子因炮制的方法不同主治也不同，仲景方中，除回阳救逆的七方生用外，许多方中用炮附子，如温卫阳的桂枝去芍药加附子汤、芍药甘草汤、桂枝加附子汤等，温肾阳的麻黄附子细辛汤、肾气丸、真武汤、干姜附子汤等，温脾阳的附子理中丸、黄土汤、乌梅丸等，散寒止痛的桂枝附子汤、甘草附子汤、桂枝芍药知母汤等，外用的"头风摩方"亦用炮附子。治疗风寒湿流于肌表经络，致身体烦痛，用桂枝附子方、去桂加白术汤；治疗风湿流注于筋脉关节，气血不畅所致的肢节肿大、疼痛不解，用附子桂枝芍药知母汤，但治疗"病历节不可屈伸，疼痛"的寒湿留于关节，经脉痹阳不通者却用内含比附子止痛作用更强、毒性更大的乌头的乌头汤。但仲景同用乌头和白蜜，既能缓和乌头的毒性又可延长药效，与此相同的还有《金匮要略·腹满寒疝宿食病脉证治第十》中，治疗寒疝腹痛的乌头煎和乌头桂枝汤。

3. 乌头、附子相伍为用

仲景在《金匮要略·胸痹心痛短气病脉证治第九》中曰："心痛彻背，背痛彻心，乌头赤石脂丸主之……"乌头赤石脂丸，由大辛大热的蜀椒、乌头、附子、干姜、赤石脂组成，用于治疗阴寒痼结之心痛，其中乌头、附子本属一品，仲景用之协同配伍，乌头、附子虽属同类，但其功用略有不同，乌头长于起沉寒痼冷，并可使在经的风寒得以疏散，附子长于治在脏的寒湿，能

使之得以温化，故仲景将乌头、附子同用以达到振奋心阳、驱散寒邪的目的。

总之，仲景用附子，辨证施治，无偏无倚，不愧为医之圣人。

六、浅谈张仲景对外治法的贡献

东汉医圣张仲景的《伤寒论》《金匮要略》著作中，早已系统地论述了外治法的理论，并创造了诸多中医外治法的方法和药剂，为后世外治法的发展和运用开创了先河。本文就外治法的运用及药物的组成对后世的影响作初步探讨。

1. 外治疗法种类

仲景列举了许多外治法，其常用的有：①鼻吸入法：把药末吹入或吸入鼻腔内，通过鼻黏膜的吸收来治疗鼻腔、头部或全身的某些疾病。如"湿家……头痛鼻寒而烦……内药鼻中则愈"的记载，对后世影响较大。②洗浴法：把药物的浸出液或煎汤乘热熏洗患部进行全身浸浴，以治疗局部或全身性疾病者，如苦参汤、狼牙汤等。③药熏法：用药物烧烟熏灸患部或某一特定部位治疗疾病，如雄黄外熏。④外敷法：把药物研细直接敷于局部或以酒、醋、油等液体调和后敷于体表的特定部位来治疗疾病，如用王不留行散治疗金疮。⑤扑粉法：把药物研极细粉末，外扑于皮肤来治疗疾病。如治疗表实热证或溢饮证的大青龙汤应"汗出多者，温粉扑之"，用黄连粉治疗浸淫疮及感染的外科疾病。⑥肛内用药法：把药物置于肛门内的一种治疗方法，如塞入之法是用药物或制成便于塞入形状的制剂，塞入有孔窍器官的一种治疗方法，如塞肛门（亦称导法）、塞阴道（亦称坐药）。蜜导煎以食蜜微煎，稍凝如饴状，捏成锭约 2 市寸长，粗如指，每用 1 条塞入肛门中治疗燥屎不下；蛇床子散，用蛇床子适量为末，加铅粉少许，和药如枣大，棉裹纳入阴道内，治妇人阴中寒湿，此实为"坐药"的先河，近代在此基础上，用于治疗滴虫性阴道炎，其效甚佳。

2. 外治用药特点

仲景在外治方中选用的多为常见药物，如黄连、苦参、雄黄、附子、白矾、杏仁、蛇床子、黄芩、甘草、干姜、芍药、花椒，这些药物具有如下特点：①外治药中能正确应用多种杀菌消毒药，如黄连、雄黄、白矾、黄芩等，对后世启迪颇大。②以药物作熏洗剂如苦参汤、矾石汤、头风摩散方、蛇床子散方、狼牙汤、百合洗方，反映了当时我国外治法的一大特点。这一实用性较强的熏洗法至今仍指导临床广泛应用。

3. 外治用药的剂型

外治法的内容相当丰富，种类极多，其中采用药物作用于皮肤黏膜者占很大比例。从仲景书中所用药物外治法剂型有散剂，如"浸淫疮，黄连粉主之"，"病金疮，王不留行散主之"。烟熏剂，如狐惑病"蚀于肛者，雄黄熏之"。动物体液剂，如阳明病津伤液竭、谷道涩滞、热结不行，"用蜜导煎而通之，或土瓜根及大猪胆汁皆可为导"。水溶液剂，如"少阴脉滑而数者，阴中即生疮，阴中蚀疮烂者，狼牙汤洗之"，狐惑病"蚀于下部则咽干，苦参汤洗之"，"百合病一月不解，变成渴者，百合洗方主之"。栓剂，如"妇人经水闭，不利，脏坚癖不止，中有干血，下白物，矾石丸主之"。

综上所述，仲景不仅在理论上较为系统地论述了诸多疗效可靠的外治方法，而且在实践中主要是普遍使用常用药物，方法简便，剂型较多，实用性强，应用范围广，对后世外治法的发展起到重要作用，如果深入探讨张仲景的外治学术理论，将会给中医外治法的研究带来更为广阔的前景。

七、对"辛润"之说的探析

"辛润"之说，是中药五味理论中一个颇有争议的问题，历来众说纷纭，但归纳起来分为两类：①辛润作为一种治法对某些见燥之证，用辛味药以通气致津或行血濡润；②辛味药物本身的直接润养作用。孰是孰非，有必要予以探析。

辛润之说首见于《素问·脏气法时论》，原文曰："肾苦燥，急食辛以润之。"是燥证，故须润之。但为何以辛为之润？张景岳在《类经》中也曾谈到："肾为水脏，藏精者也，阴病者枯燥，人以食辛以润之，盖其能开腠理，致津液者，以辛能通气也，水中有真气，唯辛能达之，气主水亦至，故以润肾燥。"张氏之说指出了辛味药的润养作用及辛润的产生机制，重在阐发辛能通气这一点，强调辛达水中真气。近人运用此说则更有阐发，指出辛润之说的原理不仅只用于肾燥，而且还可临证用于营血瘀阻、体失濡养之燥证，或因寒邪收敛、腠理闭塞，无汗而燥等。综上所言，辛味之润养作用是对于肾燥、肠燥及其他特殊见燥之证的一种疗法。其所具有的润养作用，总是取其通达发散、开闭行气之意。

将辛味药物的润养作用看成辛味本身所致。此说不但见于古代著作，也可见于当代高校之教材。如《本草纲目》曰："柏子仁，性平而不寒不燥，味甘而补，辛而能润。"《本草经疏》曰："当归辛大温无毒，甘以缓之，辛以散之润之。"王冰注曰："辛性津润也。"全国高等院校统一教材《中药学》："辛有发散、行气、行血，或润养作用……某些润补药，如菟丝子等都是辛味。"由此得出了辛味药物不仅具有"能散能行"的功效，而且是在药性上具有直接的润养作用。

综上所述，对于某些燥证可用辛味药物"能散能行"通气致津而达到润养作用，为历来医家所承认，似无争辩。如对一些由于水邪内停，咽干口燥，心烦，手足心热，舌质红，脉细数等阴虚内热，肾阴亏虚证，在选用一般滋阴补肾药时，适当加入辛味药物，如细辛、肉桂之类，取其通行之意，化气行水，则诸症可解。然对于辛味在药性上直接具有润养作用的说法则令人费解。因为现在中药按其功能多分为解表、清热、理气、补益等诸类。其润燥药是绝少有辛味的药物，而辛味药却更多地分布在解表、行气、活血、温里等类药物中。《素问·阴阳应象大论》曰："气味辛甘淡发散为阳，酸苦涌泄为阴。"辛味属阳，阳者多温热，温热者多偏燥。由此看来，说辛味润养就很难教人信服。既然如此，辛味药物的润养作用又如何实现？后世的一些中药书籍和教材虽将辛味之润养作用纳入中药性能理论，但大多数学者都认为辛润是由于一些辛润药物本身质润、富含油脂和有通行气血、通达水中之真气作用之故，并非辛味本身所决定。

因此，辛润之说，是对特殊病证的一种治法，这种治法在临床上是具有实用价值的，但将辛润作为气味上的辛性润养，不但与实际有别，而且于情理亦难通，应当废弃。

八、周连三先生运用温阳法的经验

周连三（1889~1969），河南省名中医，一生治学谨严。他对仲景典著极为推崇，尤对黄元御学说研究颇深，故对温阳法的运用有独特阐发之处。其广用伤寒方于各科，喜用峻剂，每起沉疴，行医60余年，积累了丰富的经验。今将昔年侍诊所得介绍如下。

（一）疗毒

历代方书多认为其病机为脏腑蕴热、火毒结聚，故治疗多以清热解毒为主。周师遵《内经》"气血喜温而恶寒，寒则泣不能流，温则消而去之"之旨，认为"诸毒皆以外发，外发则吉，内陷则凶"。他生前强调辨证施治，尝谓："吾非据方以对病矣，用温阳治疗必据其有阳虚之证。阳证疮疡多红肿高大，舌多黄燥，脉多数大等；其病是色晦暗，疗坚硬，伏于筋骨之间；舌多白或腻，口中多津，脉多浮缓或浮紧。走黄时脉浮乃正虚阳脱之象，故其病机属寒湿郁结者居多。"他提出了"毒在血中蕴，温化邪自除"的治疗原则，多选用温经散寒、通阳破结、补营托毒、燥脾祛湿之剂。临床常选用炮附子、白芍、白术、茯苓、麻黄等。

案 患者张某，男，54岁。1962年6月21日诊治。

因食用疫死牲畜之皮后，右手食指尖部起小疱疹，接着溃破，色呈暗黑，多痒少痛，周围扪之坚硬。继则患部剧痛，疮面流水无脓，脉搏弦紧。

辨证：疫毒侵入，阳虚水泛，不能发泄于外。

治则：温阳发汗利湿。

方药：茯苓30g，白术、白芍、麻黄各15g，炮附子24g。

服5剂后，汗出热退，疼痛减轻，伤口流出暗黄色毒水。继服上方去麻黄、加黄芪30g，疗出而愈。

（二）脱疽

临床多表现为发凉、疼痛（入夜增剧）、色呈灰黑、溃烂、脉搏消失等症。周师主张以温肾疏肝、通阳复脉之法治之。常用白芍、白术、茯苓、炮附子、桂枝、党参各30g，干姜、甘草各15g，黄芪60g。本方治疗各种脱疽多能收效。病在上者加桂枝；病在下者加牛膝；湿重者加苍术、薏苡仁；气血瘀滞者加桃仁、红花、水蛭、乳香、没药；有发热者去干姜，但附子不可去，否则无效。

案 患者徐某，男，57岁。1969年4月13日诊治。

患者于1967年因严冬涉水而诱发左下肢发凉、麻木、跛行、疼痛，色变暗紫。北京协和医院、原中医研究院均确诊为"血栓闭塞性脉管炎"。后在某医院做左侧下肢腰交感神经节切除术，加服中西药物，均无效，经介绍入我院住院治疗。其有 40 年吸烟史，每天在 1 包以上。

症见：左下肢色潮红，抬高苍白，下垂暗紫，疼痛剧烈。左第二、四趾尖部干性坏死，其他足趾暗紫，趾甲干枯不长。肌肉萎缩，汗毛脱落，肌肤枯槁，腿不能伸直。左足背、胫后、腘动脉均消失，合并浅表性静脉炎。形体消瘦，面色青黑，腰背痛，小便清长，舌质淡，苔薄白，脉沉迟细。

辨证：阳虚正亏，脉络瘀阻。

治则：温阳益气、通瘀活血。

方药：炮附子、干姜、党参、黄芪、甘草、当归、白芍、川牛膝各 30g，乳香、没药各 9g，红花 15g。

服至 20 剂，疼痛消失，35 剂时伤口愈合。共服 116 剂，皮肤温度恢复正常，可行走 10 里无跛行感，趾甲、汗毛开始生长，肌肉亦明显恢复，腘、胫后动脉搏动恢复，足背动脉仍无搏动。能参加劳动。

（三）肠痈

周师尝谓："肠痈是内痈，气血被毒邪壅塞不通所致；若气血畅流，痈无由生。而气血的运行依凭着阳气的鼓动，阳郁湿盛、气血不能畅流是其主要病机。"据临床所见，初以发热、呕吐、腹痛为主，如疼痛阵发，脚蜷屈，时呈肢厥，舌多白腻，有津不渴。若转为慢性，则多呈寒湿之象，周师提出了"热可清、寒可温、湿宜燥"的治疗原则。本病实验室检查血象多高。周师谓："疾病的发展过程并非固定不变，今血象虽高而呈寒象，就应温阳祛寒。仲景立温阳之法，热药治之确可收效。"周师用仲景薏苡附子败酱散治疗肠痈辨其证有寒湿者屡建速效。若腹痛甚，加白芍 30g，大剂频服。

案 患者张某，男，23 岁。1965 年 10 月 20 日诊治。

腹痛 1 天，发热呕吐，继则腹痛转入右下腹，经西医诊断为急性化脓性阑尾炎。先后用抗生素等药物治疗，疼痛持续不解，且发热呕吐。患者不愿手术而求治于周师。

症见：面色青黄，神色困惫，右少腹持续疼痛，阵发性加剧，有明显压痛、反跳痛及肌紧张，包块如掌大，畏寒发热，剧痛时四肢冰冷，舌黄有津，脉滑数。体温 38.7℃，白细胞 20×10^9/L。

辨证：寒湿郁结化热。

治则：温阳祛湿清热。

方药：薏苡仁 90g，炮附子（先煎）30g，败酱草 30g。

嘱其浓煎频服。4 剂后疼痛大减，呕吐止，体温正常，血白细胞总数下降为 13×10^9/L，仅右小腹下包块不消。再服上方 20 余剂，包块消失而愈。

（四）癫狂

多属实热之证，治疗多从涤痰泻热、解郁散结、镇心安神入手。周师尝谓："癫狂之疾，属热者有之，属寒者亦为常见。"缘于脾气不升，运化失调，痰浊内生，痰气上逆，蒙蔽清窍，正阳不足，运化无权，以致浊阴填塞于上亦能发病，故每见沉默痴呆、语无伦次、时悲时喜、四肢厥冷、六脉沉微、汗出遗尿等阳虚之症，治疗即当温肾培土、助阳扶正。周师常用茯苓、龙骨、牡蛎各 30g，炮附子、党参、干姜各 15g，甘草 9g 为基本方。痰盛者以瓜蒂散先吐之，再以上方加陈皮、半夏治之；语无伦次、时悲时喜者加赭石、磁石潜阳安神；气短声微者加黄芪；汗出不止者加白芍，最后用金匮半夏丸以善后。

案　患者唐某，女，43 岁。1964 年 2 月 15 日诊治。

原患痫证，1964 年元月因其子失踪，出现神情异常等精神症状，诊治无效，求诊于周师。患者面色青黄，四肢厥逆，汗出短气，倦怠无力，语无伦次，心悸易惊，沉默痴呆，时悲时喜，遗尿常湿衣裤，舌白多津，脉沉微无力。

辨证：阳衰正弱，心神失养。

治则：温阳扶正，镇惊敛神。

方药：云苓、牡蛎各 30g，红参、干姜各 9g，甘草 12g，白术、桂枝、龙骨、炮附子各 15g。

3 剂后手足转温，原方加黄芪、白芍各 30g。继服 14 剂，诸症悉减，但仍遗尿，原方增附子为 30g，服 4 剂而愈。

（五）心脏三病的论治

中医无冠心病、风心病、肺心病之病名，周师据证凭脉，认为此三病都具"实不受攻，虚不受补"之共同点，强调"有阳则生，无阳则死"。尝谓："心脏三病到后期的共同病机以心、肺、脾、肾阳气不足、命门火衰为本，邪气有余为标，形成本虚标实之疾。温阳祛邪，方可收功。"周师生前对于冠心病常用通阳化浊法，多用瓜蒌薤白半夏汤加味；风心病多用温阳化饮、补虚散寒法，多用木防己汤加减治之；肺心病用宣上运中、导水下行、前后分消法，多用己椒苈黄丸治之。且常于三方中加入附子温肾助阳。如出现四肢厥冷、大汗淋漓、面白唇淡、呼吸微弱、声音低微、舌淡苔白、脉微欲绝之危证，必回阳救逆，以挽命于顷刻。常用茯苓30g、附片15g、干姜12g、党参15g、炙甘草12g、桂枝30g。桂枝为通心阳之佳品，附子为温肾阳之主药，两药合用，一温一通，每能收效。心悸者重用桂枝、茯苓、炙甘草；脉迟酌加麻黄、细辛；脉细数者重用参、附，酌加五味子、麦冬；脉结或代者重用炙甘草。

案 宁某，女，60岁。于1968年12月15日诊治。

患者有哮喘、咳嗽病史20余年，冬重夏轻，遇寒即发。经诊断为支气管扩张、肺气肿、肺结核，用抗结核、抗感染药物治疗，时轻时重，缠绵不愈。近2年来伴发心悸、气喘、浮肿等证，严重时四肢厥冷，伴发紫绀，小便不利，脉搏120次/分。西医诊断为肺源性心脏病，用强心、利尿和抗感染药物治疗无效。唐教授以心阴不足论治，投生脉散加滋阴等品，反致病情加重，乃请教于周师。师谓："此非心阴不足，乃中阳不运、水湿不化也，今用滋阴，水气凌心，水寒射肺，则喘咳更甚，浮肿更剧。治宜宣上运中、导水下行、前后分消，兼以温阳。"遂处己椒苈黄丸方加附子，服后咳喘减轻，浮肿消退，余症均有好转。入冬后因咳喘又作，胸闷、气急、喘促加剧，唐教授处以己椒苈黄丸方治之，但服药后病情益甚。面色苍白，全身浮肿，喘咳倚息，胸闷心悸，四肢厥冷，冷汗出，烦躁不安，小便清长，大便溏薄，伴发紫绀，咳吐血痰，舌淡苔白，脉沉细数，脉搏124次/分。师告之："证不同则病机亦异，此证真阳不足，岂可滥用攻伐，治宜回阳救逆，必用四逆之辈方可挽命于垂危。"遂处：茯苓、炮附子、干姜各30g，炙甘草、桂枝各15g，高丽参12g。嘱其大剂浓煎频服。服药1剂，汗止阳回，四肢转温，咳喘减轻。继调治而获临床痊愈，能参加轻微劳动。

九、脉管炎重在辨证治疗

血栓闭塞性脉管炎属中医学"脱疽"范畴。我们通过多年的临床实践认为，脱疽乃至心、肝、肾三经之病，属阴证范畴。治疗主张以温经疏肝、通阳复脉之法。常用炮附子、白芍、白术、茯苓、桂枝、潞党参各30g，干姜、甘草15g，黄芪60g，疼痛甚者加麻黄；湿重者加苍术、薏苡仁；气血郁滞者加桃仁、红花、水蛭、乳香、没药；发热者去干姜，但附子不可去，否则无效。临床治疗时必须正确分型，辨证施治，才能收到良好疗效。

1. 阳虚型

症见：患肢疼痛，步履不便，扪之冰冷，痛时内觉发凉，肌肉萎缩，肤色苍白麻木，伤口白腐，脓液清稀，舌质淡白而多津，脉沉细迟。

治则：温经散寒，益气通络。

常用方药：炮附子、白芍、白术、云苓、潞党参各30g，干姜、炙甘草各15g，黄芪60g。病在上肢加桂枝，病在下肢加牛膝。

2. 热毒型

症见：畏冷怕热，局部红肿，昼夜剧痛，如汤泼火燃，伤口腐烂延开，异臭难闻，发热或不发热，烦躁不安，大便干燥，小便短赤，舌质红、苔黄燥或黄腻，脉多滑数或细数。

治则：清热解毒，化湿行痹。

常用方药：当归30g，银花、玄参、板蓝根、薏苡仁、蒲公英45g，苍术、黄柏、甘草各15g。气虚者加黄芪。

3. 气虚血瘀型

症见：患肢萎缩，色呈暗紫，疼痛昼轻夜重，患肢凉、麻、困兼见，趾（指）甲增厚，生长缓慢，汗毛脱落，舌质暗紫或淡白兼见瘀斑、苔淡白，脉沉细涩。

治则：益气固正，通络活血。

常用方药：桃仁、红花、乳香、没药各10g，当归、丹参、刘寄奴各30g，苏木、赤芍各15g，黄芪60g。

4.阴阳俱虚型

症见：患病日久，气血耗伤，精神困惫，面黄少华，伤口白腐，肉色不鲜，久不能敛，患肢不温，疼痛入夜加重，阳痿早泄，小便清长，舌瘦苔少，脉沉细无力。

治则：益气温阳，补阴活络。

常用方药：黄芪60g，当归、炮附子、条参各30g，川牛膝、石斛各15g。

疼痛和伤口处理：肢体由于缺血和坏疽，所以缺血和炎症的变化是疼痛和坏疽的预兆，坏疽加重了疼痛，所以这两大症状在此病的病理变化和治疗中存在着辩证的统一。临床中，因缺血而引起的疼痛和坏疽者，在内服中药温阳活血、益气补营养药物的同时，兼服脉管炎2号，部分患者可用低分子右旋糖酐，特别重者可输女性全血。伤口处理以柏油膏、玉红膏为主，由于炎症及感染引起的疼痛和坏疽者，清热祛湿、益气养阴的同时，兼服脉管炎3号、犀黄丸等，部分患者可交替运用抗生素，外用三黄酊、黄连油纱布及九一丹等药物处理伤口。实践证明，疼痛减轻，坏疽就好转；坏疽向愈，疼痛亦自缓解，临床中对一些疗法重复试验效果不够理想，就是没有控制感染、改善循环的结果，所以内外结合是治疗坏疽和疼痛的根本。

案 患者谢某，男，32岁，农民。1972年3月因右足发热疼痛2个月，色紫暗10天就诊。

患者于2个月前因工涉水，受寒冷刺激而诱发此病。始感双下肢凉痛，久之右足发热疼痛，跛行，行走500m即痛不可忍。在某医院诊断为血栓闭塞性脉管炎，服用茯苓、白芍、黄芪、白术、炮附片、当归、丹参、川牛膝等温阳益气通络之中药治疗而不效。

现症：痛苦面容，抱膝而坐，呻吟不已，右踝以下暗红肿胀，足背色变紫红，踇指色变紫黑，剧烈疼痛，如汤泼火燃，整夜不能入眠，足背、胫后、腘动脉均消失，股动脉微弱，小腿肌肉萎缩，趾甲增厚不长，汗毛脱落，皮肤枯槁。血压正常，苔厚腻，脉细弦。

西医诊断：血栓闭塞性脉管炎。

中医辨证：热毒型。

治则：清热解毒，活血止痛。

方药：银花 60g，玄参、当归、麦门冬、川牛膝、草石斛、苏木、刘寄奴各 30g，甘草 10g，苍术、黄柏各 15g。

每日 1 剂，水煎服。

服药 10 剂，右足疼痛基本消退，足背肿胀减轻，皮色仍然紫暗，上方去麦门冬、草石斛，加黄芪 30g、红花 15g，继服。

服用 15 剂后，疼痛已完全控制，足背皮色正常，踇趾紫黑色消失，能坚持行走 2000m 而不痛，继服上方 10 剂，以巩固疗效。后随访无复发。

临床上，常用温阳法治疗血栓闭塞性脉管炎，疗效较好，但必须根据病情辨证施治，并非所有的脉管炎都要用温阳药物。本例患者始服温阳益气药物之所以不效，就是未能准确辨证分型所致。综观本病例，其病因病机为涉水之后湿邪入侵、湿邪郁久化热、脉络闭阻所致，证属热毒瘀滞型，非温阳药物所治之阳虚型，故用银花、玄参清热解毒，苍术、黄柏清热化湿，"湿去热自退"，当归、川牛膝、苏木、刘寄奴等药活血祛瘀，麦门冬、草石斛养阴清热。

十、血栓闭塞性脉管炎的病因病机分析

血栓闭塞性脉管炎的病因至今尚未明了，说法不一，现探讨其病因病机。

（一）关于寒冷刺激的认识

我们收治的患者中，由于寒冷诱发的占 60%。从地区看，北方的多，南方的少。从疗效看，北方患者收到较好的疗效。从季节性看，从春到夏易于向愈，从秋到冬不宜治。脉管炎患者在发病前的耐寒力减退，大部分患者对气候变化敏感，初期易被风湿所混淆，遇冷病情就加重，受寒冷刺激和气候变化就精神紧张，病情就变化。《素问·举痛论》说："寒气入经而稽迟，泣而不行，客于脉外则血少，客于脉中则气不通，故卒然而痛。"中医学的论述和实践证明，寒冷刺激在此病的病因学上占着一定的地位。

致病因素有直接和间接两方面，无疑寒冷刺激会使血管收缩，当温度低时，人体能产生自发的血管扩张，这种反应使营养上受到危害的组织持续足够的营养。人体为了抗御外在寒冷对血管收缩的影响，调动体内的热能使血管扩张，血管有一定的张力，在这样持续的对抗下，血管的张力受到一定的

影响，血管壁受到刺激而诱发炎症病变。再者，寒冷作用后，肢端毛细血管中的黏滞性可以升高，使局部血流障碍代谢减慢，新陈代谢的产物不能及时排出体外，这些物质可能侵伤血管内皮细胞，使细胞繁殖变异增生，管腔狭窄，加之血质的黏滞性升高而诱发血栓形成。

（二）关于性激素和劳伤虚损的认识

在收治的患者中，男性占 98.2%，女性占 1.8%，这说明男性激素在临床中不容忽视。

1971 年我们收治一例重症患者，一侧已做过高位截肢，另一侧下肢坏死，上肢脉搏消失，手指溃破，身体条件极度衰弱，输全血 400ml，当即疼痛减轻，四肢温度增加，伤口由紫向紫红发展，四肢血运情况和整体症状相继好转，继以每 15 天输女性全血 300ml，合并中药内服，治愈出院。据此病例体会，输血不仅增加了血容量，增强了抗病能力，更重要的是女性血对凝血机制有着影响。女子的月经处于液化状态，由于女性子宫、卵巢分泌纤维蛋白溶酶，可使血液中纤维蛋白和某些蛋白质溶解。故可以推敲，由于女性的生理原因，不易患此病，以后我们对 30 多例重病患者采取输女性血，合并中医辨证施治，取得了较满意的效果。

此类患者大多在 30 岁左右，这个时期为性功能活动旺盛期，大多患者有行房后病情加重，由于房事不节而引起伤口恶化，部分患者阳痿，多数患者性功能减退。中医学认为，纵色欲，耗伤精血，元气失守，不能御邪。中医把"精"归属于肾，肾藏真阴与真阳，肾上腺是内分泌腺，附属于肾，它不但与身体健康有关，而且也与血管病变的变化有着直接的关系，由于内在功能的紊乱诸症丛生，所以我们运用中医补肾药物起到了一定的作用。

（三）关于吸烟和饮酒问题

我们收治的患者中，92% 有 1~20 年不等的吸烟史，烟草是否是此病的病因呢？据文献记载，烟草自明朝传入中国，而距今二千年的《黄帝内经》就有关于此病证的论述："发于足趾，名曰脱痈，其状赤黑，死不治，不赤黑，不死。不衰，急斩之，不则死矣。"这说明中医学的论述远比烟草传入中国较早。吸烟，无论在中国，还是其他世界各地都很普遍，而此病属常见病，不属多发病。很多人不吸烟也患此病。但我们并不否认尼古丁可使动脉血氧结合力减退，嘱患者戒烟诚属必要，但把吸烟列为此病的发病原因尚不能成立。

饮酒问题：我们统计过的170例患者中，其中39例有饮酒史，中医学认为，酒为水谷之慓悍，助下湿而动上热，伤气耗血。酒可以刺激血管，初饮时使血流加快，耗伤津液，使血管的张力和血液的黏稠度有所增加，如患者述，若大量饮酒一次，当即病情加重，有温度下降的症状产生。

持续性的刺激，影响中枢神经系统，间接使交感神经兴奋，引起神经介质分泌增多，使血管产生痉挛性病变和促使炎症的扩散。再者，酒精对血质有着直接的影响，刺激脂肪酸从脂肪组织释放，使肝脏 β 脂蛋白及乳酸微粒从血液循环中消除减慢，这样在受损的血管壁的作用下促使血栓形成。所以中医讲酒性大热，伤气耗血，饮酒后必饮水，因消耗了大量的阴液，可使血液浓度增加，促使血栓形成，这一点是不容忽视的。

（四）关于肾上腺学说的认识

肾上腺的皮质和髓质分泌出不同的激素，从而调节机体的新陈代谢和维持内环境理化因素的动态平衡，以保持机体的生理活动。有的学者提出了脉管炎的发病机制是肾上腺功能亢进，血中肾上腺素含量增加，引起经常性血管痉挛，血管因而受到营养障碍，最后导致血栓形成。我们通过临床实践，对此有不同的看法。切除交感神经节和肾上腺部分切除的患者虽当时有效，但复发率高，远期疗效不理想。既然减少了肾上腺髓质释放到血液中的浓度，为什么病情又恶化呢？

从临床上看，血栓闭塞性脉管炎的患者血压偏低，而既然髓质激素分泌到血液中多，外周阻力增加，血压应该高，而为什么血压低呢？临床体会，血流速度的减慢和压力过低是血栓形成的重要条件，由于血栓闭塞性脉管炎属于阴证范畴，压力过低时为了维持体内环境的恒定，促使血管压力的增高，维持最低的限度，肾上腺髓质不得不释放肾素于外周以维持机体的功能活动。

1971年我们收治一杨姓患者，患血栓闭塞性脉管炎，后经治而愈，但出院时血压偏低，3个月后突发心肌梗死而死亡，按血液流变学的道理，四肢小血管的痉挛或栓塞，外周阻力增加，血管压力相继就要升高，而此患者血压却偏低，呈现一派正虚阳弱的表现。这也说明了栓塞是由于血流缓慢而形成的，而缓慢的原因在于血管压力偏低，若肾素能维持血管内的压力，尚不能使血流缓慢而促使血栓形成。所以肾上腺髓质功能的紊乱，是为了适应体内的动态平衡，不应视为根本的致病原因。

我们收治的患者中，阳虚型占62%，阴虚仅占2%，这说明此病属于阴证的范畴。临床中看到，阳热的症状消退后，阳虚的症状相继出现，而肾阳虚的症状表现尤为突出，所以阴虚为标，阳虚为本。上海第一医学院脏象研究组关于肾的研究证实，肾阳虚患者中有尿17-羟皮质类固醇值低下的现象，也可以佐证皮质功能的减退而不亢进。

再者，外环境气候的变异，对此病有很大的影响，大多数患者在冬季发病和对寒冷敏感，这与寒冷刺激收缩血管使病变加重有着直接的关系，但也有部分患者从春夏季节病情加重，实践中观察，他们对某一种外界的物质敏感，尤其是花粉季节严重，我们运用具有抗过敏功用的归脾汤和重用具有肾上腺皮质激素样作用的甘草而取得了效果，这佐证了肾上腺皮质功能没有亢进。所以我们从实践中认为，肾上腺皮质功能低下，髓质为了纠正机体的偏倾而呈紊乱现象。应当认为，机体在紧张状态中的反应是多种多样的，既包括特定有害刺激的性质决定的特异性反应，也包括与维持机体内环境一定有关的非特异性反应。人体各脏器之间都是互相制约、互相依存的，处于对立统一之中，肾上腺髓质的过多释放是为了内环境的动态平衡，我们综合临床辨证施治，从肾阳虚入手，结合血栓闭塞性脉管炎是血管内膜病变和血栓形成的病理机制，采用温补肾阳合并益气活血祛瘀运用于临床，取得了较好的效果，也证明了中药确有调节内分泌系统功能恢复正常的作用。

根据以上对病因病机的分析，各种因素反复作用于机体，致脏腑功能失调，经络闭塞，气血稽流，故责在心、肝、肾。

心阳不足，功能紊乱，影响到气血协调，使气滞血瘀。当寒邪内侵，肾阳衰微，寒邪伤肾，久劳伤肾，房室不节伤肾，一派寒象相继出现，正如《内经》所说："诸寒收引，皆属于肾。"筋脉的营养皆属于肝，精神情志的调节与肝有着密切的关系，若肝失滋养，血脉挛急，郁久为瘀。

人是统一的整体，各脏器之间都相互制约、互相依存，处于对立统一之中，尤以血栓闭塞性脉管炎是全身中小血管疾病，不是单一原因形成。按中医学的整体观念出发，心肾交媾，水火相济，肝木条达，气血旺盛，决无他患。若心肾失调，肝郁不舒，水火不能相济，则经络阻塞、气血不通、四末失荣而症见麻木不仁、手足不温等诸症。

十一、对血栓闭塞性脉管炎疗效机制的探讨

临床实践证明，血栓闭塞性脉管炎是全身的血管疾病。但是血栓闭塞性脉管炎患者由于脏腑功能的特点不同，临床症状相继而异，有的表现为"寒痛"，有的表现为"热痛"，故辨证论治，从整体观念出发组成方药，措施因人而异。现将疗效机制作粗浅探讨。

（一）温经散寒

血栓闭塞性脉管炎症见四肢厥冷、遇冷加重、喜温怕冷等一派寒象表现时，我们常用附子、干姜、桂枝、肉桂、细辛等温经散寒药物以温化沉寒痼冷。服后四肢转温，耐寒力增加，脉从沉、细、迟向有力发展。尤其我们在临床中大剂运用附子，可使温度增加，患肢有蚁走感，疼痛减轻，配伍在不同方剂中，可使相互对立症状得到改善。如脉搏迟的患者服后可使脉搏增快，脉搏快的患者服后可使脉搏减慢。低血压者可使血压上升到正常水平，高血压者可使血压下降到正常水平，当剧烈疼痛时我们也大量使用，配伍不同的方剂中，可使疼痛减轻，炎症消退。实践体会，附子不配干姜不燥，对外周循环障碍的疾病有较好的疗效。可能是作用于循环和神经系统，使交感神经和内分泌功能紊乱顺势得到纠正，使外周血管在血流灌注上、质量上、动力上得到改善，因而取得疗效。实践证明，温经散寒药物具有强心通脉、促进循环、扩张外周、改善微循环的功能。

（二）活血化瘀

血栓闭塞性脉管炎症见患肢色呈红紫、剧烈疼痛、舌质暗晦等一派瘀血表现时，我们运用活血化瘀药物，患者服后患肢和舌质渐变红，疼痛减轻，温度好转，炎症消退，伤口缩小至愈合。

血栓闭塞性脉管炎的疼痛呈阵发性、周期性，入夜和气候变化时加重，我们从临床实践认为：脉管炎的疼痛缺血缺氧仅是一个机制，是否有一种致痛物质呢？其疼痛有寒痛、热痛，对于寒痛我们运用活血化瘀合并温阳药物而取效。有的患者，我们虽采用中西医结合治疗，但疼痛仍持续较长时间，所以我认为有必要花工夫找到这种致痛物质。在找到这种致痛物质之前，我

们运用中医辨证施治，采用活血化瘀法则，取得了效果。活血药物止痛的机制可能是通过人体酶系等不同作用而抑止或消除了致痛物质的作用，至于时间性，这可能是大脑皮层中枢疼痛形成了兴奋灶，活血药物通过机体的调节而使疼痛的兴奋灶解除而取效。

从血流动力学体会，血流缓慢，容易形成血中凝血物质的凝聚，血流量和血流速度的增进，有可能易于清除血液中的凝血物质。活血化瘀药物作用于血管血质中而得到不同程度的疗效，我们推敲，活血化瘀药物有促进机体新陈代谢、解除痉挛、降低血凝、消除瘀浊、增进血流量和血流速度、促进侧支循环建立的功能。

（三）清和补的效用

血栓闭塞性脉管炎痛如汤泼火燃，这是由于炎症和感染的结果，用清热解毒的药物而取效，这是由于清热解毒的药物作用于感染菌株，抑制了症状的发展。再者，血栓闭塞性脉管炎其血管有炎性病变，其血管内皮细胞肿胀，相继血管通道狭窄，致使肢体供血不足，用清热药物作用于炎症，其细胞肿胀消退，管道变宽，肢体供血情况好转，症状也就减轻，从而达到取效的目的。在临床中很多患者痛如汤泼火燃，但扪之患肢发凉，前者是由于血管炎症病变，后者是由于供血不足。这样我们就采取寒凉和温阳之药并用，佐以通瘀之品，起到了一定的疗效。血管发炎则细胞肿大，血管管道狭窄，所以用清热之药以清其炎，炎消则管道变宽。用温阳药物促进血液循环，使血液灌注患肢。临床体会：温热药和寒凉药辨证配伍得当，临床中也可起到一定的效果。

有的患者出现了一派正虚的表现，我们采用补的法则，也达到了正气恢复、脉络畅通、肢体向愈的效果，如临床常用黄芪、人参、甘草等。通过临床疗效的观察，发现黄芪具有扩张外周、改善外周微循环的作用，人参具有止痛的作用，对剧痛患者大量运用参、芪使疼痛缓解，它们除直接或间接的作用于机体、抑制症状、消除病因外，还体现在复杂地调整机体因素这个环节。

十二、治疗静脉血栓形成的临床体会

静脉血栓形成是临床常见病，虽然日益受到重视，但疗效仍不满意，遗

留下静脉功能不全而造成病废者，无很好的治疗方法。我们通过临床观察，认为此病多由风寒外侵，湿热下注，外邪引动内热，导致气血凝滞，脏腑功能失调，若肝气凝滞，则郁久为瘀。故湿、热、瘀为此病的主要病机。

（一）辨证分型

1. 湿热蕴毒型

症见：发病突然，肢体肿胀严重，发热恶寒，热多寒少，体温在38~39℃，肢体疼痛，或行走加重，色呈暗紫，舌苔黄腻或黄燥，舌质多红绛，脉象滑数或弦数。

治则：以化湿行痹，清热解毒。

方药：黄柏、玄参、薏苡仁、当归、苍术、银花、连翘、甘草、黄芪、板蓝根。

2. 湿热瘀阻型

症见：肢体肿胀，多无寒热，患肢肿胀，扪之尤甚，活动加重，色呈暗紫，舌苔黄腻或白腻，舌紫有瘀，脉缓、迟、涩兼见。

治则：清热祛湿，活瘀通络。

方药：苍术、黄柏、丹参、红花、赤芍、当归、玄参、银花、黄芪、甘草。

3. 阴虚瘀阻型

症见：患肢肿胀，扪之疼痛，色多紫暗，遇热加重，形体瘦弱，肌肤不荣，口渴而不喜饮，舌体瘦，兼见紫斑、少津无苔，脉细涩数。

治则：清热益气，活血化瘀。

方药：黄芪、白芍、丹皮、生地、红花、蜈蚣、全蝎、水牛角、当归、银花。

此病由于病程不同，症脉亦异，初期多属湿热蕴毒，后期多呈湿热瘀阻，但分型不是绝对的，在一个患者身上从一个类型可以转化为另一个类型，所以必须根据不同的临床症状，适当加减治疗，才能治投病机。在盛夏炎热湿气盛时，病情加重者加防己、防风，重用苍术、黄柏、薏苡仁。若合并表浅性游走性索条状结节静脉炎者，可加虫类走窜之品，用水蛭30g，虻虫1g，蜈蚣 3 条，全蝎 10g，每能取效。

根据气行则血行，气滞则血凝的原则，无论辨证属何种类型，都重用黄芪 50~120g。对气候敏感的患者，在盛夏炎热湿气盛时病情加重者，加防己、防风，重用苍术、黄柏、薏苡仁；对寒冷敏感者重用当归、黄芪；对于初愈的患者，为了巩固疗效，配制大黄䗪虫丸合犀黄丸内服，每服 2g，日服 2 次。

（二）病证结合治疗体会

在辨病中，我们主要考虑到静脉血栓形成的主要矛盾是血栓，故临床中大量运用活血化瘀药物，力争收到溶化血栓的效果。临床中虽取得一些疗效，但对于初发病机属湿热蕴毒者运用无效，有的病情反而加重。临床体会到，辨证和辨病均有所长，亦有其短。只注意中医传统的辨证，往往易忽视主要矛盾——血栓。只注意辨病，易忽视次要矛盾——湿热瘀结的症候表现。在总结经验和教训的同时，我们注意到辨证和辨病相结合，在辨病情况下，通过辨证分型，灵活施治，疗效有所提高。

第一，疾病初期宜"祛湿清热"为主，忌用"祛风温燥"之法。我们初治时曾视患者肢体色呈苍白，误以为风寒为患，投以祛风温燥之剂，致使湿不能去，热反炽盛，病情加重。后来我们认识到本病初发之时，肢体肿胀、灼热疼痛、变色发热、舌苔黄腻、脉象滑数等症，其病机属湿热之邪所致，投苍术、黄柏、薏苡仁、防己等以清热祛湿，银花、玄参、连翘、公英以解其蕴毒，共奏湿祛热清之效。

第二，"化瘀"必须结合"祛湿""清热""养阴""益气"等法才能取效。肢体变色、色暗紫、舌紫瘀斑、脉象滑涩等一派瘀血的表现，在急性期消退的情况下接踵而来。我们选用了桃仁、红花、丹参、赤芍、乳香、没药等活血化瘀之品，配以清热、利湿、益气之药以达到活血通脉、消除瘀浊的目的。活血药物对静脉血栓确有一定效果，但运用时必须根据其病情变化灵活运用才能有效。我们在病机属湿热蕴毒型的血栓形成的患者中运用活血化瘀的药物，病情反而加重，使我们体会到，在炎症进展的情况下不宜运用活血化瘀药物，以免使炎症扩散，病情加重，必须在炎症消退之后出现瘀血的症状时运用活血化瘀药物才能有效。

第三，疾病的发生发展是极其复杂的，临床中不能孤立的对待，必须在辨证的基础上结合其他的治则运用才能取得更好效果。若合并表浅游走性条索状结节静脉炎者，可加虫类走窜之品，引瘀而行。若肢体酸楚肿胀、舌腻而黄、脉缓而涩者，祛湿化瘀合用，既辨病又辨证，多能奏效。

第四，对患肢发凉者，疼痛有瘀者，应益气活血，使气鼓而血充，每用黄芪百克，促进血液循环，进一步起到溶化血栓的目的。病到后期，阴血耗伤，采用养阴化瘀，使血充而瘀化。除蕴热期外，始终运用黄芪是有益的。

十三、浅谈脉络通颗粒剂

脉络通颗粒剂由黄芪、金银花、黄柏、苍术、水蛭等12味中药组成，是我们通过长期临床实践，依据中医药理论研制出的一种新药，主治血栓性静脉炎症属湿热瘀阻脉络者（血栓性浅静脉炎、深静脉血栓形成）。原药加水煎煮后，经科学提炼制成的颗粒剂，接近传统汤剂剂型。

血栓性静脉炎多发病急剧，症见肢体肿胀、疼痛、发热，实为湿邪滞留、瘀血阻痹、脉络闭塞或血运不畅，寒湿瘀阻脉道，郁久化热、湿热蕴蒸、浸淫血脉，脉络不通而发本病。本方剂具有清热解毒、理脾祛湿、利水消肿、化瘀通络之功能，主治湿热瘀阻脉络之血栓性静脉炎。根据本方剂可消除瘀阻，使脉络通畅等功能，以及本品为颗粒剂的制剂特点，故取名"脉络通颗粒剂"。

脉络通颗粒的研制，是针对目前血栓性静脉炎的发病率逐年增高趋势，市场上尚缺乏行之有效、毒副作用低、价格低廉而疗效较好的中成药，为确保临床疗效、服用方便、乐于为广大患者所接受而研制的。本品是根据自己长期临床经验，依据中医理论，针对血栓性静脉炎患者的特点，参考西医学对中药药理的研究，参古试今而成。

中医学对该病的研究已有悠久的历史，将此类疾病归属于"青蛇便""股肿"范畴。"青蛇便"多属于寒湿浸淫脉络、郁久化热、血脉凝聚、肌肤失荣所致。"股肿"多因湿热下注、脉络瘀阻、气血不通所致。《证治准绳·疡医》载："或问足肚之下结块长二三寸，寒热大作，饮食不进，何如？曰青蛇便。"《医宗金鉴·外科心法要诀》云："青蛇毒，此病又名青蛇便，生于小腿肚之下，形长二三寸，结肿、紫块、僵硬、憎寒壮热，大痛不食。"《外科正宗·瘿瘤论》曰："筋瘤者，坚而色紫，垒垒青筋，盘曲甚者，结如蚯蚓。"基本上奠定了中医中药治疗血栓性静脉炎的基础。

近年来，中医学研究治疗此病有了较快的发展，明确认识到久卧久坐、产后伤气、持重远行、站立过久、创伤、妊娠等为本病的诱发因素。治疗多采用活血化瘀，祛湿清热之剂。顾伯康氏等介绍的外治法治疗臁疮，北京中医学院（今北京中医药大学）介绍的内治疗法治疗血栓性静脉炎，都取得了较好的疗效。

国内外西医学对血栓性静脉炎的研究治疗近年来有较大进展，对明确诊断的静脉血栓形成、血栓性浅静脉炎、深静脉血栓形成、下肢深静脉血液回流障碍等采用抗凝、溶栓、溶纤及外科手术取栓取得了显著的疗效，对单纯性浅表静脉曲张采用外科手术及硬化剂治疗，穿戴医用弹性绷带，均取得较好的疗效。上海仁济医院张培华等曾报道采用溶栓、溶纤加中药及病后康复治疗深静脉血栓形成 400 余例，疗效显著。此外，手术疗法是处理浅静脉曲张的较好疗法，对血栓的摘除，只要严格掌握适应证，局限于病期不超过两天的原发性髂-股静脉血栓形成，手术取栓仍然是简单安全而有效的方法。

由于血栓性静脉炎是临床常见的疑难病，对本病的治疗国内目前尚处于探索研究阶段，抗生素、烃化剂都可在不同程度上损害静脉内膜，导致血栓形成，抗凝疗法并不能溶解已形成的血栓，尿激酶、链激酶等法对已与血管壁粘连而堵塞管腔的血栓都难以达到消溶血栓的目的。注射疗法适应范围较小，仅限于：①局限小范围静脉曲张，而瓣膜功能健全者。②手术后残留曲张静脉。③作为高位结扎和剥脱术辅助疗法。注射疗法尚存在诸多不足，一是它并不能解决酿成浅静脉曲张的潜在机理；二是血栓形成的扩张范围不能预期，甚至有累及深静脉的危险；三是陈旧性血栓可因管道化而再通；四是破坏瓣膜；五是经过注射液后如果复发，将会增加手术的困难，因此目前应用已日益受到限制。手术疗法因再发生率高，常遗留下肢功能不全等原因，已不再受到重视。

中医药治疗现多采用活血化瘀等方法，没有固定方剂，有的药价昂贵，有的疗效不确切，有的有明显的毒副作用，因而难以推广运用。总之国内外至今尚未研制出一种治疗血栓性静脉炎的安全、高效、价廉、服用方便易于患者接受的药品，仍在继续寻找和研制新的疗法和药物。

药理研究结论表明：脉络通颗粒剂能明显改善试验性 TAO 的病变程度，

减轻血管内皮损伤，减少管壁炎性细胞浸润和管腔内血栓形成，并能显著地抑制静脉血栓的形成。

抗炎试验结果表明：脉络通颗粒可降低大鼠的血浆黏度和纤维蛋白原含量，延长血浆凝血酶原时间，提高血浆皮质醇含量，降低 LPO 含量，对模型动物急慢性非特异性炎症具有明显的对抗作用。结果提示：脉络通颗粒治疗 TAO 和抗静脉血栓的部分机理是通过保护血管内皮和抗凝血作用的结果。此外，尚能使肾上腺皮质功能增强，从而有利于抗炎消肿，能降低脂质过氧化反应，减轻缺氧对组织的损害。

病理学检查表明：脉络通颗粒剂可显著地抑制 TAO 大鼠动脉血栓的形成，抑制动脉内皮增生，减轻动脉中膜与外膜的炎细胞浸润，对动脉中膜的纤维增生亦有显著的抑制作用。对血管通透性有一定抑制作用和延缓血凝的功能。

毒理研究结论：脉络通颗粒剂急性和长期毒性试验，均无明显毒副作用。

经我们一年半时间的临床观察，治愈率达 15.56%；显效率达 26.67%；有效率 40%；无效率 17.78%。对照组采用通塞脉药物，治愈率 11.43%；显效率 20%；有效率 44.29%；无效率 24.29%。治疗组明显优于对照组，证实脉络通颗粒具有清热解毒、理脾祛湿、利水消肿、化瘀通络之功能，对湿热瘀阻脉络所致的血栓性浅表静脉炎深静脉血栓形成有显著的疗效。该药疗效可靠，投药方便，服药安全，价格低廉。填补了国内应用中成药治疗静脉血栓性疾病（湿热瘀阻脉络型）的空白。

十四、活血化瘀法有治疗阳痿之功效

活血化瘀法在中医学宝库中具有十分重要的意义，在临床中得到广泛应用，并取得显著疗效，为治疗许多疾病，尤其是疑难病的重要方法之一。我们曾用活血化瘀法治疗一失眠患者，疗效显著，尤为称叹的是，患者的阳痿也同时痊愈。

案 患者李某，男，58 岁。失眠 5 年，久经治疗，无明显效果。

诊见：心烦失眠，夜难入睡，寐则噩梦纷纭，睡后易醒，易于烦躁，精神不振，心悸气短，腰酸腿软，阳痿不举，纳食乏味，靠服用地西泮方能入睡，舌苔薄质暗红有瘀点，脉弦细。

据患者症状及舌脉表现，中医诊断为"不寐"。不寐亦即失眠，是以经常不能维持正常睡眠为主要表现的一种病证。西医学中神经官能症、高血压、脑动脉硬化、贫血、肝炎、更年期综合征等皆可引起失眠。中医临床一般分虚、实两型。就本患者而言，其证虚实夹杂，既有头痛头晕失眠、易于烦躁等实证表现，又有心悸气短、腰酸腿软、阳痿不举等虚证表现。

辨证：阴阳失调夹瘀型。

治则：活血化瘀，通络安神，调和阴阳。

方药：桃仁、红花各10g，丹参、苏木、刘寄奴、夜交藤各30g，赤芍、水蛭、半夏各15g，蜈蚣3条，全蝎6g。

每日1剂，水煎服。

服药10剂后，患者失眠好转，夜能入睡，但时好时坏，舌脉同前，治宜化瘀通络、益气活血、宁心安神，乃加入黄芪、当归各30g，牛膝、茯神、远志各10g，嘱继续服用。

上方服用2月余，患者睡眠转佳，容易入睡，无其他不适。此时，患者无意中发现，自己8年前的阳痿竟已痊愈，能阳事勃起，精神饱满。

临床上，阳痿既可独立出现，又可因某一原发病而继发。其病因可涉及精神心理因素、血管病变、药物因素、神经系、内分泌系、局部炎症以及吸烟、饮酒等多方面，故全面分析成因，系统地结合辨证和辨病，进行针对性治疗是提高疗效的首要一环。古人认为，阳痿的病因病机是命门火衰、心脾受损，恐惧伤肾和湿热下注。临床观察看，不仅肾阳虚可致阳痿，因肾阴虚所致者亦不少。阳痿辨证，应当辨明脏腑虚实及热之有无。治疗应遵循虚则补之、实则泻之、热者宜清、寒者宜温的原则。但阳虚者，真阴往往亦亏，故应从阴中求阳，不宜单用温热刚燥之品，以免再劫真阴；湿热者宜用祛湿清热之法，忌用阴柔、温燥之药，以防助湿增热。

近年来，中医药治疗阳痿的思路有所扩展，其基本治法有：从肾阳论治、从肾阴论治、从肝论治、从瘀论治、从痰论治、从脾胃论治以及从湿热论治，等等。我们认为，其适用范围应为无明显器质性病变的勃起功能障碍。研究表明，瘀血阻滞、脾胃病变、肾精瘀滞、痰浊阻络、心血不足是本病的常见病理，而怒、思、恐、忧等情志因素是其主要发病原因，阳痿发生皆与宗筋有关。临床上，因寒凝、瘀阻、气滞或败精阻滞，导致血脉瘀阻，引起阳痿者多见。其主要病机是血瘀阻滞络脉，气滞血缓，阴茎充血障碍。

西医学的最新研究也表明，本病是因阴茎动脉供血的传导受到动脉粥样硬化斑的阻塞而引起，因而治疗阳痿常以活血立法，尽管未见明显瘀象，均应适当加入活血之品。对瘀象明显，或他法久治不效，则应以化瘀法为主，意在改善阴茎供血动脉的血液循环，从而振奋其功能。以此患者为例，其夜难入睡，易烦躁，应为肝经有热，肝郁化火，与瘀结交搏于肾，瘀结伤肾，血络瘀阻所致，故治以活血清热化瘀，调整气血。自拟方中桃仁、红花、丹参活血化瘀效佳，且泻热宁神，配赤芍、苏木、刘寄奴行血破瘀，柔肝解痉。西医学证明，芍药苷不仅可解痉，还可扩张动脉，增加血流量。水蛭、全蝎、蜈蚣走窜经络，促进气血运行畅通，可促进勃起。黄芪益气活血，当归补血活血，二者重用可加强活血之力，取气行血行之意。牛膝引血下行，茯神宁心安神兼补肾，远志具有定志和兴奋双重作用，能调节性神经治阳痿。诸药合用，可清热活血化瘀，调整气血，平衡阴阳，扩张动脉血管，促进血液循环，从而改善功能失调，增强患者体质，而治失眠、阳痿之症。

运用活血化瘀之法治疗阳痿时，应寻求病因，结合症候，细审病情，始可心中有数，切中肯綮。我们运用此法时，常用桃仁、红花、当归、赤芍、牛膝、元胡等，现代研究发现益母草、地龙、三棱、莪术等药物有杀精作用，故一般不用。勃起不坚者，可配伍水蛭、全蝎、蜈蚣等，以加强活血通络之功；病程久者，可重用黄芪，以益气活血，加强活血之力；对有肾阳虚者，则宜补肾助阳，如肉苁蓉、菟丝子、仙灵脾等，但不可过于温燥，应佐以枸杞、熟地、山萸、黄精、女贞子等滋补肝肾之品，取其"阴中求阳"之意；肾阴虚者，应以滋补肾阴药，稍佐补肾阳之品，以"阳中求阴"。因化瘀药多能克伐正气，故用本法治疗时，其选药或缓或峻，必须视病情、体质而定，且不可久服，或稍佐扶正之品，俾瘀化而正不伤。

十五、治疗泌尿系结石重在清热利湿

泌尿系结石是指一些晶体物质（如钙、草酸、尿酸等）和有机物质在泌尿系统中的异常聚集。其治疗方法有药物治疗、手术治疗和体外冲击波碎石术等。我们从临床实践中认识到，用中医药治疗泌尿系结石，重在清热利湿，用这一观点指导我们的临床辨证分型、治则治法和方药选择，能够取得较好的治疗效果，从而避免手术之痛，值得应用。

案 朱某，男，42岁，1995年7月因左侧腰腹部疼痛1周就诊。

患者于1周前突发剧烈的左侧腰部疼痛，剧烈运动或劳动后加重，经诊断为肾盂结石，曾服用西药治疗，效果不佳，欲行手术治疗。

诊见：左侧腰部胀痛难忍，痛向小腹部放散，伴恶心，精神不佳，小便不利，纳少，舌苔黄腻，脉滑数。左肾区叩击痛阳性，左侧腹部压痛阳性，B超检查提示左侧肾盂内结石。

根据其临床表现，中医诊断为石淋，证属湿热蕴积，其病因病机为感受外界湿邪或秽浊之气，移热下焦，或嗜食肥甘厚味，酿生湿热，蕴结于肾，致下焦湿热，日积月累，结聚为砂石。

治则：清热利湿，通淋排石。

方药：金钱草100g，大黄、猪苓、茯苓、泽泻、滑石、海金沙各30g，代赭石、厚朴各15g。每日1剂，水煎服。

方中金钱草、海金沙能利水通淋，排出结石，为治疗泌尿系结石之要药；猪苓、茯苓二苓相用，则淡渗行之，既疏浊热而不留其壅，亦润真阴而不苦其燥；滑石甘滑而寒，可治前阴窍涩不利，驱除下焦湿热蕴积；大黄苦寒泄降，能清泄湿热。诸药合用，相辅相成，共奏磨坚削积、清热渗湿、消溶化石之效。

上方服用3剂，排出小结石1枚，腰痛减轻，但仍小便不利。继服药10剂，又陆续排出小结石2枚，患者腰痛症状消失，小便通畅。查B超结石消失。后继续随访2个月，结石未复发。

临床认为，泌尿系结石的病因病机离不开下焦湿热、气滞血瘀、阴虚火旺、脾肾气虚，病位在肾与膀胱，与脾、肝密切相关。本病在初期或急性期以湿热实证为主，并且贯穿于本病的始终。不论是新病还是旧病，不论是由何病因引起，湿热之邪始终是本病中不可忽视的重要因素，只是在疾病的不同阶段所处的地位有所不同。湿热淋证的基本症状是小便频数涩痛，滴沥不尽，小腹拘急，痛引脐中。与西医的泌尿系感染的膀胱刺激症状（尿频、尿急、尿痛）相似。而西医学认为，感染时脱落的坏死组织、上皮细胞、血块、菌团以及变形杆菌、葡萄球菌分解尿素碱化引起磷酸钙和碳酸钙沉淀可以成为结石的中心理论，与中医学热邪煎熬杂质结为砂石的理论不谋而合。

西医学从影像学的角度对泌尿系结石的中医病因病机及分型进行了有益

的探讨，通过对 B 超的影像分析发现：

（1）肾结石除典型超声改变外，若见结石强光团周围有低回声区或边缘模糊者，多为湿热蕴结型；若结石强光团明显而合不同程度肾积水者，多为气滞血瘀型；脾肾阳虚型主要表现为结石较大而固定，病史较长，少有肾区痛或有隐痛发胀等症状。

（2）输尿管结石大多为湿热蕴结型和气滞血瘀型。前者积水暗区常模糊，其内可见细小弱光点回声，这往往提示有感染存在；而后者因梗阻严重，积水较重，暗区透声性好；脾肾阳虚型结石多较大，且易停留于输尿管下段，又因病史较长，使结石周围的输尿管壁可呈轻度扩张的松弛状态，故肾积水较轻或不明显。

（3）下尿路结石以脾肾阳虚型常见，临床表现欠突出。一旦发作，可由虚转实，出现较重的膀胱尿潴留和输尿管扩张及肾积水改变。

从临床病例的发病率可知，以湿热蕴结型最高，气滞血瘀型次之，脾肾阳虚型较少，与中医对该病的病因阐述是一致的；同时通过对照分析后认为，中医学对该病的分型和病机的归纳也是科学的。

因为本病的复发率高且会引起肾功能衰竭等严重并发症，因而给患者带来很大痛苦。虽然西医学通过药物、体外震波碎石及手术等综合治疗手段取得了较好的疗效，但由于手术治疗有一定风险，且取石术后瘢痕形成及碎石术后"石街"的形成易引起尿路梗阻、肾积水等，难以为大部分患者接受，而单纯药物治疗效果又不佳。因此，目前中医药在治疗泌尿系结石中仍发挥着不可替代的作用。

在辨证治疗中，要熟悉中西医治疗方法各有什么长短处，这样才能做到扬长避短，以达到最佳的价效比。据我们的经验，结石直径小于 0.8cm，不合并有严重感染、无明显梗阻或肾功能损害的患者，可中医内科保守治疗，选择应用具有排石、溶石作用的中药。病之早期多属实证，治疗应以实则治标为原则，以清热利湿、通淋排石为法，相当于西医的总攻排石疗法；病之后期则属虚实夹杂证，治疗应以标本兼治为原则，在利湿清热通淋的同时，或补脾益肾，或滋阴清热，以达到扶正祛邪的目的。

现代药理研究发现，具有排石作用的中药有金钱草、海金沙、石韦、萹蓄、滑石、琥珀、瞿麦、车前草、牛膝、冬葵子、木贼、威灵仙、大黄、虎杖、番泻叶等，可在辨证的基础上酌情选用；具有溶石作用的药物有：石韦、金钱草、海金沙、鸡内金、威灵仙、琥珀、陈皮、胡桃肉、夏枯草、玄明粉、米糠、桑树根、满天星、硝石、鱼脑石等，也可在辨证的基础上酌情选用；具有缓急止痛的药物有丁香、木香、沉香、佛手、藿香、青皮、陈皮、延胡索、两面针、赤芍、白芷、细辛、枳壳、葛根等，可辨证选择药物。

若结石直径大于0.8cm，特别是巨大结石，或并发严重尿路感染、尿路梗阻、肾积水、肾功能不全的患者，西医的抗生素及介入手术疗效确定且起效快，此时当以西医治疗为主，尽快手术解除梗阻、控制感染，最大限度保护肾功能。中医药辅助治疗的要点应放在促进结石排出、改善受损的肾功能、减轻症状、防止结石复发等方面。在震波碎石的同时，可有针对性地选用具有排石作用的中药，如金钱草、海金沙、牛膝、威灵仙、大黄、虎杖，及具有溶石作用的中药，如石韦、金钱草、海金沙、鸡内金、琥珀、玄明粉、硝石、陈皮等，以促进结石的排出。另外，结石术后易致瘢痕形成，易并发尿路梗阻、肾积水等，当配合中药活血利湿等辨病治疗，以达到防止瘢痕形成、解除梗阻及积水的作用。对梗阻性肾病及已出现肾功能衰竭的患者，还要重视肾功能的保护，禁用对肾功能有损害的药物。

十六、哮喘须辨热喘寒喘，治疗当分清热温阳

哮喘病患者，因肺气虚弱，无论是寒痰或热痰聚结于胸中，都会使肺的宣降功能失常，久之则气郁、血瘀、痰滞，血瘀则更会加重气痰的郁滞，从而形成恶性循环。近年来，我们采用中医辨证治疗哮喘45例，取得一定效果。

45例中，男37例，女8例；住院28例，门诊17例；年龄最大者60岁，最小者25岁；病程最短者1年，最长者34年，平均7年零2个月。其中有吸烟嗜好者36例。

诊断标准按中华全国中医学会内科学会制定的哮喘病诊断标准。本组病例寒哮：重度3例，中度17例，轻度11例；热哮：重度2例，中度8例，轻度4例。

寒哮者：症见胸闷憋胀，呼吸急促，难以平卧，形寒怕冷，遇寒则发，咳痰清稀，舌质淡苔白，脉弦或紧等。治以射干麻黄汤加减。药用射干、细辛、半夏、五味子、麻黄、紫菀、冬花、半夏、桂枝、当归、赤芍、川芎。

咳吐痰微黄时加贝母；痰盛者合三子养亲汤。

热哮者：症见胸中烦闷，呼吸气粗，咳吐黄痰，夏初或遇热发作，苔黄或腻，脉滑数。治以越婢加半夏汤加味。药用麻黄、石膏、半夏、甘草、胆星、赤芍、丹参、当归、生姜、大枣。热盛者加黄芩、贝母；痰多者加射干、杏仁、苏子、葶苈子以豁痰利气。

哮喘症状控制后，对寒冷敏感者用玉屏风散加赤芍水煎常服；短气乏力者用黄芪、丹参、山药水煎常服；阴虚火旺者用山药、丹参、骨皮、玄参水煎常服。

疗效按中华全国中医学会内科学会制定的哮喘病的疗效标准规评定。45例中：痊愈 10 例，占 22.2%；显效 22 例，占 48.9%；有效 12 例，占 26.7%；无效 1 例，占 2.2%。总有效率为 97.8%。

众所周知，哮喘病在中医辨证分型治疗时加用活血化瘀药物对于病情的控制有一定效果，但临床运用时必须根据病情变化灵活运用才能取得好的疗效。过去我们在诊治病机为寒郁化热或热郁较甚的患者时，在中医辨证论治基础上加入了大量活血化瘀的药物，有时病情反而加重。后通过临床实践发现，无论哮喘病重度或中度发作，在两肺满布哮鸣音且紫绀等血瘀症状不太明显的情况下，应视病情变化，不加或少量加入活血化瘀药物，以免炎症进一步加重。只有在哮喘发作症状缓解或血瘀症状明显的情况下，运用活血化瘀药物，才能收到理想的效果。因此，在临床中应以气滞血瘀的临床表现作为施治依据，只有如此才能改善患者预后。

十七、解毒化斑汤治疗过敏性紫癜

过敏性紫癜是以皮肤、黏膜出血为特征的疾病。病情严重的病例可有五官、内脏等部位出血。临床以反复发作、成批出现、对称分布的四肢皮肤紫癜，尤以下肢及臀部多发为特点。西药对此病的疗效不甚理想，复发率高，致病势缠绵。中医学无过敏性紫癜之说法，可归属"血证"范畴，与"肌衄""紫斑"（古代曾称为葡萄疫）相似。其病因多由于外感热毒或内伤脾胃引起。该病多发于少年儿童，可能与小儿素体阳盛又易被饮食所伤有关。如明·陈实功《外科正宗·葡萄疫》所说："葡萄疫其患多生小儿。感受四时不正之气，郁于皮肤不散，结成大小青紫斑点，色若葡萄，发在遍体头面……

久则虚人，斑渐方退。"《诸病源候论·小儿杂病诸候·患斑毒病候》指出："斑毒之病，是热气入胃……"其病机为热毒炽盛，迫血妄行。当血脉受到外感火热熏灼，导致血热妄行，血从肌肤腠理溢出脉外，少则成点，多则成片，瘀积于肌肤之间，使皮肤呈现青紫颜色的斑点或斑块而形成紫癜。胃与脾同属中土，肌肉为脾胃所主。当脾胃内伤，热气入胃，胃热炽盛，熏发于肌肉，血液外溢则可形成紫癜。

近年来我们运用自拟解毒化斑汤治疗过敏性紫癜 116 例，痊愈 106 例，好转 7 例，无效 3 例。治愈率 91.4%，总有效率 97.4%，取得了较为满意的疗效。方药组成：黄芩、连翘、白鲜皮、玄参、生地、赤芍、丹皮、丹参、藕节、茜草、甘草。水煎服，每日 1 剂。发热加金银花、板蓝根、柴胡、葛根；腹痛加白芍、玄胡、木香；呕吐加竹茹、半夏；便血加地榆、槐花炭、血余炭；尿血加白茅根、大小蓟，或侧柏叶、旱莲草；关节肿痛加防己、秦艽、桑枝、木瓜；病程迁延日久，气血不足者加党参、黄芪、当归、阿胶。

案 赵航，男，10 岁，2004 年 4 月 17 日于门诊求治。

其母代述：患儿半个月前因感冒出现发热、咽痛，经西药治疗 3 天（具体用药不详）症状缓解。5 天前四肢及臀部皮肤出现紫红色斑点，大小不等，伴见腹痛。曾在某医院按过敏性紫癜给服泼尼松、马来酸氯苯那敏，静脉推注葡萄糖酸钙治疗，症状未能缓解。查体：四肢近关节处伸侧面有较多稍突起于皮肤表面、压之不褪色、分布均匀对称之紫斑，大小不等，尤以双下肢为甚。腹部压痛明显，舌质红苔黄、脉弦数。血常规示：白细胞 12.6×10^9/L，红细胞 4.2×10^{12}/L，血小板 210×10^9/L，尿常规正常，大便潜血（＋）。

诊断：过敏性紫癜（腹型）。

中医辨证：热毒炽盛，迫血妄行。

治则：清热解毒，凉血化瘀。

方药：自拟解毒化斑汤加减。黄芩、连翘、白鲜皮各 12g，玄参、生地、赤芍、丹皮、丹参、藕节、茜草各 10g，白芍、玄胡、地榆、槐花炭各 15g，甘草 6g。

水煎服，3 剂，每日 1 剂。4 月 20 日复诊：服药 3 剂后皮肤斑点明显减少，腹部无压痛，大便潜血（－）。舌质淡红，苔薄微黄，脉弦。药已中证，守原方去玄胡、地榆、槐花炭再服 6 剂后，诸症悉除。随访 1 年未复发。

本病在治疗上应以清热解毒、凉血化瘀为主。解毒化斑汤中黄芩、连翘、白鲜皮清热解毒，祛除致病因素；玄参、生地凉血滋阴，可提高机体免疫力；丹皮、赤芍、茜草、藕节凉血活血止血，丹参散瘀，以改善病变结果；甘草调和诸药。该方具有清热解毒、凉血化瘀消斑之功效。经临床观察，尤其用于治疗小儿过敏性紫癜疗程短，疗效显著，值得临床推广应用。

十八、复原固本汤治中风偏瘫

偏瘫，即躯体半侧废痿不用，西医学称为脑血管栓塞、脑血管痉挛、脑出血后遗症等。我们通过多年的临床实践与总结，自拟以黄芪、葛根、白芍、当归、丹参、僵蚕、菖蒲、云苓、蜈蚣、防风、山楂、牛膝、甘草、生姜等中药所组成的复原固本汤临床加减，结合按摩，对不同类型的偏瘫证，获效满意。

案1 周某，男，62 岁，1987 年 5 月 21 日就诊。

家属代述，其 3 个月前患脑出血，经救治脱险，尔后遗留偏瘫，多经治疗，疗效欠佳。

症见：形肥面晦，口眼歪斜，流涎失语；左侧机体废痿，脚手浮肿，屈伸不能；饮食欠佳，便干溲淋；舌质紫暗，舌苔黄腻；脉象右侧弦滑，左侧沉细。

辨证：肝肾阴亏，风邪内侵，痰热内闭，经络阻塞。

治则：滋阴补肾，平肝息风，疏通经络，调和气血。

方药：复原固本汤加减。黄芪、防风、泽泻、菖蒲、僵蚕（冲服）各15g，葛根、白芍、当归、女贞子、牛膝各 30g，丹参 20g，蜈蚣（冲服）4 条，甘草、红花各 9g；生山楂、生姜各 30g 为引。

服方 6 剂，即可言语，饮食增加，二便畅通，患侧欲动，药已中病，前方加减续服，同时配合按摩治疗，常规手法，日 2 次。如此调治 2 个月，患者即可扶拐自行，生活近于自理。尔后每周服药 2 剂，日按摩 2 次，以固疗效。半年后随访无恙。

案2 袁某，男，56 岁，1986 年 3 月 9 日就诊。

家属代述：其中风年余，左侧偏瘫，虽经治疗，但效不随心。

症见：面色晦暗，头目眩晕；口眼歪斜，言语失利；左侧肌体痿软，脚手浮肿，屈伸不利，生活不能自理，饮食不佳，便干溲赤；舌质绛，苔黄腻；脉象沉缓。

辨证：肝肾俱虚，湿痰内结，经络阻塞，气血瘀滞。

治则：调补肝肾，化痰利湿，疏通经络，活血通瘀。

方药：复原固本汤加减。黄芪、葛根、女贞子、薏苡仁各30g，酒白芍、当归、丹参各25g，菖蒲、红花、僵蚕各15g，牛膝24g，蜈蚣（研末冲服）4条，甘草9g；泽泻2g，生山楂、生姜各30g为引。

服方10剂患侧肢体伸屈自如，言语清晰，二便畅通。证药相投，医不更方，前方续服。同时配以按摩，日1次，常规手法。如此治疗2个月，患者可弃拐自行300m，生活能自理，尔后常以前法出入治疗，巩固疗效，至今随访良好。

案3　肖某，女，9岁，1986年3月19日就诊。

其父母代述：2周前因受母责备，生气后晕倒，醒后失语，右侧瘫痪；先后经某医院按病毒性脑炎等诊治无效，求治于我院。

症见：颜面浮肿，口眼歪斜，流涎失语，右侧肢体瘫痪，手脚冰凉浮肿，不欲饮食，大便溏薄，小便失禁，舌淡白苔黄腻，脉象右细左数。

辨证：肝气郁结，脾肾两虚，经络阻塞，气滞血瘀，应属中风偏瘫的范畴。

治则：疏肝利气，补肾健脾，疏通经络，调和气血。

方药：复原固本汤加减。黄芪、薏苡仁各25g，酒白芍、酒当归、丹参、牛膝各15g，红花、僵蚕各12g，云苓、生姜、葛根各20g，菖蒲10g，蜈蚣2条，防风、桂枝各9g，生山楂30g。

服方6剂，即能言语行走，脚手肿消，饮食倍增，二便正常。药投病所，效不更方，续服前方8剂而愈。为善其后，教给家长简便按摩手法，令其于百里之外的家里，予以按摩及自身锻炼。1年后随访，患者已正常入学，一切良好。

复原固本汤中黄芪补中益气，葛根解肌生津，白芍敛阴柔肝，当归养血活血，丹参祛痰生新，茯苓健脾理湿，葛根、菖蒲醒脑通窍，红花通瘀活血，僵蚕止搐除风，蜈蚣除风解痉，防风祛风止痛，泽泻利水消肿，薏米除湿，山楂祛滞，甘草调和，生姜温中，诸药共奏调补肝肾、健脾理湿、疏通经络、调和气血之功，其药味虽多但配伍严谨。而中风偏瘫，病机复杂，大多为内虚邪实；正如《东垣十书》所云："中风非外来风邪，仍本气自病也，凡年逾四旬气衰之际，或因忧喜忿怒伤其气者，多有此疾。"而复原固本汤正是以此哲理而拟之方，故可顾及各种类型的中风偏瘫，其紧扣病机，故多获效。而按摩疗法，与中医药同出一源，均属中医学范畴：它是以按、拿、捏、捶等体外治疗，以达血流畅通，经络调和。复原固本汤自内而外，按摩自外而内，两者互相配合，以起相辅相成之功效，故治中风偏瘫一证，屡经运用，多起沉疴。

十九、温中补虚治腹痛

小建中汤专为中焦虚寒而设，具有温中补虚、和里缓急之功。其处方来源于汉·张仲景《伤寒论·辨太阳病脉证并治（中）》："伤寒，阳脉涩，阴脉弦，法当腹中急痛，当与小建中汤；不瘥者，小柴胡汤主之。"本方所治虚寒诸证，皆因中虚以至阴阳两虚，故治疗当以建立中气调阴阳为其关键所在。《素问·脏气法时论》曰："脾与缓急，食甘以缓之"，健脾者，必以甘为主。故重用饴糖为主，甘温入脾，温中补虚，和里缓急。白芍酸甘益阴，佐以辛温的桂枝一温一凉调和阴阳为辅，且白芍与甘草相合，酸甘化阴而缓急止痛。桂枝、炙甘草辛甘相合助饴糖温中补虚，胃者卫之源，脾者营之本，卫为阳，不足者益之以辛。营为阴，不足者补之必以甘，生姜味平温，辛甘相合，脾胃健而营卫通，故相互为使。诸药共建温中气、平补阴阳、调和营卫，意在甘与辛合而生阳，所得甘助而生阴，阴阳相生中气自立，是故求阴阳之和者必于求中气，求中气立者，必以建中也。

少腹逐瘀汤乃清代医家王清任五逐瘀之一，从方药组成上看，它是取《金匮》温经汤之意，合失笑散化裁而成。其方药以温经止痛为主，佐以活血化瘀。从其五个化瘀汤的治疗病位上分析，通窍活血汤病位在头面，血府逐瘀汤在胸中，膈下逐瘀汤在上腹，少腹逐瘀汤在少腹，身痛逐瘀汤在躯干四肢。

案 盖某，女，38岁，农民，1992年10月22日就诊。

患者1990年3月因生产小孩（属于高危生产）引起腹痛，尤以少腹部明显，疼痛时轻时重。经用西药消炎，妇科清宫，中药疏肝理气、活血通腑、温经散寒等法调理均无明显效果，遂于今日求治唐教授。症见：腹痛时作时止，尤以晚上加重，每因夜晚在睡眠中痛醒，精神憔悴，伴腹部喜温喜暖，面色黧黑，四肢困倦，纳差，四肢不温，舌质淡暗，苔白滑，根部厚腻，脉沉涩。经子宫、附件B超检查提示：子宫内膜增厚。

辨证：中焦脾阳不足，无以温运冲任二脉而致的血瘀腹痛。

治则：温运脾阳，温中散寒，行气活血。

方药：小建中汤合少腹逐瘀汤加减。饴糖30g，桂枝、五灵脂各12g，白芍24g，小茴香4g，干姜6g，元胡18g，川芎21g，没药、蒲黄、当归各9g，生姜10g，油桂2g（另包，后下），大枣7枚，炙甘草15g。

3剂水煎服。

自述服上方第1剂以后，少腹疼痛加剧，子宫下黑褐色液体约200ml，而后腹痛减轻，自觉腹中温暖，饮食大增，服完余药，症情好转大半，药投病机，守上方继续服3剂。患者精神状况明显好转，面色较以前有光泽，腹部豁然疼止，饮食正常，四肢转暖，后用六君子汤合小建中汤加减调服3周而痊愈。

而少腹逐瘀汤在西医学中的应用范围：痛经、慢性附件炎、慢性盆腔炎、肿瘤、习惯性流产等。具体本例患者是因高龄而产引起的子宫内膜增厚（西医诊断为子宫炎），证属气滞血瘀结聚瘀少腹。结合患者有中焦虚寒症状，故二方合用，共奏温运健脾、温中散寒、行气活瘀之效，方药投症，故陈疾得以解除。

二十、海贝牡蛎散治疗消化性溃疡

消化性溃疡归属中医"胃脘痛"等范畴。该病病程迁延，反复发作，日久不愈，以上腹部疼痛为主要临床表现。西医学认为溃疡的发生除与饮食不规律及精神因素有关外，主要是胃酸分泌增多和幽门螺杆菌（Hp）感染所致。抑制胃酸分泌，清除Hp可使溃疡愈合。中医学认为胃喜湿恶燥，喜暖怕寒，宜和宜降；脾喜燥恶湿，宜运宜升。两者在生理上相互配合，病理上相互影响，其升降之枢机又全赖肝的疏泄。故胃脘痛虽责之于胃，但其发病机制又涉及肝、脾。其病因病机主要是肝胃不和，气机失调，加之长期饮食不节，脾胃失运，寒湿内阻，而致中焦虚寒，升降失常，日久气滞血瘀，胃络受损所致。近年来，我们采用海贝牡蛎散治疗消化性溃疡，取得了较为满意的疗效。自拟海贝牡蛎散药物组成：海螵蛸、贝母、牡蛎、白芍、枳实、元胡、砂仁各30g，三七参15g，诸药粉碎过180目筛，贮瓶备用。服用时用开水冲服，可酌加等量红糖服下，每次6~10g，每日3次。宜饭前空腹服用，15天为1个疗程。一般服药2~3个疗程。在治疗期间均停服其他各种胃药，戒烟酒、浓茶，忌辛辣刺激性食物及腌制烧烤类食品。

案 彭某，男，38岁。于2003年4月15日初诊。

患者有上消化道溃疡病史6年。病情反复发作，屡治不愈。近5天来，因饮食生冷而致胃痛复发，症见胃脘部刺痛，疼痛每于饥饿时加重，上腹部喜暖喜按。伴见嗳气泛酸，恶心纳差，精神不振，肢倦乏力。经胃镜检查提示：十二指肠球部溃疡，化验大便潜血阳性。给予海贝牡蛎散治疗，服用6天后，诸症消失。嘱其继服1个疗程后复查。5月10日经X线钡餐检查提示：溃疡已愈合。再服1个疗程以巩固疗效，随访2年未再复发。

我们在治疗消化性溃疡中遵循"疏肝不忘安胃，理气慎防伤阴"的原则，做到使木气条达，胃不受侮，毋伤肝阴，毋耗胃液。临证时若过用辛香燥烈、耗阴劫液之品，轻则延缓溃疡愈合，重则可致动血，故不可不慎。方中海螵蛸、牡蛎敛酸生肌，制酸止痛，为治疗消化性溃疡之要药；贝母清热散结，同海螵蛸合用能中和胃酸和吸附胃蛋白酶，起到保护胃黏膜作用。枳实、白芍疏肝理气，养阴缓急；砂仁健脾温中，和胃消积，使胃气得养；元胡、三七参行气活血止痛，可降低溃疡发病率，使胃液分泌减少，游离酸与总酸度降低。诸药合用，共奏疏肝理气、健脾温胃、敛酸生肌之功效。另外患者在接受治疗的同时还必须怡情适怀，方能达到预期效果。该方药源丰富，价格低廉，制用方便。经临床验证，此方具有明显促进溃疡愈合且不易复发的优点，值得临床推广应用。

二十一、慢性胃炎的中医治疗方法探讨

慢性胃炎是胃黏膜在各种致病因素作用下所发生的慢性炎症性病变或萎缩性病变。一般可分为慢性浅表性和慢性萎缩性胃炎，其中萎缩性胃炎又分为A型（胃体病变）和B型（胃窦病变）。至于疣状胃炎等特殊性类型亦属慢性胃炎的范畴。

中医认为本病的发生主要与饮食因素、情志因素、感受邪气及脾胃虚弱

等有关。本病病位在胃，但与肝、脾两脏关系极为密切。病变初期以湿热阻滞、气郁不畅为主，久则脾胃气阴受伤，或脾气虚弱或胃阴损伤，进一步发展可因气不行血，或阴不荣络致胃络血瘀，可见吐血、便血、亦可产生积聚等变证。

慢性胃炎无典型与特异性的临床表现，临床症状与病变炎症的程度也不会相一致，表现为反复性或持续性上腹部不适，饱胀、钝痛、烧灼痛，无明显节律性，一般进食后较重，其次为食欲下降、嗳气、泛酸、恶心等消化不良症状。这些症状用抗酸剂及解痉剂不能缓解。有部分患者无临床症状。有胃黏膜糜烂者可出现少量出血而排柏油样便，久病者尤其是萎缩性胃炎患者则有贫血症状。此外，不同类型的慢性胃炎其临床表现各有侧重。

本病以反复性或持续性上腹部不适、饱胀、钝痛、灼烧痛、进食后加重，伴嗳气、泛酸、恶心、纳差等为临床表现，上腹部压痛不明显，胃镜检查及胃黏膜活检提示慢性炎症，B超及其他检查排除胆囊及慢性肝病、胰腺病。

（一）临床鉴别

临床中，慢性胃炎主要与下列诸病相鉴别。

1. 消化性溃疡

虽然亦有腹痛、恶心、嗳气、呕吐等症状发作的病史，溃疡病发生往往有周期性与节律性，通过胃肠钡餐或胃镜即可区别。

2. 慢性胆囊炎与胆石病

有上腹部胀闷不适、嗳气等症状，但其症状发生多与进食肥腻食物有关，上腹部疼痛往往较明显，可放射至胁肋及背部，兼有发热与黄疸时则易分辨。可以做B超、腹部平片或胆囊造影等检查以明确。

3. 慢性胰腺炎

慢性胰腺炎诊断较困难，凡有腹痛、脂肪泻、消瘦、糖尿病者应考虑，必要时做腹部CT或核磁共振检查。

4. 胃癌

上腹部疼痛失去节律，呈进行性加剧，伴有明显的食欲减退，体重减轻，大便潜血持续阳性，后期在上腹部可触及包块，行胃肠钡餐或胃镜检查可以明确。

5. 心绞痛

尤其是老年患者易与胃痛相混，心绞痛一般不出现嗳气、恶心等症状，往往有心慌等不适，可作心电图的区别。

（二）临床分型

1. 肝胃不和型

症见：胃脘胀痛，或连两胁，嗳气频作，嘈杂泛酸，舌质红，苔薄白，脉弦。

治则：疏肝和胃，理气止痛。

方药：柴胡疏肝散加减。疏肝理气可用柴胡、枳壳、白芍、甘草；消胀止痛可用郁金、佛手、玄胡；理气和胃可用香附、苏梗；和胃止酸可用海螵蛸、贝母、煅牡蛎、瓦楞子。如胃胀气甚，加木香、砂仁以加强理气和胃；嘈杂泛酸甚，加黄连、吴茱萸以辛开苦降；食滞纳呆，大便不畅，加厚朴、槟榔以行气消滞；口干舌红为气郁化热，加黄芩、栀子以清泄郁热。

2. 脾胃湿热型

症见：胃脘疼痛或痞满，或嘈杂不适，口干苦，纳少便溏，舌红，苔黄腻，脉滑数。

治则：清热化湿，和中醒脾。

方药：大黄黄连泻心汤加减。用大黄、黄连、黄芩、蒲公英清热化湿；和中醒脾选白蔻仁、生薏米。胃痛甚，加玄胡、郁金以止痛；大便不通，加枳实、厚朴以通便；恶心呕吐，加竹茹、生姜以止呕；纳呆，加鸡内金、焦山楂、炒麦芽以开胃。

3. 脾胃虚弱

症见：胃脘胀痛，餐后明显，或隐隐作痛，喜按喜温，纳呆、便溏、疲倦乏力，舌质淡或有齿痕，舌苔薄白，脉弱无力。

治则：益气健脾，行气止痛。

方药：香砂六君子汤合补中益气汤加减。益气健脾可用黄芪、白术、炙甘草；升举清阳可用升麻、柴胡；理气和胃用砂仁、陈皮；行气止痛可用玄胡、木香。如得冷食胃痛加重，口流清涎，四肢不温，此乃脾胃虚寒，宜加干姜、肉桂以振中阳；若大便烂，日多次，舌苔腻，此为兼湿，加茯苓以祛除湿邪；若脘痞，口苦，舌苔转黄，此属湿邪化热，寒热夹杂，宜佐黄连或黄芩以苦寒泄热。

4. 胃阴不足

症见：胃脘灼热疼痛，餐后饱胀，口干舌燥，大便干结，舌红少津或有裂纹，舌苔少或无，脉细或数。

治则：养阴和胃，荣络止痛。

方药：沙参麦冬汤合益胃汤加减。养阴益胃用沙参、麦冬、甘草、生地黄；益气养阴用太子参；行气止痛用玄胡、川楝子。口干甚、舌红赤者，加天花粉、石斛以养阴清热；大便干结者，加玄参、麻子仁以润肠通便；纳呆者，加乌梅、焦三仙以开胃消滞。

5. 胃络瘀阻

症见：胃痛日久不愈，痛处固定，刺痛为主，痛作拒按，或大便色黑如柏油，舌质暗红，或紫暗瘀斑，脉弦涩。

治则：活血化瘀，行气止痛。

方药：失笑散加味。活血化瘀用五灵脂、蒲黄、三七参、乳香；行气止痛可用玄胡、郁金、枳壳。气虚者，加黄芪、党参以补气行血；阴虚者，加生地黄、牡丹皮以养阴畅血；便黑者，加血余炭、阿胶以止血。

（三）体会

1. 痛多为虚实夹杂，治当通补兼施

慢性萎缩性胃炎多由慢性浅表性胃炎迁延不愈演变所致。从中医病因病机上分析，本病胃痛乃因饮食、情志、劳倦异常致肝、脾、胃诸病。肝气犯胃、脾失健运，胃气郁滞，不通则痛。且因气滞日久，累及血分，气血壅滞，致胃络瘀阻，正所谓："久痛入络""久病必瘀"。所以《临证指南医案》云："凡气既久阻，血亦应病，循行之脉络自痹。而辛香理气、辛柔和血之法，实为

必然之理。"此法为治疗本病胃痛之大法，常用"金沸止痛方"，以郁金、佛手、玄胡、五灵脂、蒲黄、三七参、血竭等行气活血药，借其辛通之性以促进气血运行，消散胃络瘀血，使营血流畅、瘀血消散，络通痛止。中药药理学证明，这些行气活血祛瘀药不但有止痛作用，还可以调节血液循环、抑制组织增生，从而起到逆转胃腺萎缩、防治肠上皮化生和异型增生的作用。

然而慢性萎缩性胃炎发病除了上述三种后天因素之外，还与先天禀赋不足密切相关。而且本病在久病基础上所发生，往往因胃病不愈，水谷难化，精微乏源，后天失养，致阴阳气血亏虚。阳气虚，脉运无力，不能行血，阴血亏，脉络枯涩，不能畅血。因实致虚，又因虚致实，形成恶性循环。因此，本病的"通"，必须在"通"的同时施于补，寓补于通，通补兼施。胃为阳土，喜润恶燥，阴阳之虚所偏，以阴虚为多。临床所见，其萎缩性胃炎胃痛也确实是阴虚者十之八九，常表现为口干、舌苔少或无，脉细。对此常用沙参、麦冬、石斛、白芍、玉竹、乌梅、五味子等以生发胃阴、濡润胃络、缓急止痛。对于舌质红干、口干甚者还可用生地黄以养阴生津。因阴阳互根，胃之阴津有赖于脾气健运才得化生，故常用太子参、党参或黄芪以益气生阴，正是"善补阴者必于阳中求阴"。

2.痞多属于寒热错杂，治宜温清并用

慢性胃炎是以胃脘胀满、痞塞不通、食后尤甚、按之无形为主症。中医认为：脾胃同居中焦，各自患病，最易相互影响。胃痛日久，累及脾脏，脾之阳气受损，运化失职，清气不升，胃气不降，中焦升降失常，不得流通，故作胃痞。治本病之痞在和胃降气的同时，重视健脾益气的运用，宜用黄芪、党参、升麻、柴胡、白术等以升清阳降浊气。脾胃虚寒者可加生姜、吴茱萸等以温中祛寒。但脾以运为健，运脾可调气，常配合醒脾法，选用砂仁、木香、枳壳、石菖蒲、陈皮、半夏等芳香辛散药。胃为谷海，纳谷磨食。脾失健运，胃失和降，谷积食停于中州，阻滞气机，则痞满加重，故常配伍消食导滞之品，选用鸡内金、焦三仙、枳实等。

以上各法所用之品，多为甘温辛燥，属于温补法的范畴，仅适用于虚寒之痞。而萎缩性胃炎之痞多是病久郁而化热，热可伤津，致患者出现胃脘痞满、疲倦纳呆、口苦而干、舌质淡而苔微黄腻等寒热夹杂、虚实互见证，因

此，效法医圣张仲景诸泻心汤，用温清并用法。温补辛开可健脾运脾，苦降辛泄可解除郁热。在配伍清热药方面，选用柴胡、黄连、黄芪、蒲公英、人工牛黄等。但本病郁热多在气滞血瘀、脾胃虚弱的基础上产生，过用苦寒之品势必损伤脾胃，所以一定要在行气活血、健脾益胃的前提下使用清热药，且要适可而止。

临床实践证明，单纯较长时间使用清热药可清除慢性胃炎的元凶幽门螺杆菌，但往往因其损伤脾胃而降低患者接受治疗的顺从性。如果结合运用扶正补益药，则不但消除了清热药的苦寒伤正之弊，还可以提高临床疗效。这是一种调整药性、调动药效的配伍形式，疗效机制与增强机体免疫功能密切相关。

3.关于"辛开苦降"治法

辛开苦降治法是根据中药的四气五味将辛温与苦寒两种截然不同性味的药物配伍使用的方法。辛可升发行散宣浊，苦能降泄通利除湿，辛药多热，苦药多寒，辛热与苦寒药相配伍组合，则一薄一厚，一阳一阴，开散升浮，轻清向上，通浊沉降，重浊向下，清热而不碍寒，散寒而不忧热，二者相反相成、相激相制，从而平衡阴阳、斡旋气机、开结消痞。张仲景所立的以半夏泻心汤为首的诸泻心汤是代表方，最适用于慢性胃炎痞满证属于脾虚湿阻、气郁化热、证情复杂、虚实兼杂者。结合西医学研究进展，慢性胃炎的主要病因之一为幽门螺杆菌，其感染率以中医的脾胃湿热证型最高，故可认为该菌是一种湿热之邪，苦寒药能清热祛湿，清除湿热之邪。中药药理实验也证实抑杀 Hp 的药物，以黄连、黄芩、大黄等最强。此外，幽门括约肌功能、胃排空功能的异常也是慢性胃炎的主要病因，辛温的补益理脾降气药确有调整胃肠动力的作用，如党参、干姜、半夏、厚朴、木香等都对缓弱的上消化道有促进作用。只有在辨证论治的基础上结合辨病遣方用药，灵活运用辛开苦降，使脾气得升，胃气得降，则湿浊除、气机通、中气旺、化源充。

二十二、回阳益阴茯苓四逆汤建殊功

茯苓四逆汤出于仲景《伤寒论》，由茯苓、人参、干姜、制附片、炙甘草五味药物组成。方中人参、茯苓、炙甘草补脾利水，干姜、制附片破阴回阳、

医话漫谈

温暖脾肾。诸药合用，共奏回阳益气、温脾暖肾之功。凡脾肾阳虚、阴寒内盛所致的不同病证，或是由于各种致病因素，使脾肾功能低下之证，均可用茯苓四逆汤加减化裁，同收一方多用之效。

案1 患者罗某，男，72岁，于2005年12月4日11时就诊。

素体阳虚，又服生冷而致喘、呼吸不利。息微短气，宣肺平喘药物服之无效，病延日久，致身体瘦弱而就诊。

症见：面色晦暗，舌淡苔白，心悸气短，喘不得卧，咳嗽痰多，腹胀纳差，畏寒肢冷，大便溏薄，小便频数而清，脉沉细。

辨证：脾肾阳虚，寒湿内停。

治则：温肾祛寒，健脾除湿。

方药：茯苓30g，潞党参、制附片、干姜、炙甘草各15g。

上药服4剂，阳气来复，二便自调，喘咳减轻，已能平卧，继上方加陈皮15g，杏仁12g，五味子10g，7剂，诸症皆愈也。

按：喘咳之证，有虚实之分，实喘多在脾肺，为邪气壅遏，气失宣降，虚喘多属纳肾之虚，脾虚生湿生痰，肾虚下元不固，少气无力，故生喘咳之证，治用茯苓四逆辈。使肾气得固，纳气归源，脾健湿除，痰消气畅，而喘咳自愈。

案2 白某，男，39岁，于2005年12月21日入院治疗。

3年前，因工涉水，寒冷刺激，后觉双下肢麻木困胀，发凉疼痛，跛行，逐渐加重，步行70m左右，两腿肚即痉挛胀困难忍，迫使休息片刻，即缓和；足色苍白，有时紫红，双足冰冷，彻夜不能回温。曾按风湿治疗年余无效，而入我院治疗。

症见：双下肢冰冷疼痛，夜不能眠，痛时遇冷加剧，得温稍减，足色紫红，抬高苍白，两下肢腘动脉微弱，双足背动脉及胫后动脉均消失，双腓肠肌萎缩，足趾甲增厚不长，汗毛脱落，皮肤枯槁，面黄无华，舌淡津润，脉沉细迟。

辨证：寒凝络痹，阻于血脉。

治则：温经散寒，益气和瘀。

方药：茯苓、制附片、黄芪、血参、白芍各30g，干姜、甘草、川牛膝各15g，红参、桃仁各12g。

服上药 10 剂后，疼痛减轻，温度增高，原方不变，随证加减，共服计 86 剂，疼痛消失，跛行减轻，温度颜色基本正常，趾甲汗毛开始生长，足背动脉及胫后动脉已微弱可及，双下肢腓肠肌已明显恢复。出院后继以辨证调治而痊愈。后经追访，迄今未见复发，行动完全正常。

按：脱疽一病，相当于西医学的血栓闭塞性脉管炎，寒湿下注，脉络痹阻，不通则四肢冰冷，得温痛减，遇寒增剧，是阳虚不能温运之故，遵《内经》"气血之为性，喜温而恶寒，寒则泣而不能流，温则消而去之"之旨，法仲景茯苓四逆以温经散寒，酌加活血化瘀之品，以助温则消而去之之力，阳壮阴翳消，瘀去脉络通，故能获效。

案 3　马某，男，12 岁，2006 年 3 月 15 日就诊。

前两天因患感冒，服用西药发汗解热。服后汗出不彻，病仍不解，患者家长遂以倍之，得汗出、热退，时许患儿额汗如豆，身如雨淋，口唇手足冰冷，烦躁，前来我院诊治。

症见：手足冰冷，脉微细欲绝，血压下降，面色苍白，体温 35℃，呈一派阳亡之象，余视其脉症，思仲景"发汗，若下之，病仍不解烦躁者，茯苓四逆汤主之"甚妥，遂书：茯苓 12g，制附片 10g，红参、干姜各 9g，炙甘草 6g，炙黄芪 20g，煅牡蛎 15g，1 剂浓煎频服。次日晨，患儿父亲相告，言药尽剂，汗止烦除，肢温神清。

按：本病为发汗不彻，又重发汗，以致汗出过多，亡阳伤阴，阴阳双损，互不相固，因而出现真阳欲脱之险候。予以茯苓四逆姜、附回阳，黄芪益气固表止汗，牡蛎救阴敛汗，人参、茯苓、炙甘草益气顾正，药用合拍，故奏效甚速。

案 4　李某，男，51 岁，于 2006 年 2 月 17 日就诊。患者 10 余日来，不明原因，自觉体倦乏力，胸脘满闷，食少厌油而来就诊。

症见：巩膜黄染，面部及肤色黄而晦暗，胸闷腹胀，便溏，厌油腻，恶心干呕，小便黄如浓茶，舌苔白腻。

辨证：黄疸之阴黄证。

治则：温化脾湿，疏肝利胆。

方药：茯苓 30g，潞党参 15g，制附片、干姜各 12g，茵陈 90g，大枣 12 枚。

5剂。

复诊：服上药后，胸脘满闷、恶心干呕减轻，原方加枳实15g，5剂。

三诊：上药服后，腹胀便溏减，舌苔转薄，巩膜黄染已退八九，减茵陈为30g，干姜、制附片各10g，5剂。

四诊：黄疸基本痊愈，继上方加白术、陈皮补脾理气，以善其后。

按：黄疸病有阴黄、阳黄之分，该案属寒湿困脾，土湿木郁，肝失疏泄，胆汁外溢于肌肤之阴黄证。治用茯苓四逆健脾利湿，茵陈味苦寒，发于春，得少阳之气而生长，有清热利湿退黄、疏畅气机之功，为黄疸之其患，因茵陈苦寒恐伤脾阳，故佐以大枣防其患，本方相合，有温、有清，寒热并用。使温而不燥，清热而不寒，故水湿得化，胆利黄退。

案5 唐某，女，48岁，于2006年4月25日就诊。

素患胃病泄泻，因误食生冷，加之家庭不和，情志不舒，郁结不解，至当天晚饭后，而猝然昏倒，发出牛羊之声，不省人事，四肢抽搐，两目上视，口角流涎。急入我院就诊。

症见：面色青黑，神志呆痴，头昏眩冒，四肢厥逆，舌淡苔白多津，六脉沉微。

辨证：情怀不畅，痰随气逆于上。

治则：补脾燥湿，豁痰开窍。

方药：茯苓、龙骨、牡蛎各30g，制附片12g，干姜、潞党参、陈皮各15g，炙甘草8g，半夏18g。

4剂。

复诊：服上药后，精神好转，四肢已温，仍头目昏冒，去龙骨、牡蛎，加天麻9g，服5剂后，各方面正常，追访至今未再发作。

按：患者素有泄泻胃病史，可知脾胃之阳已虚，又服生冷，更伤脾胃，脾虚不能运化水湿，反聚而为痰，加之情志所伤，痰随气逆，上扰清窍，故猝然昏倒，不省人事，痰阻络脉，所以四肢抽搐，痰是癫痫病的要因，"随气升降无处不到"，故有"百病多由痰作祟""怪病责之于痰"之说。而痰之生成，又缘于脾肾阳虚、水寒土湿。故在治疗中用茯苓四逆温补脾肾之阳，合以二陈理气和中、燥湿化痰，龙骨、牡蛎重镇以安神，后以天麻祛风善后，以资巩固。

二十三、桂枝汤不仅可治外感发热，对内伤发热效亦佳

桂枝汤出于《伤寒论》，原方本为治疗太阳中风而设，因其具有解肌发表、调和营卫之功效，故在《伤寒论·太阳病》第54条中又提出："患者脏无他病，时发热自汗出而不愈者，此卫气不和也，先其时发汗则愈，宜桂枝汤。"由此可看出，若患者虽在内"脏无他病"，在外无风邪外侵，但只要有营卫二气不相和谐的病机，便可引起发热。我们体会，内伤发热者，若经西医学手段和各种理化检查而无器质性病变，何以有发热汗出之证，概与营卫二气生理功能不相和谐有关。

我们近年来收治内伤发热患者24例，均经西医学检查后，确诊为功能性发热或为不明原因发热者，采用桂枝汤加味治疗，收效较好。根据患者的临床表现，将本病分为以下三种类型。

1. 阳虚型

患者自觉虚烦身热，热势或高或低，形寒神疲，肢冷汗出，四末不温，口淡不渴，小便清长，嗜寐，舌淡胖苔白腻，脉沉弱。

2. 气虚型

患者热势缠绵，经久不愈，劳累尤甚，常自汗出，洒淅恶寒，食少头晕，气短乏力，舌淡苔白，脉细弱。

3. 阴虚型

患者自觉五心烦热，咽干口燥，骨蒸盗汗，失眠多梦，夜间症状尤甚，舌红少苔，脉细数或弦数。

各型可兼见瘀血的症状（如舌暗有瘀斑，自觉身体某部位或体内某脏器疼痛如刺而检查并无病变）和肝郁的症状（如两胁走窜作痛，呃逆不畅，善太息等），临床上应根据症状，明辨病机，灵活加减。阴虚发热者，宜重用桂枝温中助阳，配伍白芍补阴培阳，生姜可易为煨姜，阳虚甚者，少佐附片助姜桂温补之功。气虚发热者，多因脾胃虚弱、气血生化乏源所致，则宗小建中方义，桂枝汤重用白芍加饴糖，少佐黄芪以培补中阳，气血生化有源则发热自除。阴虚发热者，倍用白芍敛阴和营，少佐桂枝可防敛收过度反致

阴津不生，配伍地骨皮、鳖甲以滋阴退热。兼有瘀血症状者，方中赤白芍合用，并少佐酒军以活血化瘀；兼有肝郁症状者，少加川楝子、佛手以疏肝理气。

案 刘某，女，24岁。1984年12月7日初诊。

患者自述1年前因与家人不睦，长期精神抑郁，纳差胁痛，口苦太息，经服地西泮类药物治疗效微，又服龙胆泻肝丸10余袋，反大便溏薄，纳食尤呆，又服磺胺类药物治疗月余，便溏方愈。但自觉虚烦身热，夜不能寐，衣着稍单，大便即溏，四肢发冷，口淡不渴，服归脾丸、理中丸数十盒不见好转。

刻诊：虚烦身热（体温常在37.2~38.5℃），形寒神疲，四肢不温，口淡不渴，便清，嗜寐，善太息，舌淡胖苔白腻，脉沉弱。时时微咳。胸透、血尿便常规，血沉及"OT"试验及基础代谢率均正常，乙状结肠镜检查无异常发现。初以六君子汤加味治疗，服药30余剂。同服理中丸。服后纳食稍增，但虚烦身热不减，因活动、进食时汗出不止，痛苦万分。唐祖宣教授按内伤发热之阳虚型辨治，即改服桂枝汤加味：桂枝、白芍各15g，生姜30g（煨），附片9g，炙甘草10g，大枣4枚为引。以上方药2剂，汗出较前稍多，又服2剂，汗出已止，继续服10剂，诸症冰释。随访2年，无复发。

按：本方由桂枝、白芍、炙甘草、大枣、生姜5味药物组成。方中桂枝辛温，能走表入，白芍酸敛，走里入营，原方二药用量相等，一表一里，能散能敛，一阴一阳，刚柔相济，故有解肌发表、敛阴和营之功效；生姜辛温（煨则守而不走）能散寒止呕，有助桂之力；炙甘草、大枣益气调中，有助芍之功，药仅5味，但立法严谨，配伍精当。在治疗内伤发热之阴虚、阳虚两种类型时，如用滋阴清热或温热助阳之品，往往是虚热未去而脾胃反伤，或阳虚未复邪热丛生，致症候错杂，更难调治。桂枝汤中则有桂枝以"阳中求阴"，白芍以"阴中求阳"，可见仲景立法处方中，寓有阴阳相济互生之妙意。以本方治之，有汗则止汗，无汗则固表；其安内，既能滋阴又可和阳，只要配伍恰当，灵活变通，在治疗内伤发热疾病时，往往起到事半功倍之效。

成才之路

唐祖宣，男，1942年2月生，河南省邓州市人，中共党员，1958年3月参加工作，1963年7月河南省中医学徒出师。现任邓州市中医院院长，主任医师，国医大师。

唐祖宣兼任中华中医药学会理事，中华中药学会外科分会顾问，中华中医药学会血栓病分会副主任委员，中华全国张仲景研究会常务理事，中国中西医结合学会周围血管病专业委员会常务委员，中华中医药学会河南分会常务理事，国家级"仲景论坛"顾问。1986年被人事部授予"国家级有突出贡献的中青年专家"称号；1986、1987年两次荣获全国卫生文明先进工作者称号，1990年获"河南省劳动模范"称号，1991年被国务院批准享受国务院特殊津贴，2007年被国家中医药管理局评为全国老中医药专家学术经验继承工作优秀指导老师，2008年获"河南中医事业终身贡献奖"，2010年获"全国先进工作者"称号，2014年获"国医大师"称号。

唐祖宣在周围血管病领域造诣极深。1978年获河南省重大科技成果奖，1986年科研成果获河南省科技进步一等奖，1998年研制出国家级三类新药"脉络通颗粒剂"，2009年获中华中医药学会科学技术二等奖。他对仲景典籍极为推崇，在半个世纪的临床与科研实践中，积累了丰富经验，在总结前人精华的基础上不断创新，对温阳药物的运用具有独到见解，形成了自己独特的学术观点。他自20世纪50年代便开始对"脱疽"的治疗进行研究，1965年他的治疗经验在《中医杂志》首发。他结合自己临床经验将周围血管病按照中医特点分型，并确立治则治法。常运用益气化瘀、温阳益气、清热解毒等法治疗血栓闭塞性脉管炎、静脉血栓形成、糖尿病性坏疽、动脉硬化闭塞症等疾病，疗效显著。他研制的治疗血栓病的国家三类新药"脉络疏通颗粒"销售国内外。1965年至今，他在《中医杂志》《中西医结合杂志》《中国医药学报》等全国和省级医学刊物上发表学术论文106篇，结合医疗、教学、科研，出版发行了《四肢血管病的研究与治疗》一书，并将中医经典著作《黄帝内经》《难经》《伤寒论》《金匮要略》等做了阐微与注释，出版学术著作14部。同时编著出版了《为了中医药事业》《我为中医五十年》《情满中医》等著作22部，计3600万字。在没有特殊情况下，唐祖宣每天坚持出门诊。他数十次参加国际和国内学术会议，进行学术交流。20世纪70年代，他在县级医院承担河南省西医离职学习中医班的培训任务，培养出300多位西学中人才；90年代开始，筹办农村中医培训班，为基层培训中医人才。多年来，他言传身教、启迪后学，先后带徒100余人，均已成为学科骨干。

唐祖宣自1981年后，历任邓州市、南阳市人大代表，河南省第八届人大代表，第七届、九届、十届、十一届、十二届全国人大代表，向全国人大提交议案、建议1067件，其中有关中医药事业方面的430件，致信中央领导68封。主要贡献有：助推国家中医药大政方针的制定；助推建立健全各级中医药管理机构；助推中医药立法进程；助推基层中医药事业的发展；发挥中医药在防治重大疫病中的作用；助推中医药、教育、科研和传承工作；总结履职实践经验，中医代表为中医。

一、立志从医：从寒门出身到结缘中医

1942年农历2月11日，唐祖宣出生于河南省邓县，其家庭贫寒。1941年8月，唐祖宣尚未出生，其父即因病暴逝，时年不到40岁。唐祖宣出生后，和母亲及两个姐姐相依为命，母亲靠纺棉花的微薄收入支撑着家庭，日子过得非常艰难。

1950年，少年唐祖宣在邓县第一小学入学，在良好的教育氛围中成长。恩师姚坦章经常对他讲张仲景的故事，加上父亲的因病早逝，对他触动很深，幼小的心灵中便立下了学习中医、济世救人的宏愿。

小学毕业后，唐祖宣因家庭贫困不得不放弃学业，其两个姐姐也早早出嫁，少年唐祖宣开始担起养家糊口的重担。人小志大的唐祖宣，只要能糊口，什么都干。他为饭馆洗过盘子，为杂货店拉过车子。他嘴甜不偷懒，人们都

很喜欢他。很多时候就是为了混碗饭吃，给不给钱无所谓。时间久了，人们都知道，唐祖宣是个吃苦、懂事、肯干又不贪财的小伙子。

虽然生活艰难，但唐祖宣学医的梦想时刻埋在心底。他的辍学，使以前同居一个大杂院的雷爷爷很惋惜。当他知道唐祖宣要立志学医的志向时，指点他学习《本草纲目》。他去了新华书店，但购买《本草纲目》的书钱从何而来使他犯了难。他去找雷爷爷求教。雷爷爷支招让他去卖大碗茶："虽然利薄，但本钱少，一张小桌，两把凳子，几个茶碗，一个茶瓶就能开业。不到一个夏天就能挣到书钱。"很快，唐祖宣走上了街头开始卖大碗茶，二分钱一杯，但生意惨淡，收入只是杯水车薪。后来听说大粪干也可卖钱，他就去野外捡粪。经过自己的努力，终于买回了梦寐以求的《本草纲目》。此后，他白天摆摊卖茶看书，晚上就着微弱的煤油灯光如饥似渴的学习《本草纲目》，从此叩响了中医殿堂之门。

1958年5月，在邻居的帮助下，唐祖宣谋到了第一份工作——到街道印刷厂当学徒，月工资18元。当时的街道印刷厂，设备陈旧、简陋，机器笨重，靠手摇印刷，摇一次印出一张，非常耗费体力。由于唐祖宣个子瘦小，工作时显得体力不支。经过几个月的磨练，年少的唐祖宣逐渐适应了印刷厂的工作。平时，他随身携带《本草纲目》，一有空闲，就翻上一两页，背上一两段。

印刷厂的隔壁有一家街道诊所。诊所汇集了张感深、李来臣、张子常等一批医术精湛、在邓县城乡享有很高威望的老中医。一直梦想当中医的唐祖宣，时不时地到诊所串一串，向老中医学习把脉问诊看病，帮助打扫卫生、炮制药物、司药等，他的勤快好学得到了老中医们的肯定和喜爱。1958年5月，街道印刷厂和街道诊所合并，诊所负责人把唐祖宣要到诊所，到药房当一名调剂员。就这样，唐祖宣有幸开始正式接触中医，结缘中医。此前对《本草纲目》的研读，使他对中药打下了良好基础。到诊所工作后，他更加勤奋，吃住在诊所。对诊所老中医，唐祖宣常侍奉左右，端茶，倒水，点烟，学习中医知识。

一天黄昏，刚下班，老中医张感深便把唐祖宣叫到了他那间不大的住室。考试了唐祖宣的基本功底，问他："你是想当一个大医生，还是想当一个小医生？"

"啥是大医生？啥是小医生？"唐祖宣急切地问。

"当大医生，就要从张仲景的《伤寒论》《金匮要略》和《内经》《难经》等中医经典学起，打下扎实的中医基础理论知识，才能在学术上有更大的突破，造福人民。当小医生，就是混饭吃的郎中，背几个汤头，药性，三字经，脉诀，再学点偏方，就可以行医治病了。"

"我要当大医生！"

唐祖宣从老中医那里借阅了《伤寒论》《金匮要略》等中医经典，开始学习、背诵。每天晚上，便在诊所微弱的灯光下，边读边抄边背。饿了，啃口馒头；渴了，喝口开水；困了，就趴在桌上小睡一会儿，醒来后继续学习，每天晚上都要到凌晨一点才休息，第二天早上五点钟就早早起床，继续学习。最后，他硬是将《伤寒论》中的 397 条原文、113 个方子，《金匮要略》中的 25 篇、262 个方子，认真地誊写了一遍，并将主要条文背得滚瓜烂熟。

诊所名老中医张感深对唐祖宣很关心。对一些常见病，也让唐祖宣把脉问诊，试谈一下自己的体会，然后再予以指点。通过点点滴滴的学习和实践，他的中医基础越来越扎实。

1959 年，街道诊所和印刷厂脱钩，合并于城关卫生院。院领导看中了唐祖宣勤快，务实，思路敏捷，中医功底扎实，将他要到卫生院，当了一名药房调剂。深知唐祖宣志向的张感深老先生，一心想把他这个中医苗子培养成材，一见到就督促他精研经典著作，指导他学习中医知识。而此时的唐祖宣，对中医经典著作的学习正是如饥似渴，废寝忘食。

在之后半个多世纪的从医生涯中，唐祖宣一直树立终身学习的理念，始终立足于中医临床最前沿，引领周围血管病科研和治疗的发展方向。2002 年 2 月，中国中医研究院资深研究员路志正曾这样评价唐祖宣："自幼立志做一代名医，他矢志不渝，严格要求，无论酷暑严冬，学习不辍，如饥似渴，废寝忘食，手不释卷，孜孜以求。对仲景学说更是情有独钟，颇有心得。"这正是对唐祖宣一生学而不恢的真实写照。

二、学习创新：从中医学徒到国医大师

邓县城关卫生院是邓州市中医院的前身。当年医院汇集了一大批在当地群众中享有很高威望的老中医，六十年代被河南省卫生厅命名的"河南省九十九名名老中医"中的周连三、段彩庭，就是邓县城关卫生院的医生。

邓县城关卫生院研读中医经典著作的氛围很浓。1959 年 3 月，"邓县中医学徒班"在城关卫生院举办。由名震邓县的老中医周连三、段彩庭、王植三、王惠五、张子盛、络延亭等任教，70 多岁的名老中医周连三主讲《伤寒论》。唐祖宣虽不是正式学员，但他经常挤时间到教室后排听课。

周连三一生没有儿子，当年因年事已高，行动不便，就独居在医院的偏房里。唐老师待周连三如父，主动承担起照顾他生活起居的任务。他和周连三同吃同住，早晚侍奉左右，每天洗衣做饭、端屎倒尿，再脏再累，毫无怨言。周连三一开始以为是医院安排唐祖宣来照顾他的，后来才知道是唐祖宣自愿的。一次，周连三发高热，一天一夜未退，昏睡床上，茶饭不进。两天两夜，唐祖宣守候在周连三床前，寸步不离。周连三非常感动，并主动收其为徒。

周连三（1889—1969），河南省名中医，一生治学谨严。他对仲景典著极为推崇，尤对黄元御学说研究颇深，故对温阳法的运用有独特阐发之处。其广用伤寒方于各科，喜用峻剂，每起沉疴，行医六十余年，积累了丰富的经验。尤其是运用温阳药治疗脱疽得心应手，声名远扬，全国各地患者慕名前来求医，病区床位天天爆满，就连医院楼道里都住满了病号。

周连三是经方派，对黄元御的《黄氏八种》情有独钟，一生手不释卷。他不仅把《黄氏八种》从头到尾系统地给唐祖宣讲了一遍，还督促他系统地学习《内经》《伤寒》《金匮》《本草》《温病》等医学著作。由于周连三的精心教诲，唐祖宣进步很快。

在 1963 年河南省卫生厅组织的中医学徒毕业考试中，唐祖宣以优异成绩考试过关，顺利出师，从而实现了从工人到调剂、从调剂到学徒出师的跨越，正式开始了他的从医生涯。

唐祖宣师从河南省名中医周连三老师，可谓寒窗苦读，跟学左右，二人的亲密早已超越了师徒，亲若父子。老师把毕生的学术经验全部传授给了唐祖宣。在跟师学习的过程中，唐祖宣用蚂蚁啃骨头的精神，坚持每天早上起床背两个小时，晚上就寝前将要背的书先读几遍，领会意思，就枕后闭目再默诵几遍。《黄帝内经》《伤寒杂病论》《金匮要略》等医学经典著作他常置案头，得空就读。如此持之以恒，锲而不舍，不到一年，他就把《药性赋》《汤头歌诀》《内经》和《伤寒》《金匮》的条文背得滚瓜烂熟，用起来就得心应手。

他非常勤奋。白天，他在周连三的诊所里招呼患者，看老师如何对患者望、闻、切、问，然后开药方。晚上，他就主动承担了为老师铺床叠被，洗衣做饭等一切杂务。等老师睡下，他开始翻阅老师每天开的处方，然后，照着老师的药方抄写，每一味药的药理、药性，针对的病症他都反复揣摩，不懂就问。除了问自己的老师，还问其他老师，或翻书查阅，直到弄懂、弄通为止。初学时，他常写心得体会，做到眼到、口到、心到、手到。他注意病历书写，积累了大量的医案、书籍和学术杂志。他非常善于利用时间，对路上、吃饭、枕边的时间，都不放过，每思考出问题，随时记下，即使是三更半夜，一有所得，立即起床记录，有时每夜起来三四次，有点如痴如呆。

从1959年到1969年，唐老师跟师学习十年，也整整侍奉恩师十年，直至为恩师周连三养老送终。

唐祖宣在跟随老师学习的过程中，耳闻目睹，心有所悟，将老师治疗脱疽的经验撰写成学术论文。1965年，第一篇论文《茯苓四逆汤的运用经验》在《中医杂志》第一期上发表，自此声名远扬，病区里住满了来自全国各地的患者，他每天非常非常忙碌，也就在那时，他养成了"三快"的习惯：说话快、走路快、办事快，就连去厕所也是一路小跑。即便在现在，同他一起走路，也很难跟上他步伐。

此后，唐祖宣把周围血管病作为治疗与研究的方向。1965年，河南省卫生厅将邓县中医院确定为河南省血栓闭塞性脉管炎研究基地之一。老师的年龄大了，一些治疗和研究的重任落在了唐祖宣的肩上。他付出的心血和汗水是常人难以想象的，没有节假日和星期天，从早到晚走的是"三点一线"：家、诊室、病房。经过研究，他率先将脱疽分为热毒型、气虚血瘀型、阴虚型和阴阳俱虚型，并把消渴脱疽纳入热毒型范畴，老年脱疽纳入阳虚瘀阻型范围，中风脱疽纳入血脉瘀阻型范围，为血栓闭塞性脉管炎的辨证施治提供了诊断标准，并根据所分四种类型，固定了四类方剂，加减运用，效果良好，全国各地慕名而来的患者络绎不绝。

1978年，在河南省卫生厅的指示下，由河南中医学院组成的专家考察组专程赴邓县，对唐祖宣治疗周围血管病的疗效进行专题考察后，认定唐祖宣在治疗周围血管病过程中开拓了新领域，获得了新突破，专门将"温阳法治疗血栓闭塞性脉管炎"的研究课题，下达给邓县中医院，主研人唐祖宣。河南省科委、河南省卫生厅、南阳地区行署、南阳地区卫生局和邓县人民政府，对唐祖宣的研究项目非常关心，多次拨专款对项目研究进行资助。

唐祖宣在用"温阳法治疗血栓闭塞性脉管炎"研究课题中，大胆采取中西医结合的办法，从而取得了显著效果。他经过深入研究后发现，在运用温经散热，活血化瘀中药内服的同时，运用具有温经散寒，通络行痹功能的中药熏洗，辨证施治，内外结合，配伍得当，可使血脉通畅，诸症好转。适用于早期及恢复期血栓闭塞性脉管炎缺血不严重者。他在用"温阳法治疗血栓闭塞性脉管炎"的课题研究中，所对症研究的44例静脉炎患者，有效率达95.5%，在国内名列前茅。河南省科委对此项研究组织专家进行技术鉴定，专家认定："温阳法治疗血栓闭塞性脉管炎"科研成果，具有国内先进水平。

1978年，他的"中西医结合治疗血栓闭塞性脉管炎"的科技成果获河南省重大科技成果奖，并参加省科技大会，受到了河南省领导的接见。同年，他被河南省人民政府命名为"河南省优秀科技工作者"。

进入80年代，唐祖宣组建了科研团队，开始对血栓闭塞性脉管炎、静脉血栓形成、糖尿病坏疽、红斑性肢痛症等周围血管病，以及冠心病等心脑血管病进行研究。

1984年，"温阳法治疗血栓闭塞性脉管炎"荣获河南省科技进步一等奖。

1986年，年轻的唐祖宣被河南省卫生厅破格晋升为主任医师，并担任河南省中医学会理事。

1986年6月，唐祖宣赴省参加如何开发中医药研讨会。会上，时任河南省中医药管理局医政处处长的夏祖昌向他提出了一个建议："唐院长，你的研究成果在国内已居领先地位，应该推广应用，造福人类，造福社会。要推广运用，就应当进行新药研究。"

研制新药的困难是巨大的，既缺资金，还缺人员，更缺技术，属于白手起家。为了支持新药研究，河南省中医管理局为邓州市中医院拨款100多万元建设小型中药制剂室，为新药研究创造了良好条件。为了提高周围血管病的专科科研水平，在邓州市政府的支持下，唐祖宣牵头组建了"邓州市周围血管病研究所"，开展周围血管病研究。在国家中医药管理局、河南省中医管理局和邓州市委、市政府的支持下，1995年5月20日，占地2400平方米的"邓州市周围血管病研究所"正式运行。国家中医药管理局副局长诸国本和邓州市领导前来剪彩祝贺。

新药研制过程中，受到了北京、河南省一些医院的质疑："县级中医院也能研制新药？"北京市有的医疗单位虽然承担了试验任务，却又迟迟不能开展临床研究，白眼、鄙视和冷遇，一次又一次痛刺着唐祖宣的心。但他不气馁，不妥协。经过千百次实验和 10 年努力，1998 年 7 月，"脉络通颗粒"获得了卫生部颁发的国家级三类新药证书。

北京市中医院主任医师、脉络通颗粒剂的临床试验大夫吕培文深情地对唐祖宣说："你们的脉络通颗粒治疗血栓性静脉炎的疗效确切，患者和大夫都反应良好，县级医院研制出一种新药不容易啊！各种刁难和非议都是不对的，疗效是最好的发言，我们很多血栓性静脉炎患者，现在都在点名要服你们的脉络通颗粒。"

2007 年，有着诸多桂冠的唐祖宣被国家中医药管理局命名为"全国老中医药专家学术继承工作优秀指导教师"。

50 余年的探索与创新，100 余篇论文的发表，新药的研制开发，临床科研的逐步精深和突破，为唐祖宣的人生赋予了令人仰视的高度。

唐祖宣在临床工作中注重总结学术经验，著作等身。早在 20 世纪 50 年代中期，唐祖宣在繁忙的临床、行政、医教工作之余，就不断总结经验，撰写学术论文，发表在《中医杂志》《中西医结合》等医学刊物上，共 120 多篇。1985 年，与崔公让教授合著的《脱疽》一书出版。2002 年，《唐祖宣医学文集》出版，新华社总编辑南振中亲自题写了书名。

学经典、做临床，是历史赋予中医工作者的神圣使命。在 50 余年的临床与科研实践中，唐祖宣博览群书，秉承师教，搜集古人遗籍，广集先贤珍本，细致入微校正，甚至字斟句酌。他响应国家鼓励名老中医挖掘古籍文献，整理自己的临床经验。2007 年，历时 10 年编著的《唐祖宣医学六书》由新华出版社出版，共 628 万字：包括《伤寒论阐微》《金匮要略阐微》《四肢血管病研究与治疗》《中药运用精华》《医案·医话·医论》《老年病与延年益寿》。该书是唐祖宣行医 40 多年的临证经验精华。他的学术经验经弟子们整理归纳，已经形成了系统的唐祖宣学术思想，并作为课题纳入科研计划。2009 年，"唐祖宣学术思想研究"获中华中医药学会科学技术二等奖。

唐祖宣在中医养生方面也有很深造诣。2008 年，《唐祖宣中国式养生》《唐祖宣谈中国古今名人养生》由新华出版社正式出版，两个月后便售馨再版。卫生部原副部长余靖、中国中医研究院（今中国中医科学院）资深研究员路志正分别为该书作序。中华医学学会会长、中国工程院院士钟南山对此书的问世给以高度评价。

为了传承发扬全国名老中医的学术经验，国家鼓励老中医设立学术研究室。2011 年 8 月，经国家中医药管理局批准，邓州市政府成立了"唐祖宣学术研究室"，为独立学术研究机构，有编制、有经费。为了传承发扬仲景学说，唐祖宣以学术研究室为平台，和国医大师、国内中医名家广泛开展学术研究交流，和路志正、王琦、陈可冀、刘渡舟、董建华、崔公让、温长路等名医大家均有过不同程度的接触和了解，以求知若渴之心，抓住一切机会，广泛与名医大家交往，虚心拜师求教，虚心向他们学习仁心仁术，诚恳接受他们的指导，努力提升自己的专业技术水平，共同推动中医药事业的发展。

他积极参加国家和省级的高层中医药学术论坛，交流中医药发展前沿知识和最新学术成果。他组织弟子认真梳理总结他的临床经验，注重传承发扬。2012 年，历经 5 年时间，由唐祖宣亲自任主编，在众弟子共同努力下完成的《唐祖宣医书集成》由新华出版社出版，共 580 万字。包括：《新编中医学史》《黄帝内经·灵枢阐微》《难经阐微》《黄帝内经·素问阐微》《温病学阐微》，卫生部副部长、国家中医药管理局局长王国强，国务院参事、国医大师、中国中医科学院资深研究员路志正，著名作家二月河等，纷纷赠序。2015 年，《国医大师临床研究》之《唐祖宣医学丛书》出版。该书为国家"十二五"重点图书项目，由科学出版社出版。

这些书籍，是唐祖宣与他的诸多弟子，历 50 年笔耕苦耘的医学结晶。唐祖宣为世人后学奉献了系统完整的经典资料。至此，唐祖宣的 51 部、计 4100 余万字的医学书系辉煌集成。

三、情系中医：从基层医生到人大代表

唐祖宣常说，几十年来我仅做了两件事：一个是当一名中医，一个是当一名人大代表。

从 1981 年开始，唐祖宣先后担任县、市、省和第七届、九届、十届、十一届、十二届全国人大代表。在这 30 多年的人大代表任期中，他身在基层，

关注民生，情系中医，为中医药事业发展呕心沥血。他领衔提出的中医药方面的意见建议涵盖中医药机构建设、体制建设、中医药立法、中医药资源保护、中医药人才建设、中医药改革等方面，为中央和国家制定中医药政策提供了决策参考。他利用自身是全国名老中医的优势，借助全国人大代表这个平台，助推国家中医药大政方针的制定，助推各级中医药管理机构建设，助推中医药立法进程，助推中医药在防治重大疫病中的作用发挥，等等，为推进国家中医药事业发展做出了突出贡献，彪炳史册。

例如，1986 年，国务院常务会议决定成立国家中医管理局。但国家中医管理局成立后，中医工作面临很大的困难。一方面省、市中医管理机构迟迟建不起来，造成上下脱节，另一方面，中医中药被人为地分开，造成"医不知药，药不问医，医不尽其责，药不能达其效"被动局面。在 1988 年全国人民代表大会上，唐祖宣针对建立健全中医药管理机构问题，先后向大会提交12 件议案和建议，得到国务院有关部门高度重视。最终成立了国家中医药管理局，中医、中药分家局面得到彻底改变。

1991 年 3 月，唐祖宣上书国家有关领导人，谈对中医事业的忧虑，后刊登在《人民日报》内参上。1999 年 3 月，第九届全国人大二次会议上，唐祖宣联名 30 名代表向大会递交了"关于加快中医药法制建设步伐，尽快出台'中医条例'的建议"。2001 年 3 月，第九届全国人大四次会议上，唐祖宣又联名125 名代表向大会递交了"关于制定《中医药法》的建议"，之后的每年人大会议，他都联名代表提交中医药立法的议案和建议。2003 年 4 月 2 日，《中华人民共和国中医药条例》经国务院第 3 次常务会议通过后正式颁布实施。另外，他提出的"关于扶持中医药事业"和"建议国务院出台促进中医药事业文件"两份建议，国家中医药管理局答复采纳外，国务院又公布了一批文件，使中医药事业迎来了发展的大好时机。

2006 年 9 月，全国人大科教文卫委员会邀请唐祖宣参加制定中医药法议案领衔人座谈会。2006 年 12 月，唐祖宣分别致信温家宝总理和全国人大常委会领导，建议加快中医药立法步伐。2007 年 1 月 28 日，王兆国副委员长对唐祖宣的信件作了批示，并指示常委会领导在第十届全国人大五次会议上专门去看望了他。3 月 9 日，原副总理吴仪也作了批示，并转国家中医药管理局。2015 年 12 月 21 日，《中医药法（草案）》提交十二届全国人大常委会第十八次会议审议。从 1983 年首次立法提议算起，中医药立法的呼声已有 32 年之久。在中医界的共同努力下，中医药法终于在 2016 年 12 月 25 日出台，并自 2017 年 7 月 1 日起实施，了却了唐祖宣等老中医的心愿。

2008 年底，新医改方案征求意见稿公布。公布的当天晚上，唐老师一看基本不涉及中医的内容，遂痛心疾首，忧心忡忡："几千年来，中医药为中华民族的繁衍昌盛做出了巨大贡献，怎么能抛开中医搞医改！"他顾不上吃晚饭，当即决定，要连夜向温家宝总理写信，呼吁在医改中应当充分发挥中医药的作用。最终，该信得到了温总理的重视，2009 年 1 月 3 日，批转国家有关部门落实。原卫生部长陈竺批示："特别是他关于在深化医药卫生体制改革中更好更多地发挥中医药等作用的系统建议，值得我们认真研究。"时任卫生部党组书记的高强也在批示中写道："唐祖宣同志对中医药事业的热爱与执著，令人赞佩，对目前存在的问题分析切中时弊；有些建议颇具可操作性。请参考用于补充医改配套文件。"随后国家出台的医改文件和配套文件，都有了中医药方面的内容。

2010 年 1 月 23 日，唐祖宣在中南海第一会议室受到国务院总理温家宝的接见，并参加了总理主持召开的《政府工作报告》征求意见座谈会。2011 年，已达 70 高龄的唐祖宣参加了 13 次视察、调研、执法检查等活动，涉足四川、广东、广西、宁夏、福建、甘肃、青海、重庆、浙江、安徽、河南、湖北等地，内容涵盖农村医保、中医药、转变农业发展方式和全国农民运动会等多个领域。

正如唐祖宣自己所言："我虽然工作在基层，但振兴和发展中医药事业是每一个中医药工作者和各级中医药领导者的共同责任，正是怀着一颗对中医药事业无比忠诚的心，我及时向上级领导反映基层中医药发展的状况，努力履行人大代表的职责和义务，坚持帮忙不添乱，建议不指责，参谋供决策，办事顾大局的原则，为中医药事业的发展贡献力量。"

在工作之余，浸透着唐祖宣心血和汗水的《情系三农》《关注社会》《我当代表三十年》《难忘的时刻》《我当代表为人民》等著作的完成，就是他民生责任担当的见证。

2014 年 7 月，国家中医药管理局开展第二届国医大师评选活动，唐祖宣以其卓越贡献，顺利当选第二届国医大师，也是继河南中医学院（今河南中医药大学）原院长、享受国务院特殊津贴专家李振华当选首届国医大师之后，河南省第二位荣获"国医大师"称号的专家。加上首届 30 名国医大师，在 60 位国医大师中，唐祖宣也是唯一一位来自县级基层的国医大师。

2014 年 11 月 22 日，在北京会议中心，唐祖宣当选中华中医药学会常务理事，获中华中医药学会学术发展"终身成就奖"。按规定，理事的年龄最大 70 岁，唐祖宣当年已 72 岁了，是唯一一位破格当选的。

唐祖宣，以自己的执着追求和卓越成就，书写了从"中医学徒"到"国医大师"的传奇人生。

如今唐老师年过古稀，仍以饱满的热情，执着的精神，不知疲倦地奋斗在中医药事业的第一线，续写着自己的传奇人生。他说："中医药事业是我一生的追求，是我的生命，我要为中医药事业奋斗终生！"